심찬섭 교수의

제 2판

# 복부초음파 진단에센스

Dr. Shim's Essential Abdominal Ultrasound

I heartily wish that this book will be of some help to those who devote their lives to take care of gastrointestinal cancer.

심찬섭 교수의 **제2판**

# 복부초음파 진단에센스

**지은이** | 심찬섭
**발행일** | 2020년 7월 6일
**발행인** | 장석태
**발행처** | 도서출판 여문각
**주소** | 서울시 서대문구 충정로 4길 10
**전화** | 02) 362-2927, 363-6145
**팩스** | 02) 393-3323
**등록번호** | 9-62, 1975.5.7
**홈페이지** | www.rmgp.co.kr
**ISBN** | 979-11-87954-20-0

**도서가격 60,000원**

Author

# 저자소개

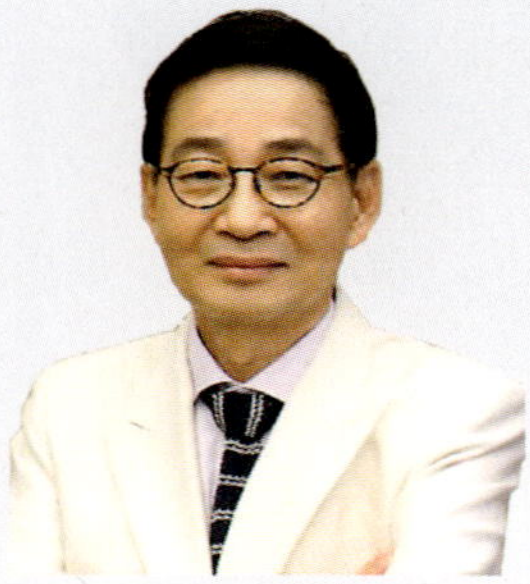

**심찬섭**

## 경력

- 현 인천현대유비스병원 진료원장
- 순천향대학교병원 진료부장 역임
- 순천향대학교병원 부원장 역임
- 순천향대학교병원 병원장 역임
- 대한췌담도학회 회장 역임
- 대한소화기학회 부회장 역임
- 대한초음파의학회 부회장 역임, 제 11차 세계초음파의학회 준비위원회 부위원장 역임
- 건국대학교병원 헬스케어센터 소장 역임
- 대한광역학학회 회장 역임
- 건국대학교병원 교수 역임
- 건국대학교병원 소화기병센터장 역임

## 학회활동

- 2010.09.01.~2012. 대한광역학학회, 회장
- 2010.07.20.~2012. 대한민국의학한림원 회원인사위원회, 위원
- 2009.01.~2012. American Society for Gastrointestinal Endoscopy, Fellow (FASGE)
- 2008.05.~현재. 대한초음파의학회, 평의원
- 2008.04.01.~2012. The International Editorial Board of Visible Human Journal of Endoscopy (VHJOE), Editorial Board
- 2006.11.~현재. 대한내과학회, 평의원
- 2006.05.01.~2012. American Gastroenterological Association, AGA Fellowship (AGAF)
- 2006.01.01.~2012. International editor for the official journal of the European Society of Gastrointestinal Endoscopy (ESGE), Editorial Board
- 2005.05.01.~2006.04.30. 대한췌담도학회, 회장
- 2004.11.01.~2005.10.31. 대한소화기학회, 부회장
- 2004.04.01.~2013.12.31. 대한민국의학한림원, 정회원
- 2003.05.~2012. 미국 소화기내시경학회, Honorary Membership
- 2001.03.~2012. International Advisory Board of the Journal of Digestive Endoscopy, International Editor
- 2000.11.~현재. 대한내과학회, 평의원
- 1997.~2011. 대한초음파의학회, 부회장
- 1994.03.~현재. 대한소화기학회, 평의원
- 1992.03.~1995. 대한초음파학회지, 편집인
- 1991.11.~1993.11. 대한소화기내시경학회, 총무
- 1990.11.~1991.10. 대한소화기내시경학회, 학술위원장
- 1988.11.~1989.11. 대한소화기내시경학회, 편집위원장
- 1988.03.~2012. The American Institute of Ulatrsound in Medicine, General Member
- 1987.11.~1988.11. 대한소화기내시경학회, 학술위원장

## 초음파진단 관련 저서

- 복부초음파진단. 여문각. 심찬섭. 1988년
- 복부초음파진단학(소화기질환을 중심으로). 여문각. 심찬섭. 2000년 3월
- 복부초음파아틀라스(1-410), Tuzimoto Fumio 지음. 도서출판 한국의학. 심찬섭 단독번역. 2005년 8월
- 복부초음파진단학(소화기질환, EUS를 중심으로 1P-721P), 개정3판, 여문각. 심찬섭. 2007년 11월
- 복부초음파진단학 개정 4판. 여문각. 심찬섭. 2019

Preface

# 머리말

1980년대에 처음 Real-time 전자스캔 초음파진단 장치가 등장하면서부터 간, 담도계, 췌장, 신장 등에 생긴 질환을 쉽게 진단할 수 있게 되었다. 이러한 이유로 이후 소화기질환 진료에서는 복부초음파검사가 기본적인 검사 방법으로 사용되기 시작하였다.

저자는 여러 유용한 초음파 관련 자료를 모아 1988년 5월 도서출판 여문각에서 '복부초음파진단학 제1판'을 발간하였다. 이 책은 당시 국내에서 처음 발간된 체계적인 복부초음파진단학 도서로 이후에도 여러차례 개정 작업을 거쳐 오늘날에도 많이 이용되고 있다.

이후 2012년 5월에 복부초음파를 처음 배우는 임상 의사들에게 도움이 될 수 있도록 여러 핵심 내용을 정리하여 '복부초음파 진단 에센스 제1판'을 출간하였다. 그동안 이 책에 보내준 독자들의 많은 성원에 보답하고자 여러 세부사항을 조절하고 내용을 추가하여 이제 '복부초음파 진단 에센스 제2판'을 선보이게 되었다.

이 책의 제 1장에서는 복부초음파검사에 필요한 기본사항으로 어떻게 하면 초음파의 좋은 영상을 얻을 수 있는가에 대해 진단장치의 조정의 방법과 중요성을 강조하였고, 검사의 기본사항, 초음파 표준검사법과 기본스캔방법, 복부가 잘 관찰되는 부위에 관한 내용을 기술하였다.

제 2장에서는 간질환을 중심으로 증례별 각종 간세포암과 전이성암, 담관암에 대한 내용을 초음파상 알기 쉽게 감별하는 방법 등을 서술하였으며 그 외 다양한 간질환의 초음파상 특징에 대한 내용을 알기 쉽게 수록하였다.

제 3장 이후부터 제 8장까지 담낭, 담관, 비장, 췌장, 신장과 소화관 순으로 다양한 관련 질환들을 임상에서 흔히 접하게 되는 증례 중심으로 질환의 초음파상 특징을 서술하였다. 부록에서는 초음파의 기본원리에 대한 초음파검사를 시행하는 임상의사가 꼭 알아야 하는 구체적인 내용을 알기 쉽게 표현하여 관련 증례와 함께 다양한 초음파영상기법을 소개하였다.

집필과 관련하여 소화관 복부초음파진단 부분에 많은 도움을 주신 일본의 Jiro Hata 교수와 이 책 편집에 큰 도움을 주신 김현정 이사(캐논메디칼 시스템즈 코리아)님께 진심으로 감사드린다.

아무쪼록 이 책을 통해 복부초음파 진단에 관심을 갖고 진단법을 터득하는데 조금이라도 도움이 되시기를 바라면서…

2020년 7월

저자 심찬섭

Contents

# 목 차

## Chapter 3. 담낭 Gall bladder 85



## Chapter 4. 담관 Bile duct 107



## Chapter 5. 비장 Spleen 127

## Chapter 6. 췌장 Pancreas 141



## Chapter 7. 신장 Kidney 169

## Chapter 8. 소화관 Digestive tract 191



## Appendix. 초음파의 기본 원리 Basic principles for ultrasound 231

Chapter

# 1

# 복부초음파검사에 필요한 기본사항

## Essential techniques for abdominal ultrasound

# 복부초음파검사에 필요한 기본사항

Essential techniques for abdominal ultrasound

## 1. 좋은 영상을 얻기 위한 진단장치의 조절

좋은 초음파영상을 얻기 위해서는 검사 전에 영상 전체가 균등하고 밝게 조정된 상태를 만들어야 한다. 그러나 초음파진단장치의 영상은 범용으로 기본 설정되어 있어서 각기 다른 임상증례를 제대로 반영하지 못하는 경우가 많다. 따라서 개별 임상증례에 맞도록 영상의 차이와 초음파의 반사 신호양을 적절히 조절하면 더욱 정확한 영상을 얻을 수 있는데 이를 위해서는 게인gain, sensitivity time control(STC), 동적 범위dynamic range, 초점focus 조절 부위 등과 같은 영상조절기능에 대한 이해가 필요하다(그림 1-1).

### 가. 게인(Gain) 조절

인체에 부딪혀 일정한 정보를 얻어 돌아오는 반사 에코 신호는 강도가 약하여 실제 화상에 표현하기가 어렵다. 이런 약한 에코 신호를 대수 증폭하여 영상을 만들 수 있도록 강도를 올려주는 것이 바로 게인이다.

게인은 초음파영상의 밝기와 관계있는 조절인자로

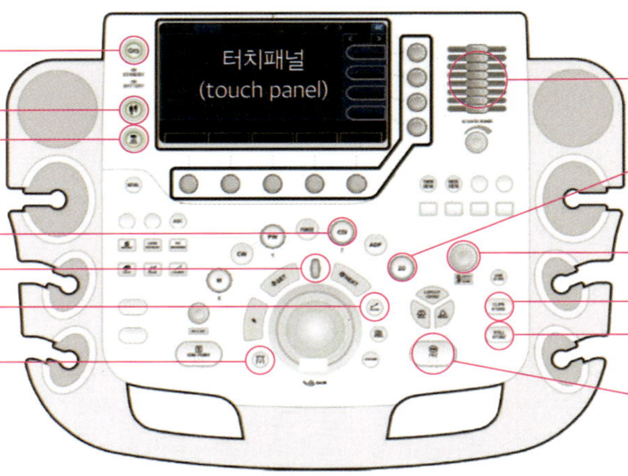


그림 1-1. 초음파진단장치의 계기판(캐논 초음파 Aplio 500)

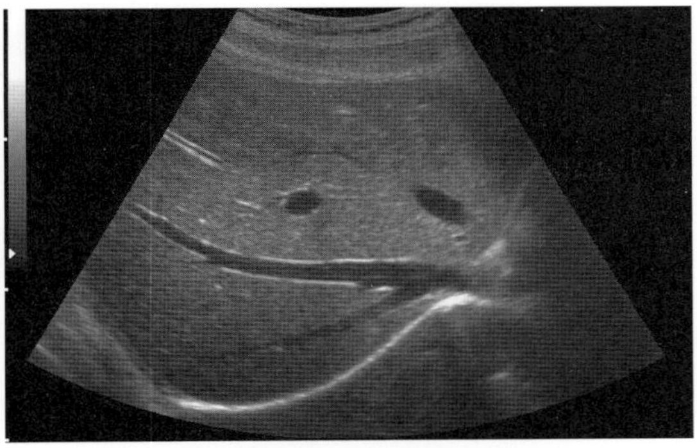

a. 적절한 수준의 게인으로 설정한 경우

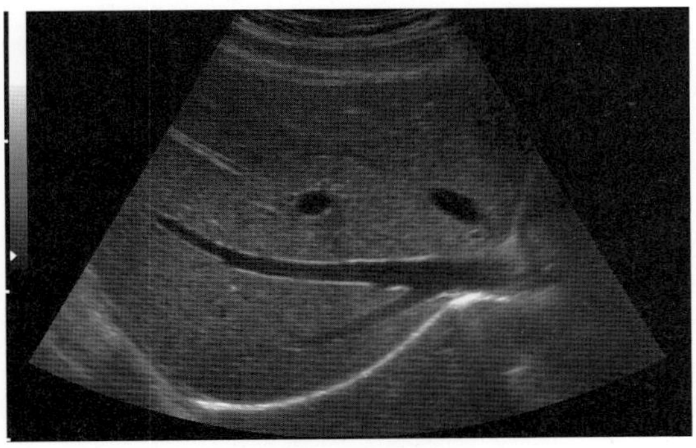

b. 낮은 수준의 게인으로 설정한 경우

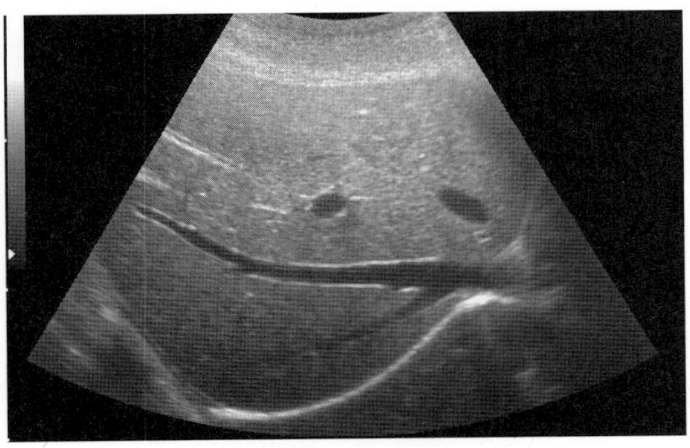

c. 높은 수준의 게인으로 설정한 경우

**그림 1-2. 간실질에서의 게인 조절 비교영상**

서 검사 장소의 밝기를 고려한 적절한 증폭으로 영상이 적당한 휘도로 표현되게 조율하는 것이 중요하다. 특히, 게인을 너무 높게 조절하면 영상 전체가 밝게 표시되고 반대로 너무 낮게 조절하면 영상 전체가 어둡게 표현되므로 적절히 조절해야 한다(그림 1-2).

## 나. STC(Sensitivity Time Control), TGC(Time Gain Compensation)

초음파음속은 깊이에 비례하여 투과하고 감쇠attenuation 하는 특성이 있다. 이러한 특성 때문에 탐촉자 표면과 먼 원거리 부위far zone의 신호는 가까운 근거리 부위near zone의 신호보다 상대적으로 약하여 어둡게 나타난다. 이 상태에서 단순히 게인만 증가하면 근거리 부위는 상대적으로 밝게 나타나고 원거리 부위는 더 어두워진다.

이를 보완하기 위해서는 깊이에 따라 감쇠한 만큼 증폭도를 조절하여 다른 위치에 있는 반사 에코들을 같은 밝기로 표시해야 하는데 이때 사용하는 기능이 바로 STC이다. STC는 TGC로 표현하기도 한다.

특히, 간과 같은 실질성 장기는 간실질의 밝기가 모두 균일하게 나타나도록 각 투과 깊이에 해당하는 TGC 볼륨 슬라이드 버튼을 조절하는 것이 좋다(그림 1-3).

## 다. 동적 범위(Dynamic range) 조절

체내에서 반사되어 돌아오는 초음파 신호는 도달위치에 따라 강도가 달라서 이를 영상화하면 불균일한 영상이 나타난다. 이때 초음파영상 신호의 최대값과 최소값 사이의 비율을 정해주는 동적 범위를 이용하면 개별 강도에 맞춰 증폭도를 변화하면서 선명한 화상을 얻을 수 있다. 이러한 동적 변화의 적용은 특히 모호한 병소 유무를 감별하는 데 도움이 된다.

동적 범위를 좁게 하면 에코의 대조도contrast가 증가하며 작은 에코 차이를 알 수 있지만, 영상이 거칠어진다. 반면 동적 범위를 넓게 하면 약한 신호부터 강한 신호까지 넓은 범위를 표시하므로 화면은

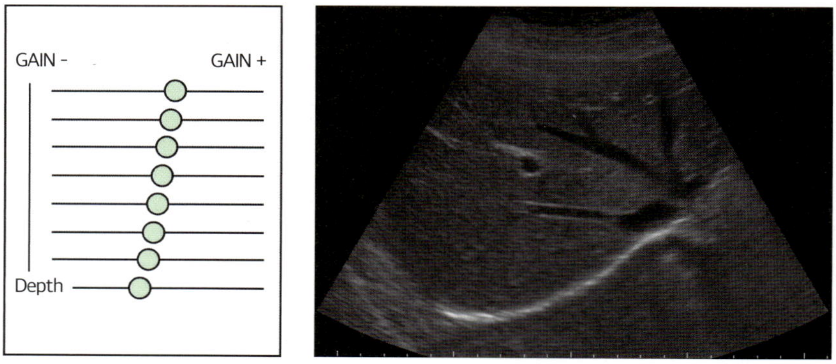


a. 적절한 수준의 STC로 설정한 경우

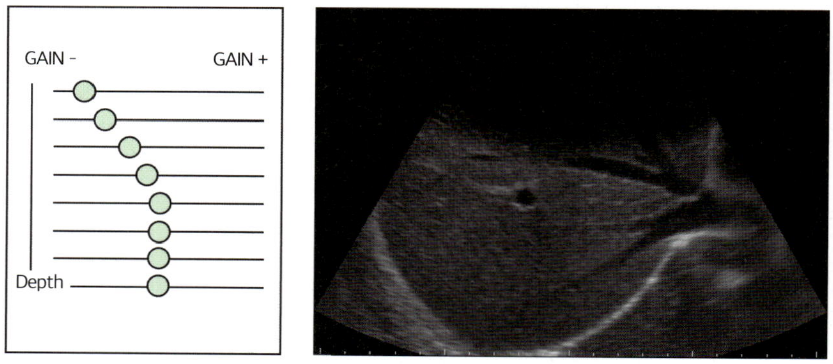


b. 근거리 부위의 낮은 STC로 설정한 경우

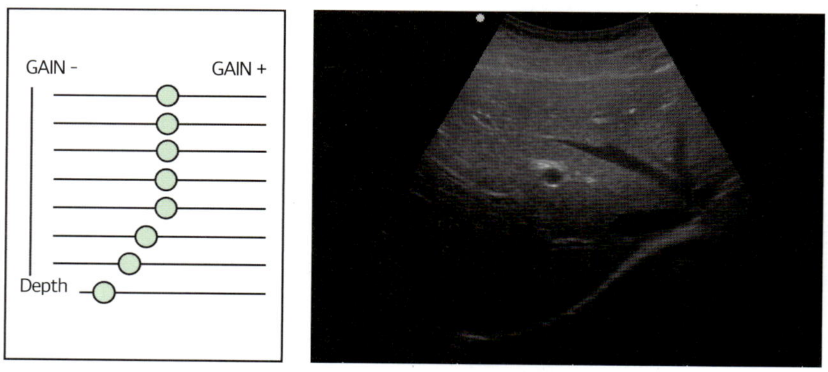


c. 원거리 부위의 낮은 STC로 설정한 경우

**그림 1-3.** 간실질에서의 STC 조절 비교영상

부드러워진다. 그러나 미세한 에코 차이를 관찰할 수 없어 장기 실질에 나타나는 이상 소견 진단이 어려워질 수 있다(그림 1-4).

## 라. 초점(Focus) 조절

탐촉자에서 방출하는 초음파 빔의 초점은 전자적으로 조절한다. 초음파영상은 근거리 음역에서는

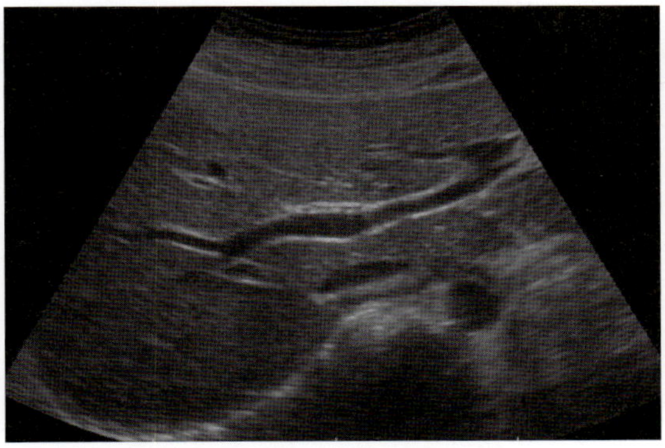

a. 적절하게 동적 범위를 설정한 경우

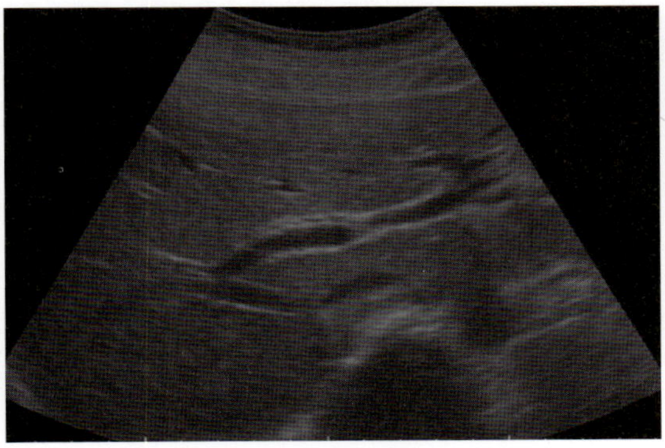

b. 높게 동적 범위를 설정한 경우

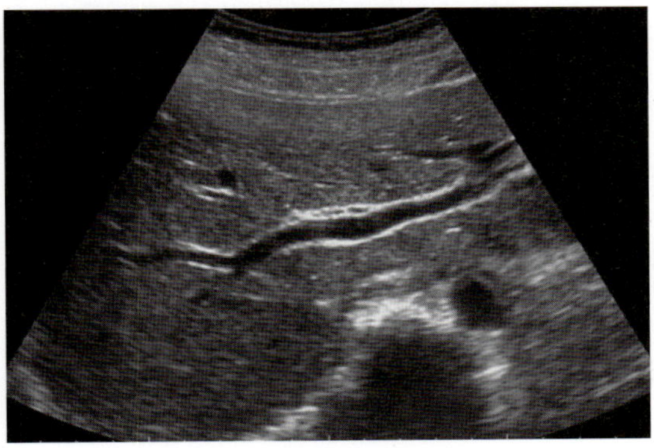

c. 낮게 동적 범위를 설정한 경우

그림 1-4. 간실질에서의 동적 범위 조절 비교영상

해상도가 좋지만, 원거리 음역에서는 해상도가 점차 떨어지며, 초점 부근focal zone에서 가장 예리하고 명확한 영상이 나타난다. 따라서 이 부위를 벗어나

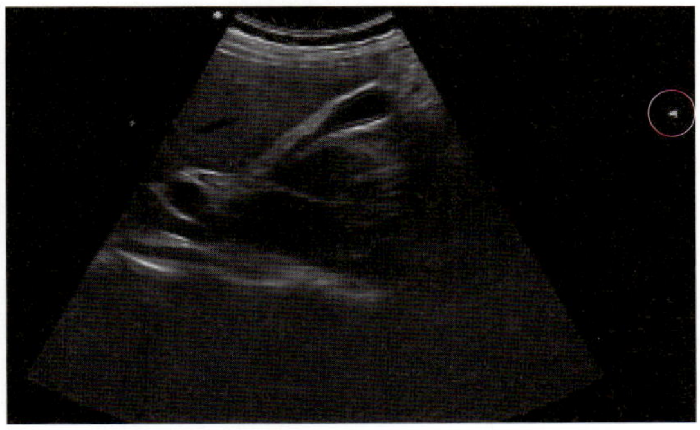

a

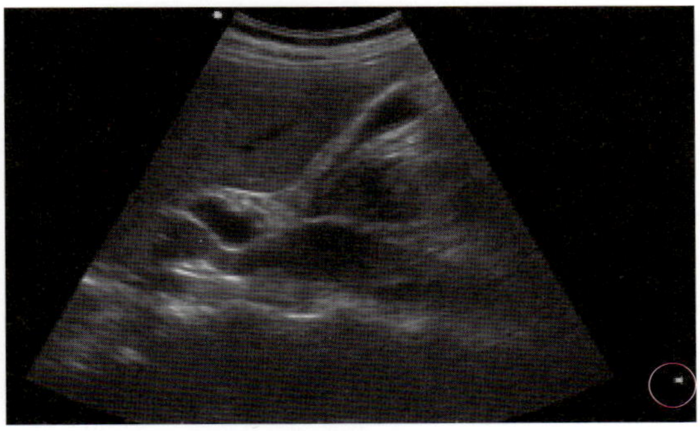

b

그림 1-5. 초점조절에 따른 비교영상

a. 초점을 담낭 부근에 조절하여 담낭이 선명하게 보인다.
b. 초점이 화면 하방으로 맞추어지면 담낭의 선명도가 떨어진다.

면 분해능이 점차 떨어지므로 병변이 의심되는 관심 부위에 초점 point를 이동시켜 관찰한다(그림 1-5). 초첨은 보통 진단 대상의 깊이에 맞추어 조절하는데 일반적으로 시행하는 상복부 선별검사에서는 8cm 정도가 적당하다.

## 마. 투과 깊이(Depth) 조절

깊이 조절은 초음파영상의 투과 깊이를 조절하는 기능으로 스캔 대상에 맞추어 적절한 깊이를 선택하면 화면상에 적절한 시야를 확보할 수 있어 영상 관찰이 쉬워진다. 실제 임상에서는 탐촉자에서 가까운 영역의 구조는 깊이를 낮춰 크게 확대하여 관찰하고 탐촉자에서 먼 영역의 구조는 깊이를 높여

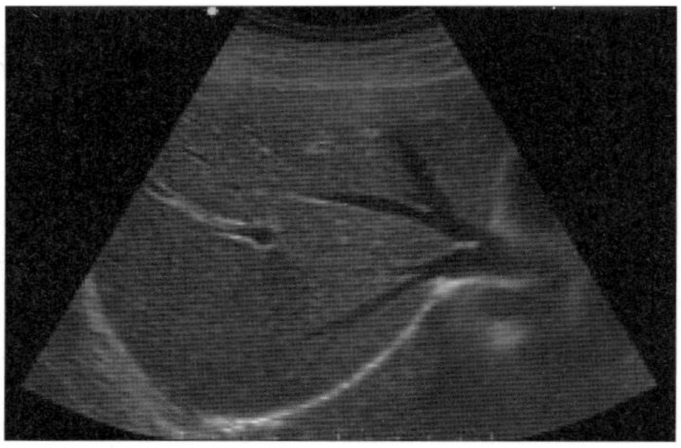

a. 적절하게 투과 깊이를 설정한 경우

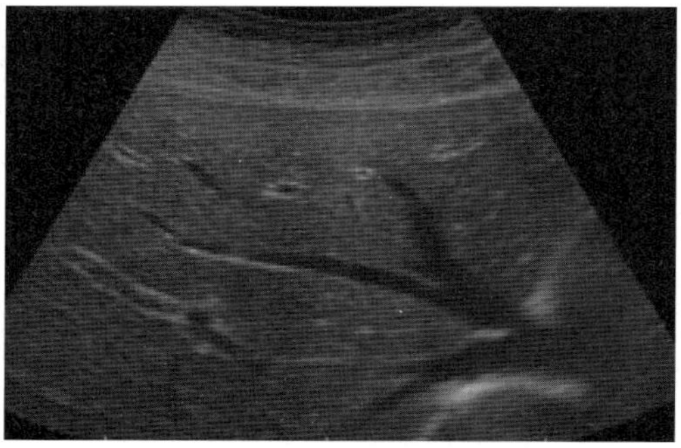

b. 얕게 투과 깊이를 설정한 경우

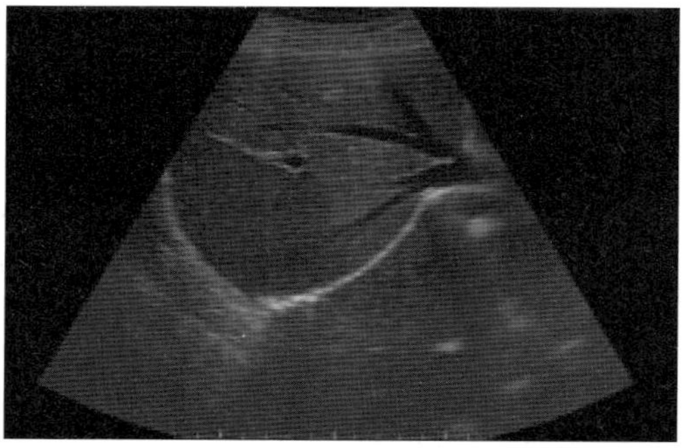

c. 깊게 투과 깊이를 설정한 경우

**그림 1-6. 간실질에서의 투과 깊이 조절 비교영상**
a. 깊이를 적절하게 설정하여 구조물이 크게 보이며 펄스반복주파수(RRF)가 적절하게 유지된다. b. 깊이를 너무 얕게 설정하여 간 일부가 화면에서 나타나지 않는다. c. 깊이를 너무 깊게 설정하여 화면이 작아 보인다.

화면에 해당 부위가 충분히 나타날 수 있게 관찰한다(그림 1-6a). 그러나 깊이를 너무 얕게 설정하면 심부가 보이지 않고(그림 1-6b), 반대로 너무 깊게 설정하면 영상 전체가 작아져 관찰이 어려워진다(그림 1-6c).

## 바. 흑백 대조도(Contrast) 조절

대조도란 두 가지 색이 서로 영향을 미쳐 그 서로 다름이 강조되어 보이는 현상이다. 초음파영상에서 상황에 맞게 흑백 대조도를 적절히 조절하면 구조물 간의 대조를 보다 선명하게 구현할 수 있다. 이때 대조도 수치가 높을수록 이미지가 거칠게 보이며 수치가 작아질수록 이미지가 부드럽게 보인다(그림 1-7).

## 사. 하모닉 영상(Harmonic imaging)

하모닉 영상 기능은 음향 잡음을 줄이고 대조도를 강화하여 영상의 선명도를 증가시킨다(그림 1-8). 이 기능은 진단에 영향을 주는 허상이나 잡음이 많이 발생하는 담낭저부, 신장 등을 관찰할 때 매우 효과적이다. 그러나 높은 주파수를 선택적으로 사용하므로 초음파 투과율의 저하를 유발한다.

## 아. 공간 복합 영상(Compounding imaging) 기법

인체 구조물로 수직 입사되는 초음파 빔은 구조물의 측면 lateral margin 쪽에는 사각지대를 유발하여 정확한 영상 정보 표시가 손실된다. 이러한 문제를 보완하기 위해 수직으로 입사하는 초음파 빔에 3방향 또는 5방향으로 각도를 주어 얻은 영상을 하나의 영상으로 복합하여 실시간으로 표현하는 공간 복합 영상기법을 사용한다(그림 1-9).

이 기법은 디지털 장비에서 구현하는 영상 최적화 기능으로 간단히 'compounding'으로도 불리는데 여러 방향에서 주사된 영상을 복합함으로써 겹쳐

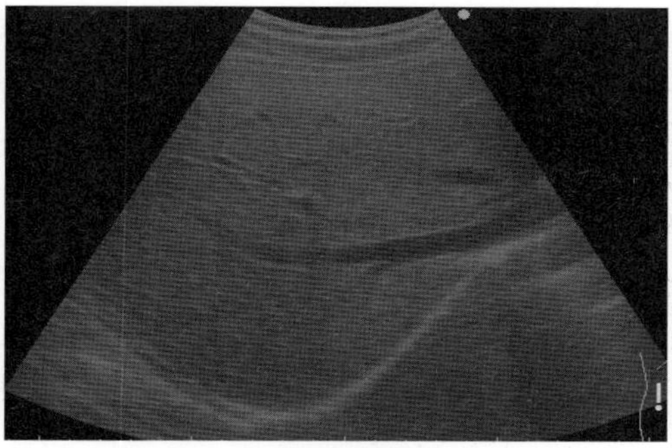

a. 흑백 대조도 1

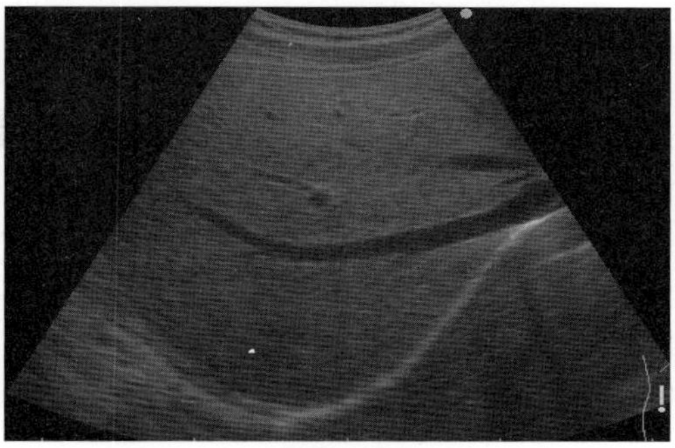

b. 흑백 대조도 5

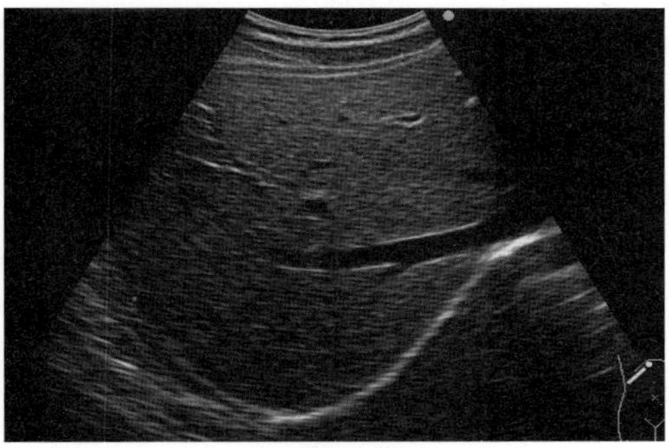

c. 흑백 대조도 16

**그림 1-7. 흑백 대조도 조절에 따른 비교영상**
a. 흑백 대조도 값을 너무 낮게 설정한 영상으로 전체적으로 너무 부드러워 구조물의 윤곽이 살지 않는다. b. 흑백 대조도 값을 적절하게 설정한 영상으로 전체적으로 보기 좋고 구조물의 윤곽도 뚜렷하다. c. 흑백 대조도 값을 너무 크게 설정한 영상으로 거칠고 눈에 튄다.

지는 부분이 더욱 강조되어 구조물의 측면도 선명히 잘 표현될 뿐만 아니라 겹쳐지지 않는 부분의 잡음도 제거되어 전체적으로 부드러운 영상을 얻을 수 있다.

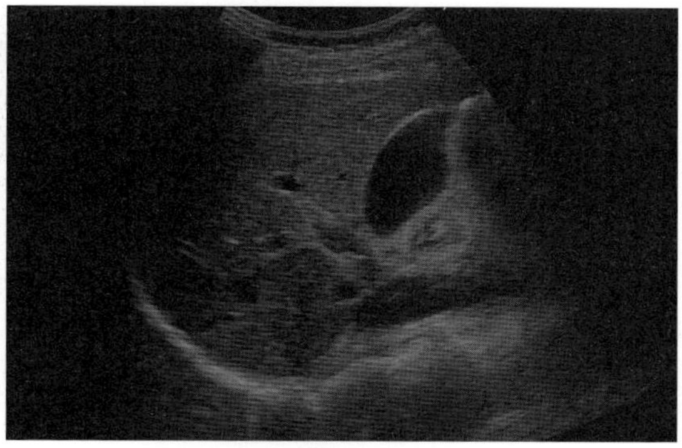

a. 기본스캔 영상

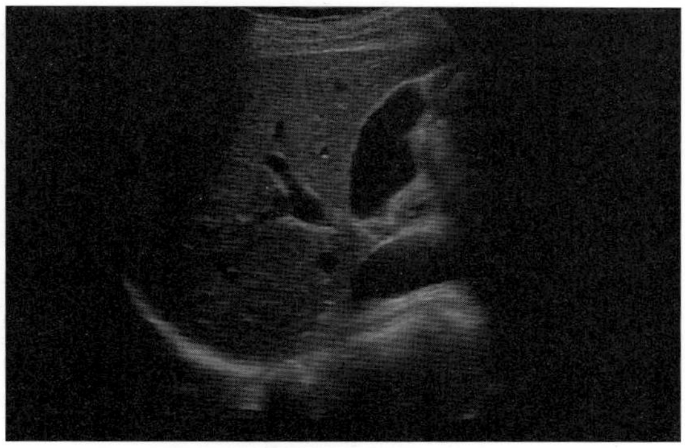

b. 하모닉 영상

**그림 1-8. 하모닉 영상 사용에 따른 비교영상**
하모닉 영상으로 주변 허상을 제거하여 뚜렷하고 선명한 담낭 윤곽 영상을 얻을 수 있다.

장비회사마다 이를 다르게 부르며 ALOKA사의 AIP, HITACHI사의 HI COM, PHILIPS사의 SONO CT 등이 대표적이다.

## 자. 실시간 조정 필터 영상 처리법(Real-time adaptive filtering technology)

초음파영상 구현 시 허상을 유발하는 무작위 반점speckle을 제거하고 산란 반사체scatter reflector를 줄이면 구조물 간 경계가 뚜렷한 부드럽고 깨끗한 영상을 얻을 수 있다. 이를 위해 사용하는 기법이 바로 실

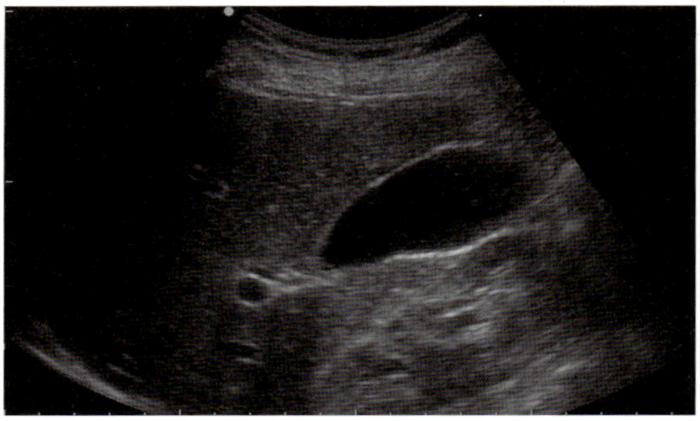

a. Compounding - OFF

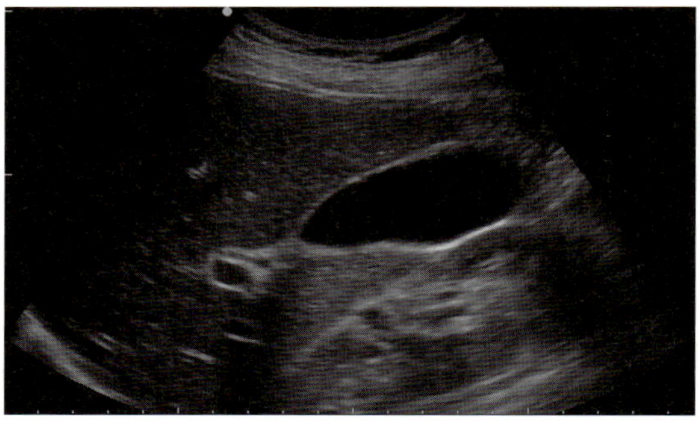

b. Compounding - ON

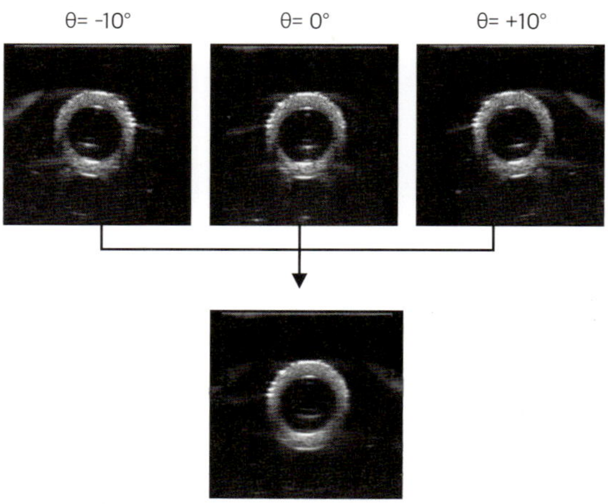


c

**그림 1-9. 공간 복합 영상기법 사용에 따른 비교영상법**
a, b. a보다 b에서 담낭 안의 허상이 줄어 깨끗이 보이고, 담낭벽의 주변부가 강조되어 선명하다. c. 초음파 빔의 -10°, 0°, +10° 개별 영상을 복합하여 하나의 영상으로 나타낸다. 복합된 영상은 개별 영상보다 잡음이 줄고 구조물의 윤곽이 선명하고 부드럽다.

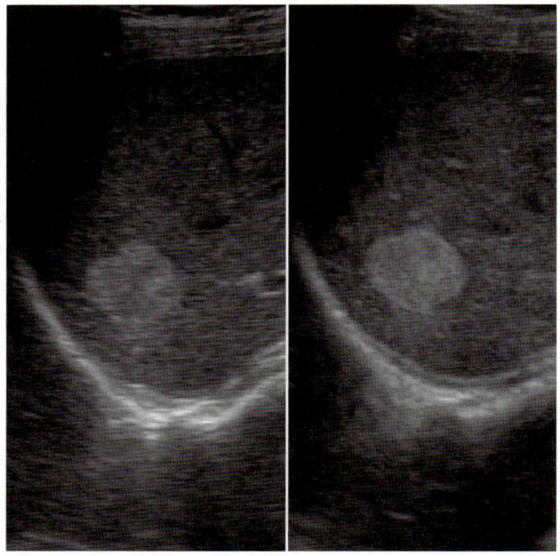

a. Fundamental한 영상　　b. AIP 적용 영상

**그림 1-10. 실시간 조정 필터 영상 처리법을 적용한 비교영상**
a보다 실시간 조정 필터 영상 처리법을 적용하여 잡음을 줄인 b에서 혈관종의 경계가 더 잘 표현되었다.

시간 조정 필터링 영상 처리법으로서 관상ductal 구조물을 영상화할 때 특히 유용하다(그림 1-10). 개별 장비회사마다 이를 다르게 부르는데 ALOKA사의 AIP, HITACHI사의 HI REZ, PHILIPS사의 X RES 등이 대표적이다.

## 차. 실시간 가상 초음파검사 (Real-time virtual sonography, RVS)

초음파검사 시 CT와 MRI 검사 같은 다른 영상진단시스템과의 정보 교환을 통해 병변을 더욱 효과적으로 진단할 수 있다. 이때 이러한 기능을 수행하여 초음파영상과 CT, MRI 영상 모두를 초음파 모니터에 구현하는 것이 바로 실시간 가상 초음파검사이다. 실시간 가상 초음파검사는 CT나 MRI 영상의 volume data를 내비게이션 삼아 초음파영상에

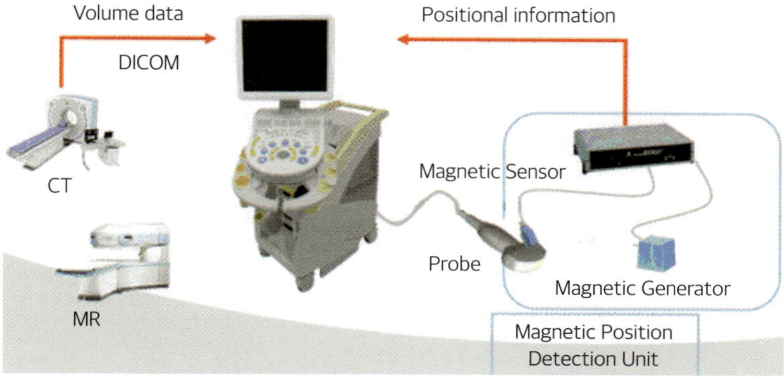


그림 1-11. 실시간 가상 초음파영상 장치의 개요도

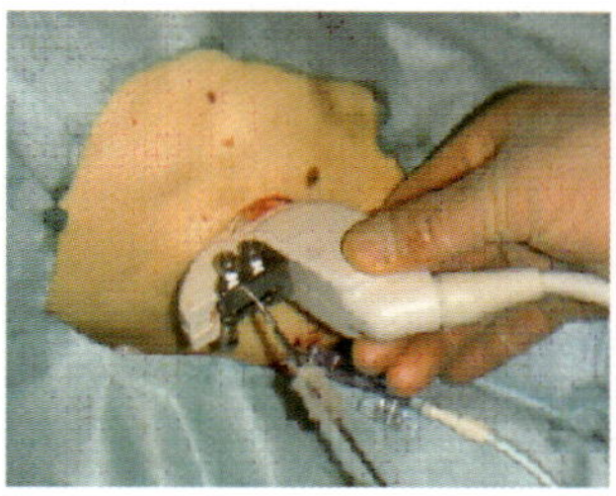

a

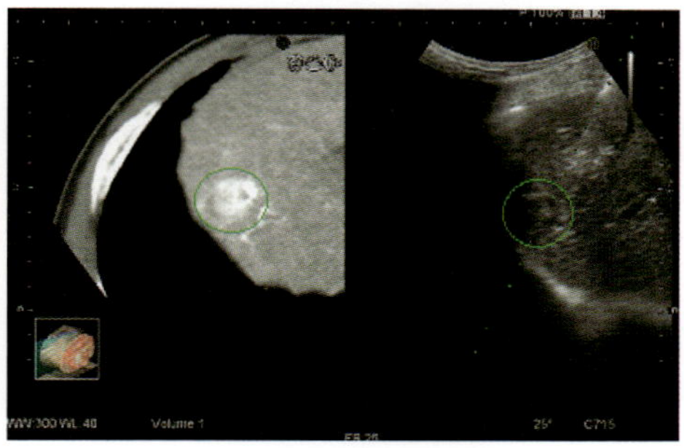

b

그림 1-12. 실시간 가상 초음파검사의 활용
a. 간암의 고주차 시술, b. 간암의 고주파 열치료 시 CT나 MRI 영상 등을 동시에 확인함으로써 치료의 정확도를 높일 수 있다.

서 특정 영역을 찾아 병변의 정확한 위치를 파악하여 RFA 치료나 수술 전 병변 또는 조직 생검의 위치를 표시하거나 초음파에서 잘 확인되지 않는 병변을 재확인하고 숨은 병변을 찾는 데 이용할 수 있다(그림 1-11).

이를 위해서는 먼저 자기발생장치와 감지기를 장착한 초음파장비로 환자 인체 내 위치 정보를 획득한 후 DICOM을 통해 CT나 MRI의 volume data를 받는다. 그리고 실시간 초음파영상의 동일한 위치를 지정하여 두 영상 간 기준점을 일치시킨 후 가상으로 volume data 영상을 초음파스캔 영상과 동일한 방향과 같은 면plane으로 실시간 구동시킨다(그림 1-12).

이 기능은 장비회사마다 각기 다른 이름으로 불리며 HITACHI-ALOKA사의 RVS, GE사의 Volume Navigation, PHILIPS사의 Percu-Nav라고 한다.

## 2. 상복부 초음파검사의 기본사항

① 검사 시 환자와 충분히 소통해야 한다. 이를 위해 무작정 검사를 시작하기보다는 먼저 환자와 인사를 나누고 필요한 경우 검사에 관해 충분히 설명하는 것이 좋다.

② 초음파검사는 밝은 조명하에 시행하며 탐촉자를 사용할 때 피검자가 통증을 느끼는지 살펴야 한다.

③ 검사는 정해진 절차에 따라 시행하며 먼저 검사 부위 전체를 살핀다. 검사 도중 병변이 발견되어도 끝까지 진행해야 하는데 만일 여기서 검사를 중단하면 중요한 병변을 관찰하지 못한 채 검사가 끝날 수 있다.

④ 복부초음파검사에는 환자의 호흡조절이 매우 중요하므로 먼저 환자의 호흡 조작법을 습득해야 한다. 특히, 간 관찰 시 환자가 너무 크게 배를 불려 숨을 들이마시면 간은 잘 보이지만, 간 상방 스캔 시 탐촉자의 접촉면이 떠서 좋은 영상을 얻을 수 없다. 따라서 복식호흡이나 흉식호흡 시에는 호흡을 멈춘 상태에서 배를 불리는 것이 영상 획득에 도움된다.

⑤ 상복부초음파검사 시 복식 심흡기 또는 숨을 멈춘 채 하복부를 부풀리는 것이 시야 확보에 큰 도움이 된다. 그러나 이런 동작은 과도한 복부 긴장을 유발하여 심한 경우 탐촉자와 피부가 충분히 접촉되지 않을 수 있다. 따라서 검사 시에는 한 가지 호흡법에만 의존하지 말고 개별 장기와 증례 관찰에 적합한 방법들을 찾아 검사할 수 있도록 노력해야 한다.

## 3. 상복부 초음파 표준검사법

다른 초음파검사에도 적용되겠지만, 복부초음파 검사의 원칙은 ① 모든 부위는 2번 이상 관찰하고, ② 의심되는 부위는 확대하거나 높은 주파수의 탐촉자를 사용하여 관찰하며, ③ 가능하다면 환자의 자세를 한 번 이상 바꾸면서 검사를 하고, ④ 2가지 이상의 방향에서 관찰될 때 병변으로 판정한다.

다음은 대한 영상의학회와 대한 초음파의학회에서 제정하여 제시한 초음파검사 실행 가이드라인이다.

- 복부초음파는 누워있는 자세, 엎드린 자세, 좌측으로 눕는 자세, 우측으로 눕는 자세, 비스듬하게 앉는 자세 등 총 5가지 자세에서 시행된다. 간, 담낭, 담도의 초음파검사는 누워있는 자세와 좌측으로 눕는 자세에서 주로 시행된다.
- 환자는 천장을 보고 바르게 누운자세에서 손과 팔은 위로 뻗은 상태에서 검사받는다. 검사받는 도중에 젤리가 옷에 묻지 않도록 주의한다.
- 환자의 오른쪽을 들어서 좌측으로 누인 자세에서 오른쪽 늑간을 이용한 간검사를 하며, 이때 팔을 머리 위로 올리면 늑간이 넓어져서 검사가 용이해진다. 이 위치에서 간의 우엽뿐만 아니라 주간문맥과 간의 에코를 오른쪽 신장의 에코와 비교하여 감시할 수가 있다.
- 간좌엽이 작거나 간 전체가 작을 때는 환자에게 심호흡을 시키면, 간이 늑골 아래로 오게 되어 간을 쉽게 검사할 수 있다.
- 췌장은 대부분 누워있는 자세에서 시행하며, 심호흡하거나 비스듬하게 앉는 자세를 이용하면 간을 아래로 내려오게 하여 간을 음향창으로 이용할 수도 있다. 또한, 우측으로 눕는 자세를 하여 위유문과 십이지장의 공기가 위 기저부로 이동하여 췌장두부는 검사하기가 쉬워진다.
- 엎드린 자세에서 좌측 신장을 음향창으로 이용하여 췌장미부를 검사할 수도 있다. 비장도 누워있는 자세에서 잘 안 보이면 우측으로 눕는 자세나 비스듬하게 앉는 자세 등을 이용하여 관찰할 수 있다.
- 환자가 검사받을 때의 자세는 어떤 고정된 자세보다는 검사자와 환자 모두 편안한 자세가 가장 좋으며 장기와 장내 공기를 움직여 가며 검사에

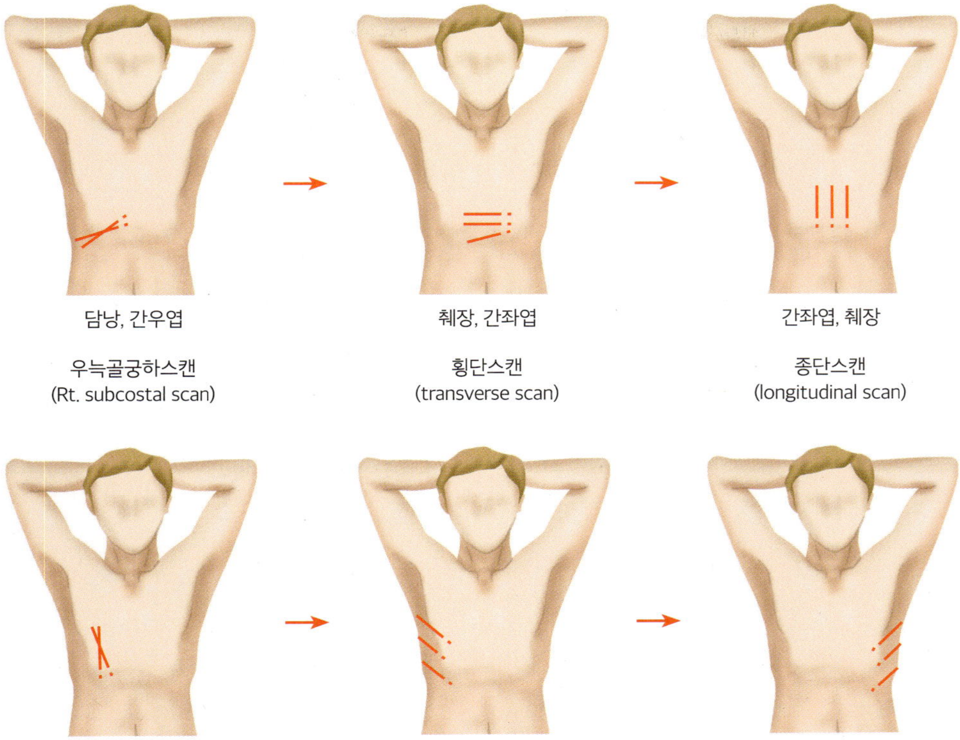


**그림 1-13.** 상복부 선별검사의 기본스캔

도움이 되는 자세를 취해야 한다.

## 4. 상복부 선별검사의 기본스캔법

소화기질환의 선별검사는 병변을 놓치지 않도록 효율적으로 스캔해야 한다. 이때 검사자가 일련의 순서를 정하여 결과를 기록하면 다음 추적관찰 결과를 비교하는 데 도움된다. 그러나 정밀한 검사를 실행할 때는 순서와 관계없이 의심 병변 부위를 정확히 검사한다. 그림 1-13은 상복부 선별검사의 기본스캔방법으로써 담당, 간, 췌장, 비장, 신장 등을 스캔한 것이다.

## 5. 초음파영상의 표시 방법

국제규약상 횡단스캔과 늑골궁하스캔에서는 환자의 왼쪽을 항상 초음파화면 오른쪽에 표시하고 (그림 1-14 ①, ②, ③, ④). 환자의 오른쪽을 화면 왼쪽에 표시한다(그림 1-14 ⑪, ⑫). 우늑간스캔에서는 환자의 등 쪽, 뒤쪽, 머리 쪽을 초음파화면 왼쪽에 표시하고 간하면 담낭 부위는 화면 오른쪽에 표시한다(그림 1-14 ⑨, ⑩).

좌늑간스캔에서는 환자의 등 쪽, 머리 쪽을 화면 왼쪽에 표시한다. 즉, 비장의 상단 또는 외연과 좌측 신장의 상극upper pole이 초음파화면 좌측에 오도록 스캔한다.

## 6. 초음파검사상 복수가 잘 관찰되는 부위

간 주위, 비장 주위, 좌우 측 결장구, 골반강 등은 복수 저류가 잘되는 부위로서 특히 소량의 복수 여부 관찰 시 도움된다.

특히 소량의 복수 유무를 관찰하는데 복수가 잘

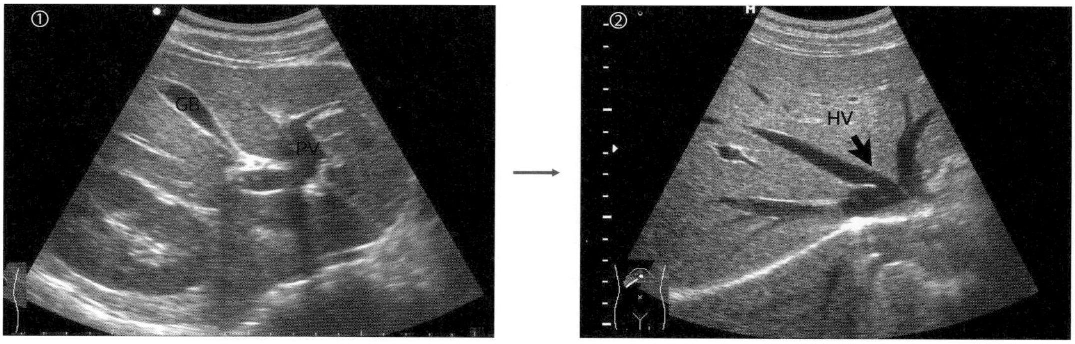

우늑골궁하스캔

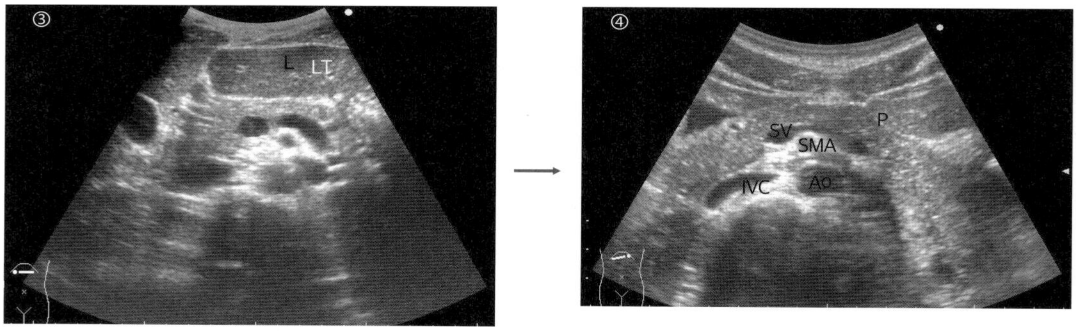

횡단스캔

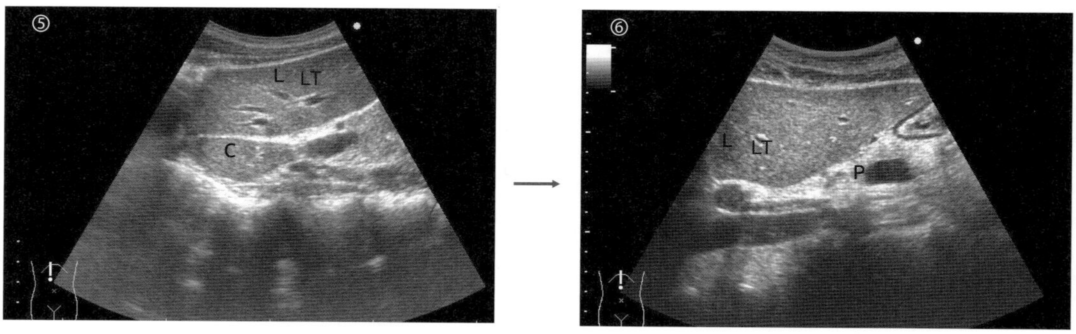

종단스캔

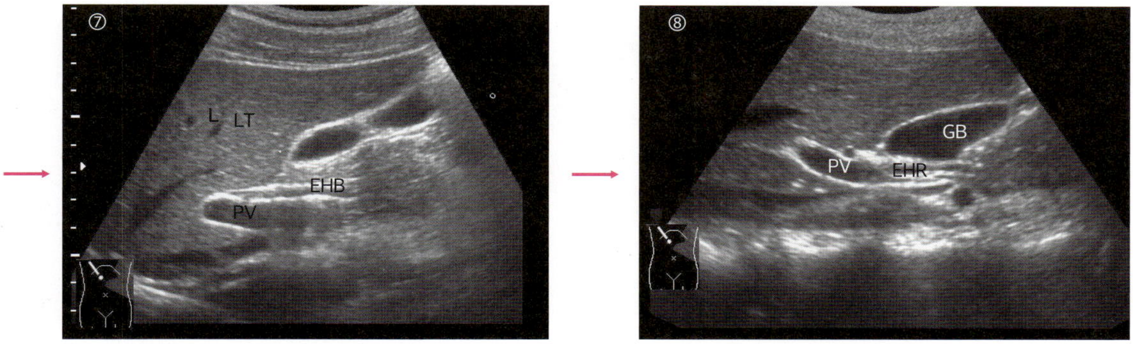


우계늑부사스캔

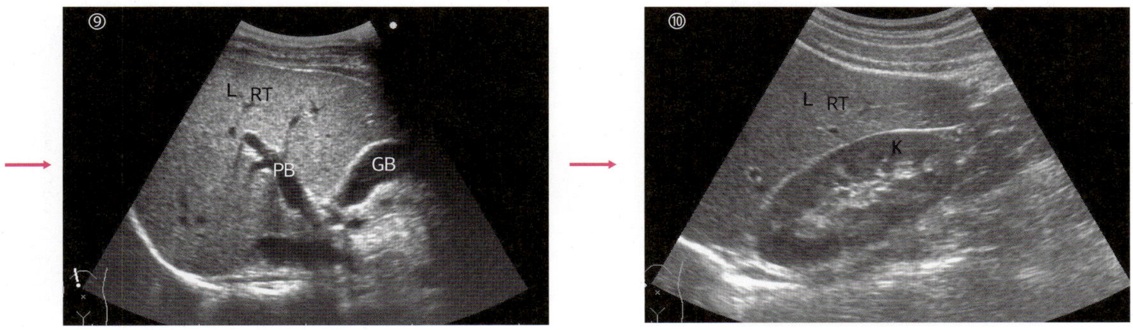


우늑간스캔

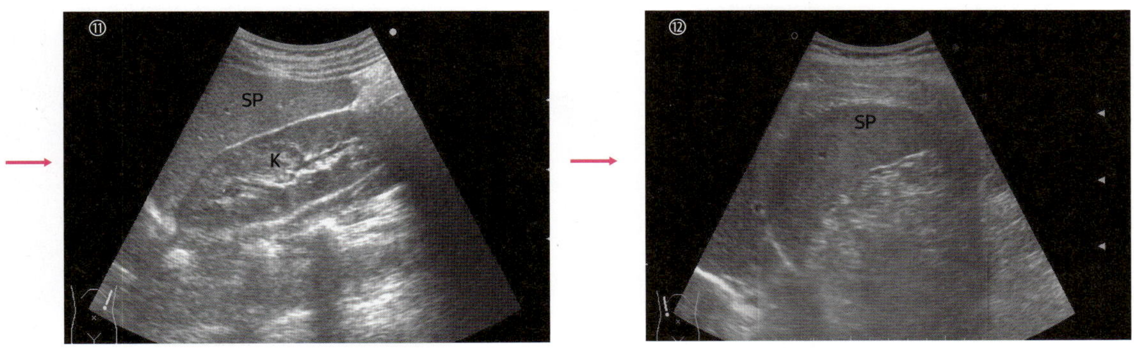


좌늑간스캔

**그림 1-14. 상복부 선별검사의 초음파상**

SP: 비장, GB: 담낭, PV: 문맥, K: 신장, L: 간, CBD: 총수담관, P: 췌장, PD: 췌관, LRT: 간우엽, LLT: 간좌엽, C: 미상엽, HV: 간정맥, SMA: 상장간막동맥, CHA: 총간동맥, RRA: 우신동맥, CT: 복강동맥총, EHB: 간외담도, IVXC: 하대정맥, Ao: 대동맥, SV: 비정맥, SA: 비동맥

고이는 부위를 스캔하여 관찰하는 것도 중요하다.

### 1) 간 주위

늑간스캔(그림 1-15)이나 우계늑부 종단스캔으로 Morison pouch를 관찰한다(그림 1-16). 늑간스캔에서 간우엽 외측 표면의 액체는 얕은 부위에 있어서 놓치기 쉬우므로 주의해야 한다.

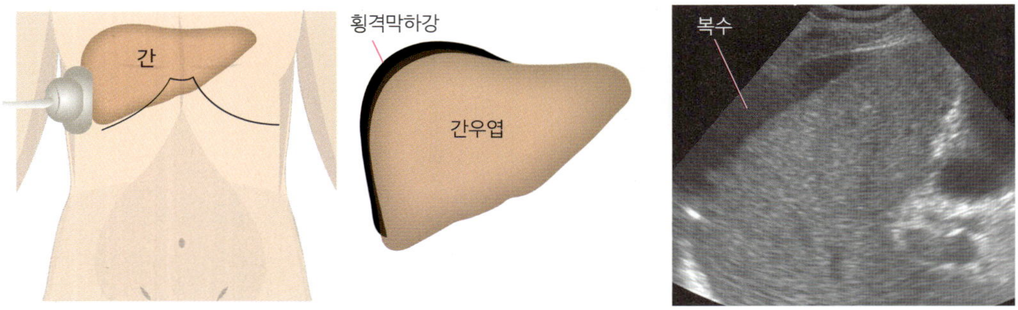


그림 1-15. 우늑간스캔

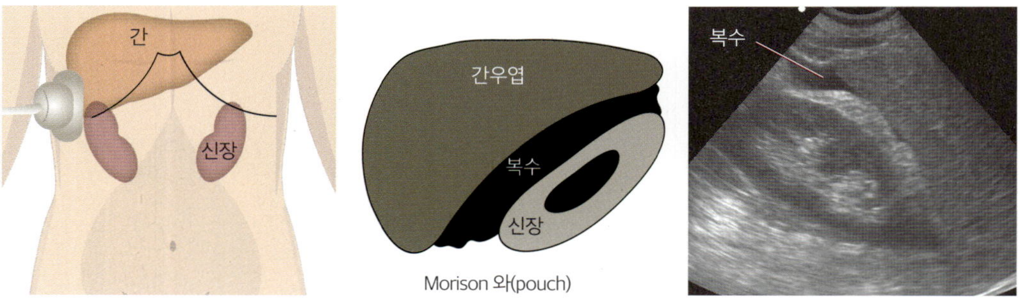


그림 1-16. 우계늑부 종단스캔(우측 결장구)

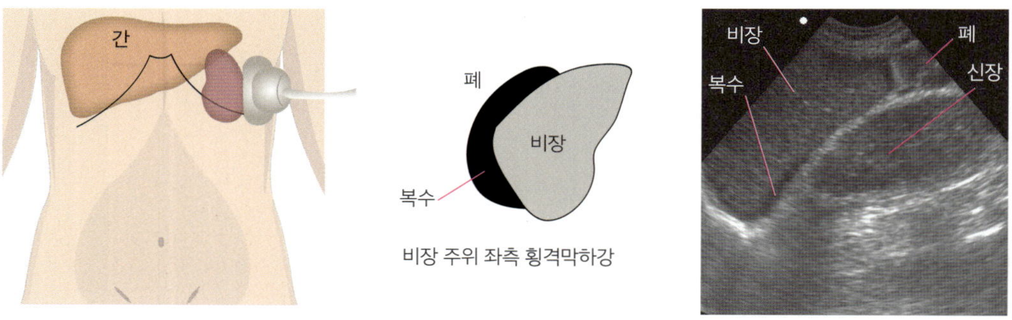


그림 1-17. 좌측 늑간스캔

### 2) 비장 주위

늑간스캔을 시행하여 횡격막하강과 비장 주위를 관찰한다(그림 1-17).

### 3) 좌우측 결장구(Paracolic gutter)

측복부 횡단스캔과 종단스캔을 시행하여 상행결장과 하행결장 주위를 관찰한다(그림 1-18, 19).

### 4) 골반강(그림 1-20)

하복부 횡단스캔과 종단스캔을 시행하여 직장·방광와 pouch, 직장·자궁와 Douglas pouch, 방광·자궁와 pouch를 관찰하지만 복수는 방광의 후방에만

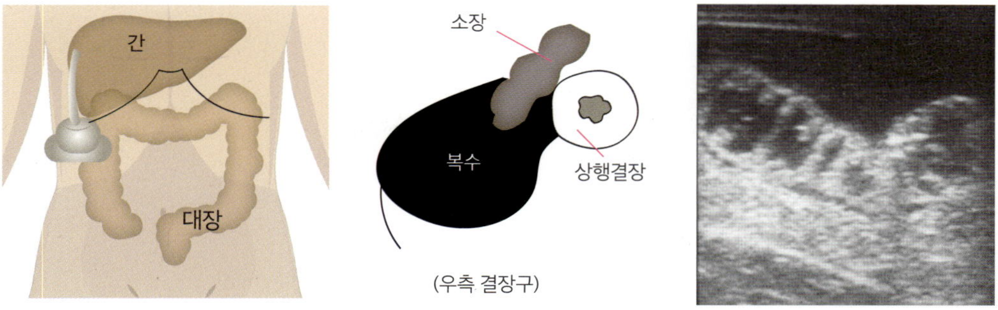


그림 1-18. 우측복부 횡단스캔

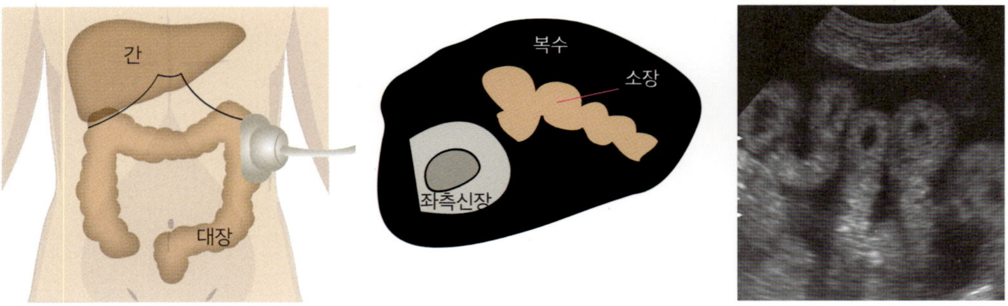


그림 1-19. 좌측복부 종단스캔

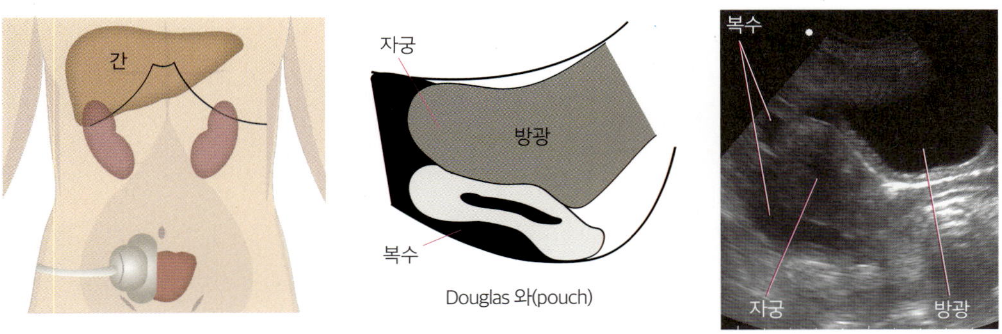


그림 1-20. 하복부 종단스캔

국한되지 않고 상방이나 전방에도 보이는 수가 있다.

여성에서는 Douglas pouch에 소량의 생리적 복수가 관찰될 수 있다. 설령 병적인 경우라도 소량이기 때문에 거의 문제가 되지는 않지만 감별은 어렵고, 질환에 따라서는 경과관찰이 필요하다.

Chapter

# 2

# 간

# Liver

Case 01

# 결절형 간세포암 Nodular type

대표증례

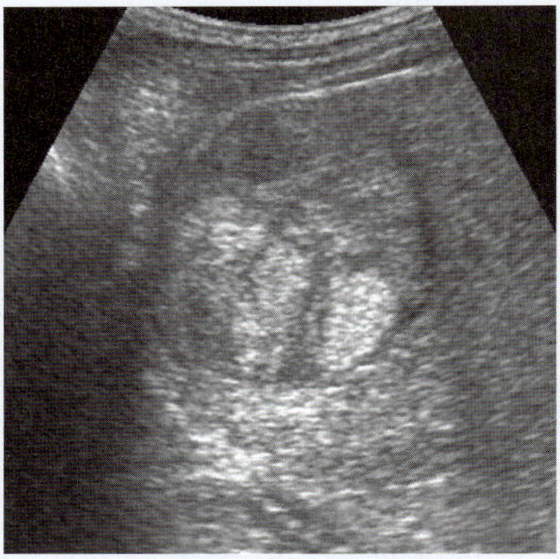

그림 2-1. 종양 내부에 모자이크 모양의 분엽상 구조를 띄고 있다.

## 가. 결절형 간세포암의 초음파소견상 특징

종괴의 크기가 커지면서 간세포암의 특징적 소견이 다음과 같이 나타나기도 한다.

① 종괴 가장자리 저에코띠 halo sign, ring sign : 종괴 가장자리에 가느다란 저에코의 띠나 고리 모양이 보인다(그림 2-2, 3).

② 내부에코의 모자이크 양상 mosaic, nodule in nodule, tumor in tumor : 종괴 내부에 격벽이 생겨 모자이크 모양으로 보인다(그림 2-4).

③ 측방음영 lateral shadow : 종괴의 측면에서 후방에 연이어 측방음영이 보인다(그림 2-5).

④ 낙타봉 징후 hump sign : 종괴 부분이 있는 간표면에 종괴가 돌출되어 관찰되기도 한다(그림 2-6).

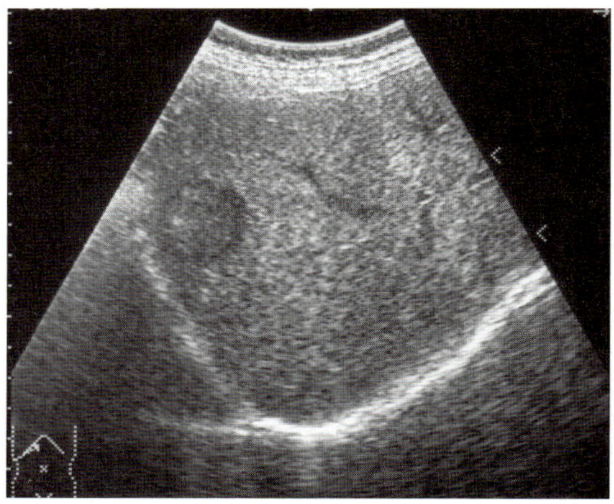

그림 2-2. 간세포암의 특징적 달무리 징후(halo sign)
종양의 변연부에 저에코대가 관찰되는데 이는 간세포암의 특징 중 하나이다.

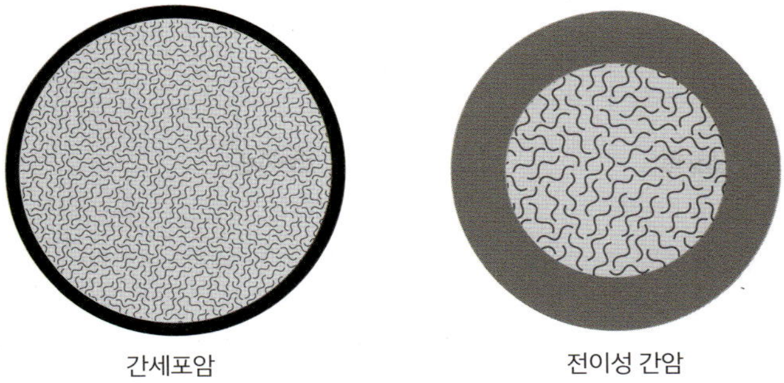


그림 2-3. 달무리 띠의 두께에 의한 간세포암과 전이성 간암의 감별
간세포암에서는 달무리의 두께가 얇고 선명하며, 전이성 간암에서는 보다 두껍고 불선명하다.

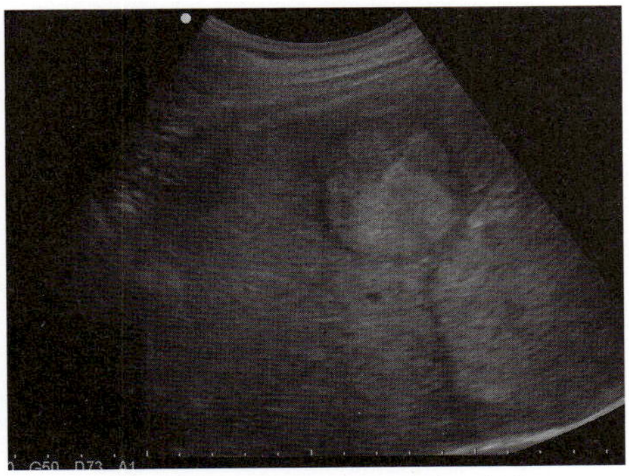

a. 간세포암의 초음파상(모자이크 양상)

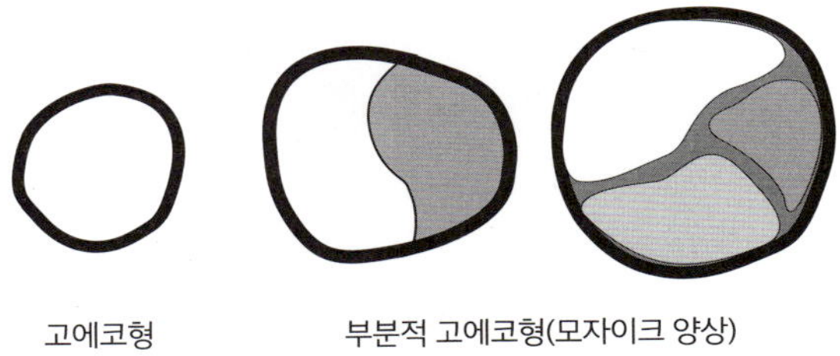


b. 소간세포암에서는 내부에코가 고에코형(달무리 징후를 동반)과 부분적 고에코(모자이크 양상)를 보이기도 한다.

그림 2-4. 종괴 내부에 격벽을 형성하여 또 하나의 결절이 있는 것처럼 보인다.

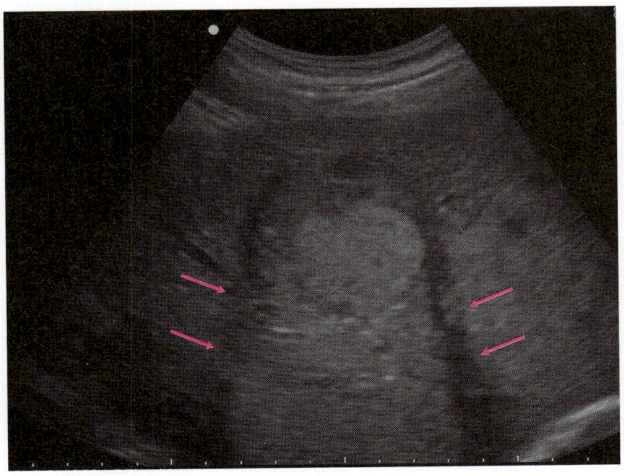

그림 2-5. 종괴 측면에서 후방에 연이어 측방음영(→)이 보인다.

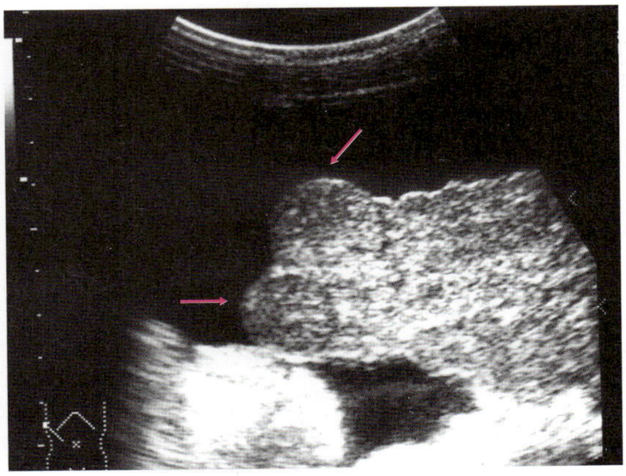

그림 2-6. 간세포암에 의한 낙타봉 징후
간경변증과 복수에 동반된 2개의 작은 간세포세암(→)

## 나. 간세포암의 조영증강 초음파소견상 특징

전형적인 양상으로 동맥기 arterial phase 에서는 조직과 비교하여 전형적인 조영증강을 보이며 조영후기 late phase 에 가면 조영제가 빠져나가면서 주위 간실질에코보다 저에코의 변화를 보인다(그림 2-7, 8).

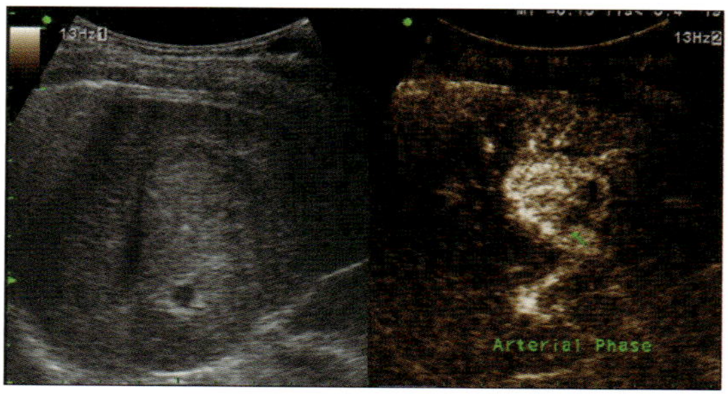


a. 동맥기

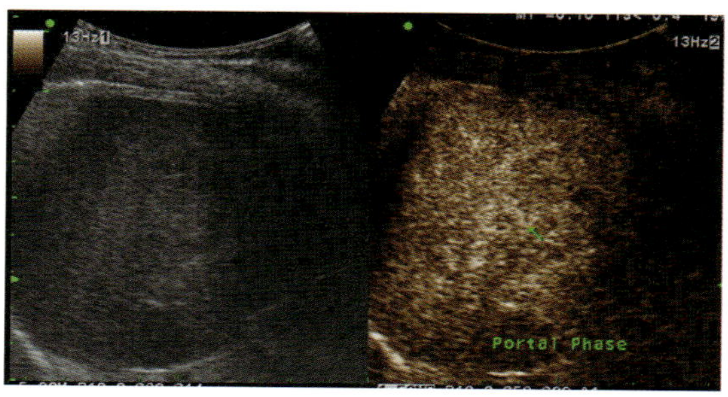


b. 문맥기

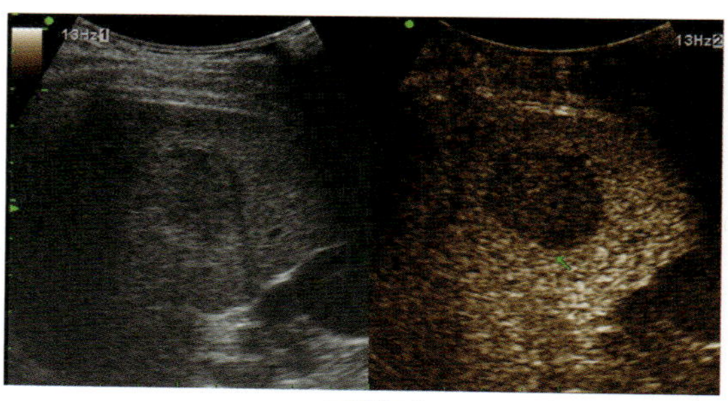

c. 조영후기

그림 2-7. 간세포암의 조영증강 초음파상

## 다. 감별이 필요한 질환

① 전이성 간암: 종괴가 다발성으로(그림 2-9, 12) 나타나는 경우가 많고 종괴 가장자리의 에코띠가 두껍게 보이는 경우(그림 2-12, 13)가 많다. 간세포암에서는 크기가 작은 낭결절로 관찰되기도 한다(그림 2-10, 11).

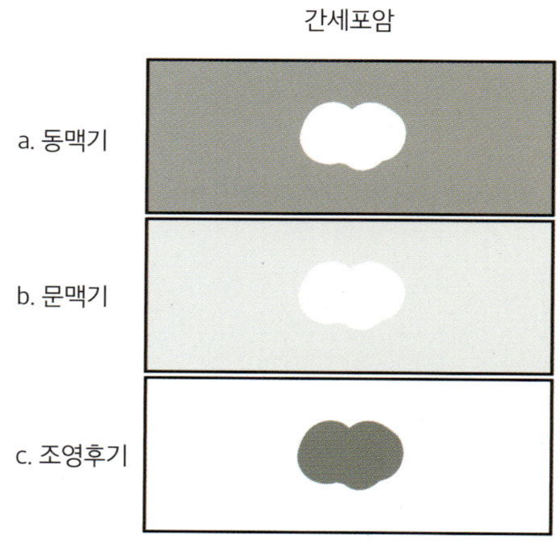


그림 2-8. 간세포암의 조영증강 초음파상 특징

a. 종양내 동맥에 조영제 기포가 차오르기 시작하면서 고에코로 증강된다.
b. 간실질에 조영증강이 시작되어 종양과 등에코양상으로 변화된다.
c. 종양내 혈관에 조영제 기포가 빠지기 시작하며 주위 간실질에코보다 저에코소견을 보인다.

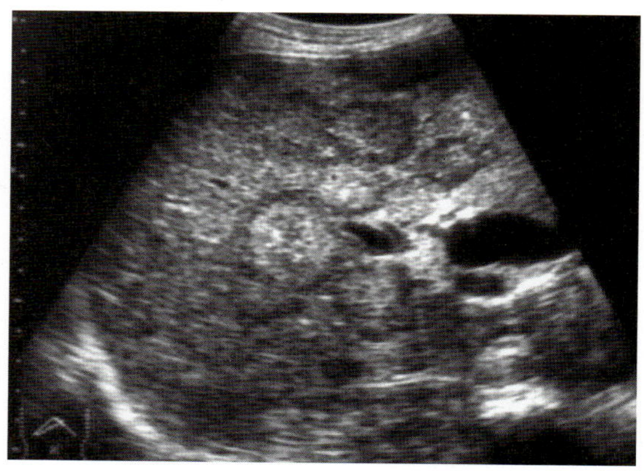

그림 2-9. 위암의 간전이로 크기가 비슷한 다발의 고에코성 종괴가 관찰된다.

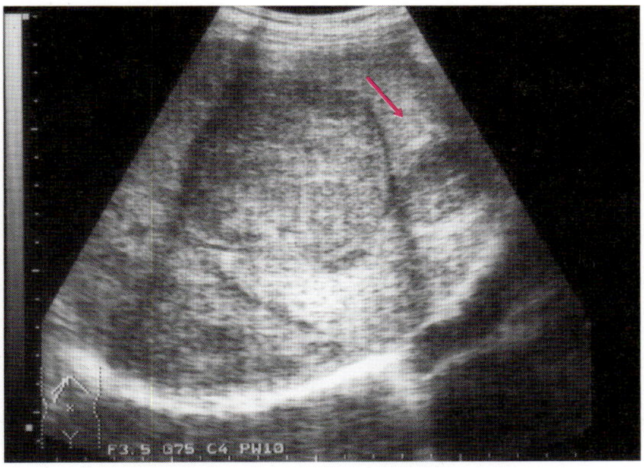


그림 2-10. 간세포암의 낭결절
혼합에코의 간세포암주위에 작은 낭결절(→)이 관찰된다.

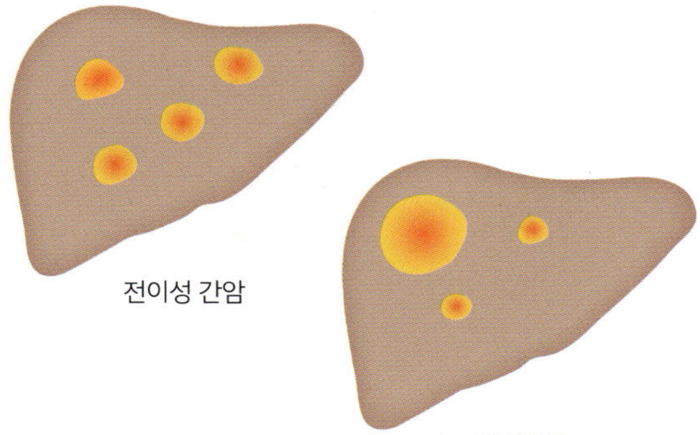


그림 2-11. 전이성 간암과 간세포암
전이성 간암에서는 크기가 비슷한 종괴가 다발성으로 관찰된다. 간세포암에서는 크기가 작은 낭결절상을 보인다.

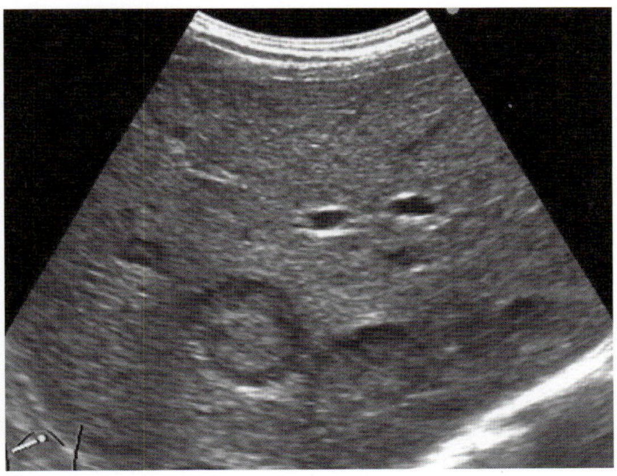

그림 2-12. 종괴의 가장자리에 두꺼운 저에코띠를 보이는 표적 징후의 소견을 보인다.

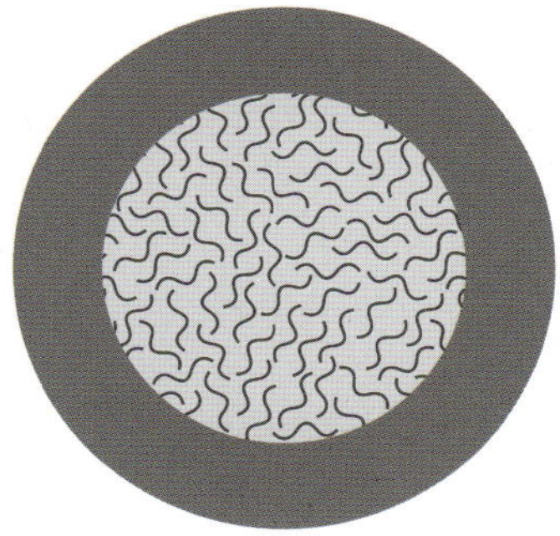

그림 2-13. 황소눈 징후(bull's eye sign) 혹은 표적 징후
전이성 암에서 관찰되는 모양으로 종괴의 가장자리에 두꺼운 저에코띠를 보여 그 모양이 황소눈 또는 표적 모양을 상징하게 된다.

Case 02

# 괴상형 간세포암 Massive type

**대표증례**

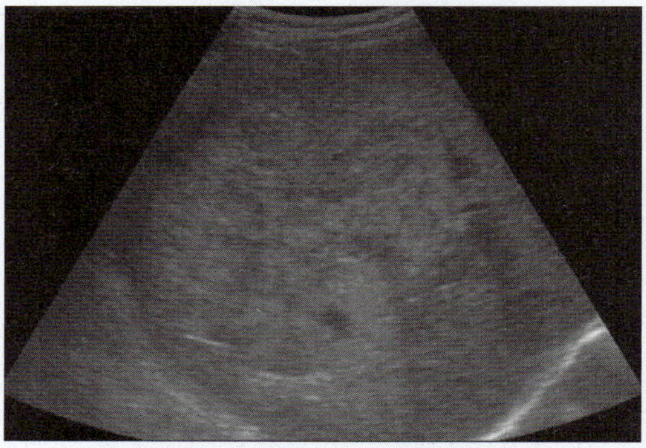

그림 2-14. 커다란 종괴가 주위 간조직 내로 파급되어 종괴와 비종괴의 경계가 보이나 희미하다. 간구역을 거의 다 차지하고 있다.

## 괴상형 간세포암의 초음파소견상 특징

① 종괴를 감싸고 있는 외부의 피막 capsule이 없어 종괴가 커지면서 주위 조직 내로 쉽게 파고 들어가 종괴와 비종괴 부위의 경계와 윤곽이 뚜렷하지 않은 경우가 많다.

② 한 개의 간구역을 넘어서 점유하는 큰 종괴가 많다. 따라서 초음파 한 화면에서 경계를 뚜렷이 파악하기 힘든 경우도 있다(그림 2-15).

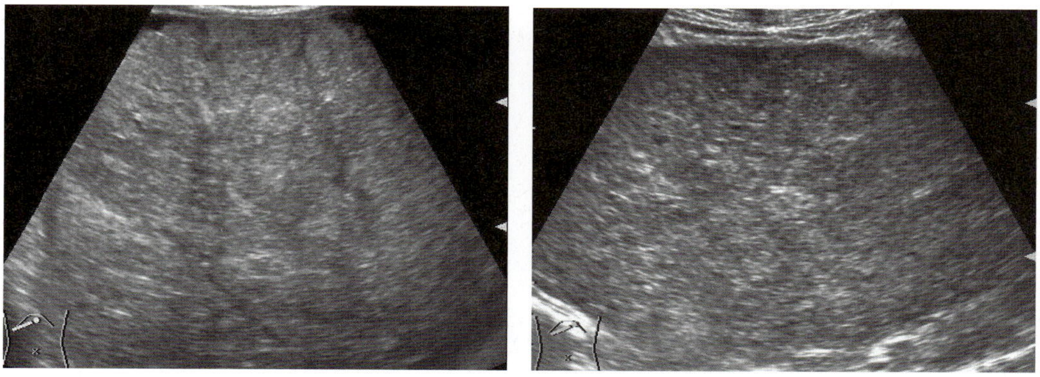

a b

그림 2-15. 괴상형 간세포암
초음파 한 화면에서 경계를 뚜렷이 파악하기 힘든 부정한 간종괴소견(a, b)을 보임.

Case 03

# 미만형 간세포암 Diffuse type

## 대표증례

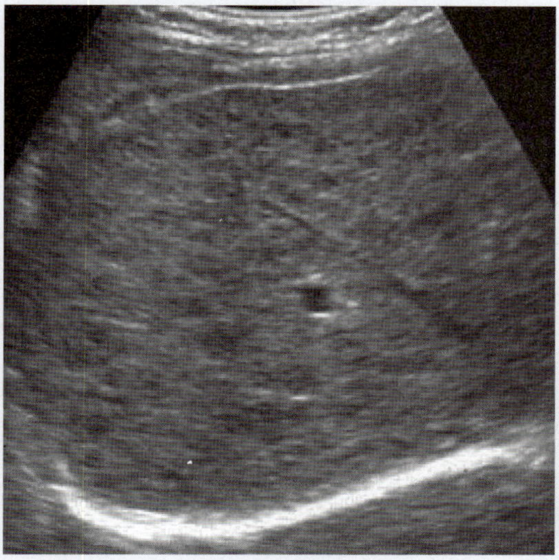

a. 초음파상

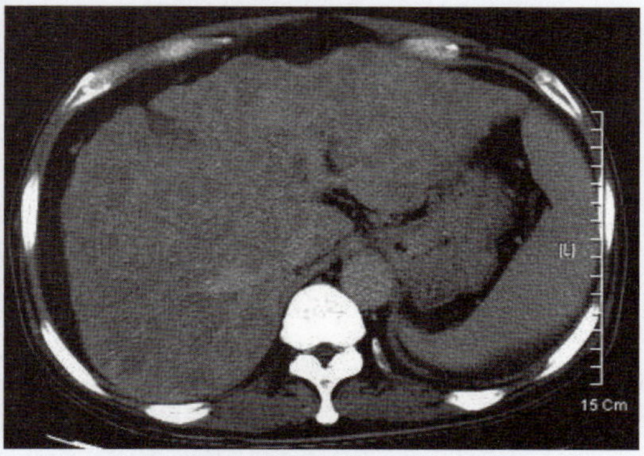

b. CT상

그림 2-16. 초음파상 간우엽 전반에 걸쳐 경계가 불명확한, 불규칙한 작은 종양 결절로 대체되어 있는 에코소견을 보인다.

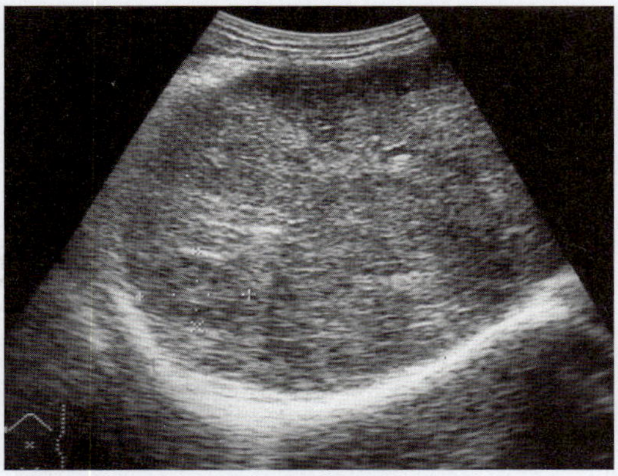

a

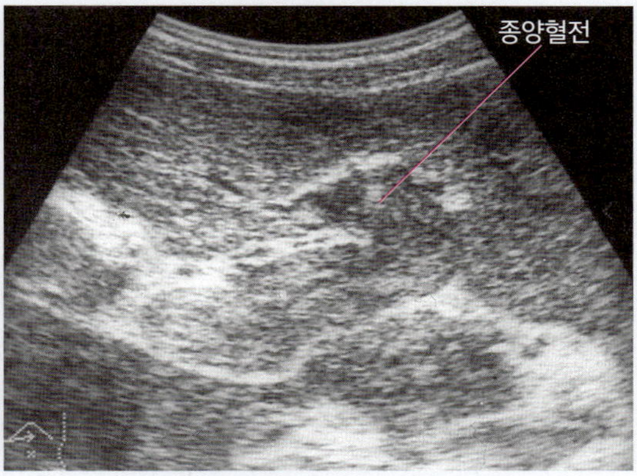


b

그림 2-17. 문맥내 종양혈전

a. 우측간에 작은 간종괴가 보이며 간경변증이 동반되어 있다. b. 문맥의 수평부와 제부를 혈전이 꽉 채우고 있다.

## 가. 미만형 간세포암의 초음파소견상 특징

① 간경변증이 동반되어 있고 다발성 작은 종양 결절로 경계가 불명확한 고에코소견을 보이는 영역을 보인다. 문맥에 종양에 의한 혈전 tumor thrombus 소견을 동반하기도 한다.

② 간세포암, 특히 미만형이나 괴상형에서 문맥내 종양혈전이 잘 동반하는 경향이 있다(그림 2-17). 이 경우 대개 문맥이 팽창되어 확장소견을 보인다. 그러나 섬유화가 심한 간경변증이나 문맥이 종양에 의해 압박된 경우에는 문맥의 확장소견은 보이지 않는다. 특히 미만형 간세포암에서는 초음파상 간종괴를 처음에 찾지 못하고 문맥내 종양혈전의 존재를 확인한 후 간세포암을 의심하는 경우가 적지 않다.

### Keynote 2-1. 간세포암의 초음파소견

| | |
|---|---|
| 종양의 형태 | · 작은 종양 결절형, 구형, 유원형 |
| | · 큰 종양 경계가 부정형의 형태 |
| | · 괴상형: 경계가 불명확하고 형태파악이 힘듦 |
| | · 미만형: 종양 자체의 구분이 힘듦 |
| 내부에코소견 | · 직경 2cm 이하: 균일한 저에코로 보이나 직경이 커지면 내부에코가 불균일해지며 내부에코의 일부가 고에코를 보임 |
| | · 직경 3~5cm: 전형적인 초음파상을 보임 |
| | · 직경 5cm 이상: 경계 불선명, 내부에코도 불균일해짐 |
| | · 즉, 모자이크 양상을 보임 |

| | |
|---|---|
| 변연저에코대(달무리) 혹은 종양경계부 소견 | · 변연에코: 평활, 선명 |
| | · 직경 1cm 이하에서는 달무리가 없으나 크기가 1~2cm 정도에서는 얇은 달무리를 보임, 크기가 커지면 달무리가 선명하고 뚜렷해짐 |
| | · 괴상형, 미만형: 경계가 불선명, 달무리 징후가 없음 |
| 문맥내 종양혈전, 간경변증의 동반 | · 괴상형이나 미만형에서 종양혈전을 잘 동반함 |
| 낙타봉 징후 (간표면의 종물에 의한 변형) | · 간 표층에 종양이 존재시 결절형에서 낙타봉 징후가 보임 |
| 종양의 분포와 크기 | · 종양이 다발성인 경우 한 개의 큰 종양과 다수의 작은 종양이 관찰됨 |

| 종양의 크기 | < 2cm | 2~3cm | 3~5cm | > 5cm |
|---|---|---|---|---|
| 종괴의 내부에코 | 저에코 | 저에코~고에코 | 모자이크 양상, 격벽형성 | 불균일 |
| 달무리에코 유무 | 무 | 유 | 유(선명) | 무 |
| 종양의 형태 | 유원형 | 구형 | 괴상형 | 미만형, 부정형 |

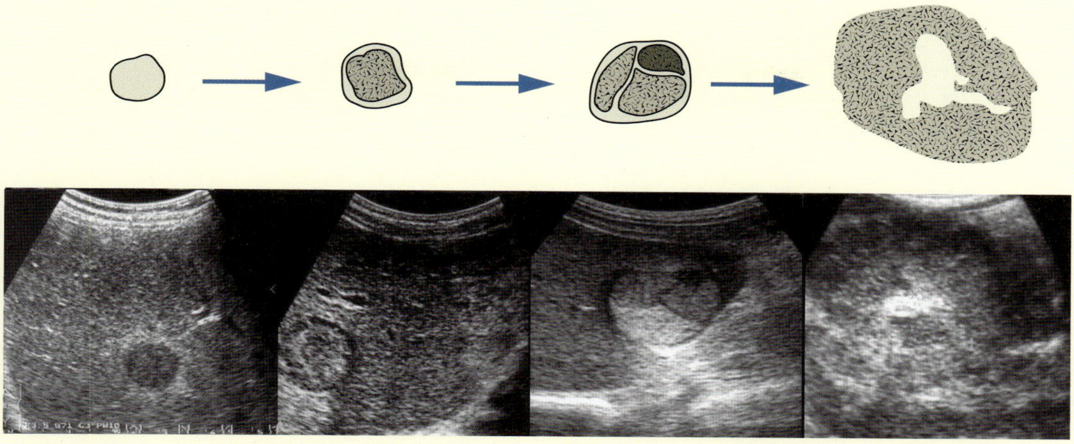

그림 2-18. 간세포암에서 종양의 크기에 따라 나타나는 형태의 변화와 차이

## Keynote 2-2. 간세포암의 초음파소견

간암은 Okuda의 분류에 의하여 다음과 같이 4가지 형태로 분류할 수 있다.

### 1) 괴상형(infiltrating tumor)

외부의 피막 capsule 이 없어 결절이 주위 조직 내로 쉽게 파급되어 종괴와 비종괴의 경계나 윤곽이 뚜렷하지 않다. 한 개의 간구역을 점거하는 큰 종괴가 많다.

### 2) 결절형(expansive tumor)

고립된 종괴로 대부분이 결절형으로 피막에 의해 경계가 뚜렷하거나 눌린 주위 조직의 변연으로 종괴의 윤곽이 뚜렷해진다.

### 3) 미만형(diffuse tumor)

간경변증이 있는 경우에 발생하는 전형적인 형태로 간 전체가 다발성 소종양 결절로 대체되어 있는 형태를 보이며 종양의 윤곽을 식별하기 힘들다. 내부에코도 다수의 재생결절을 갖는 고도의 간경변증과 유사하여 초음파상 종양의 존재를 인식하기 힘든 경우가 적지 않다. 괴상형과 함께 문맥의 종양혈전을 합병하는 경우가 많다.

### 4) 조기 또는 미소 간암 (early or minute hepatocellular carcinoma)

초기에는 직경이 4cm 이내의 결절로 정의하였으나 지금은 2cm 이하의 작은 결절종양을 말한다.

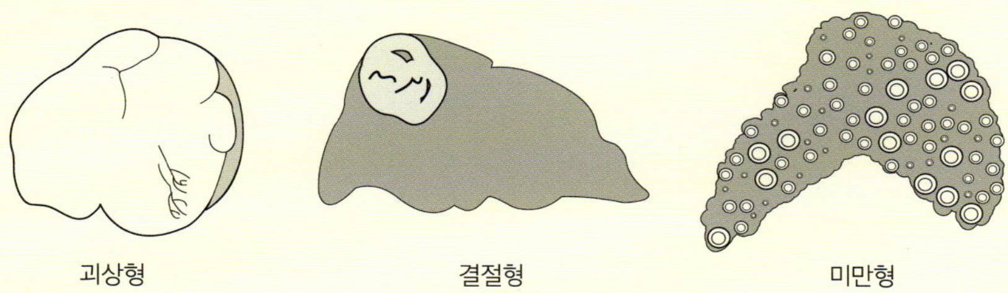


그림 2-19. 간암의 육안적 분류

## Keynote 2-3. 측방음영이 나타나는 경우

① 3cm 이상의 간세포암에서 흔히 동반함
② 종괴 주위 달무리에코를 동반하는 종괴에서 흔히 동반함
③ 섬유성 캡슐과 연관
④ 반사성 음영
⑤ 간세포암 특이 소견은 아님

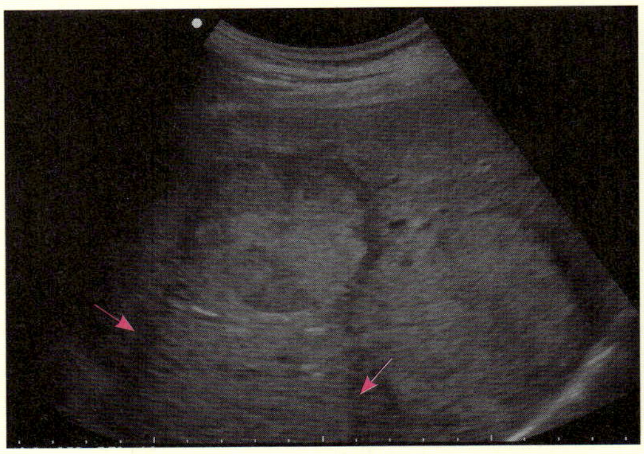

a. 간세포암

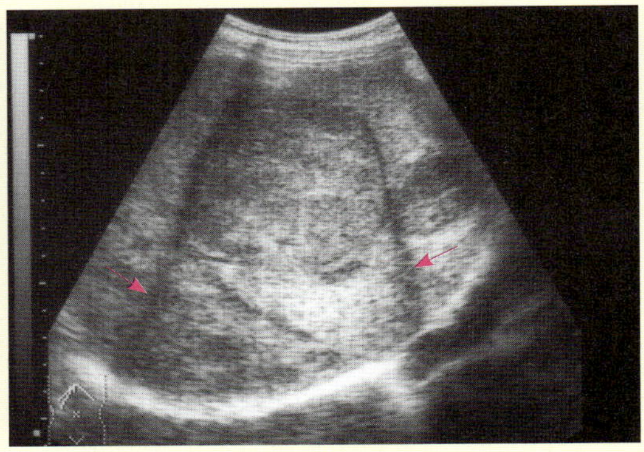

b. 간세포암

그림 2-20. 측방음영(→)이 나타나는 경우

## Keynote 2-4. 간세포암을 놓치지 않도록 주의를 요하는 경우

① 미만형 침윤암
② 다발성 간낭종이나 거대 낭종이 동반된 경우
③ 주위 간실질에코와 종양에코가 비슷한 경우
④ 복수가 심하게 동반된 경우
⑤ 뚜렷한 종괴가 보이지 않으면서 α-FP이 매우 상승된 경우

### 1) 미만형 간암

초음파검사상 뚜렷한 간암의 종괴소견을 보이지 않으며, 거친 간실질에코소견만 관찰됨(그림 2-21)

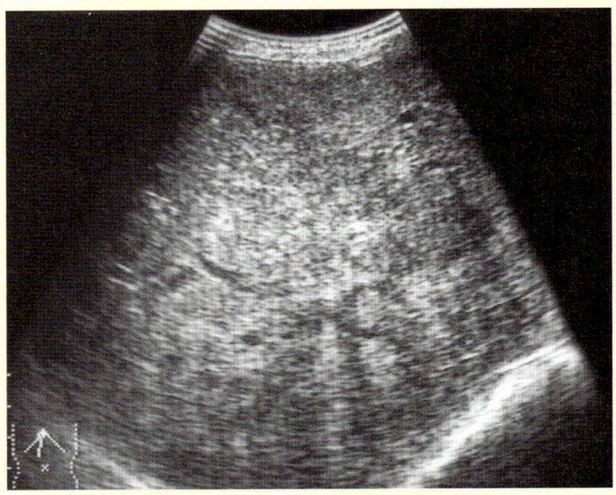

그림 2-21. 미만형 간암

### 2) 소간세포암

초음파검사상 다발성 간낭종을 보이며 낭종 사이에 작은 간암의 종괴가 숨어있어 간암(→)을 간과하기가 쉽다(그림 2-22, 6).

### 3) 간세포암(그림 2-23~25)

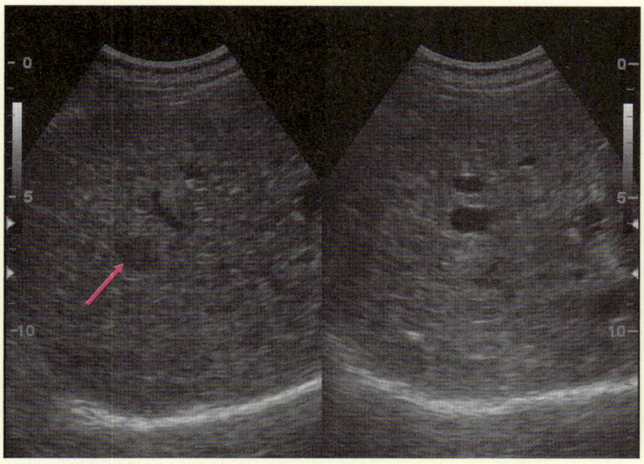

a. 초음파상

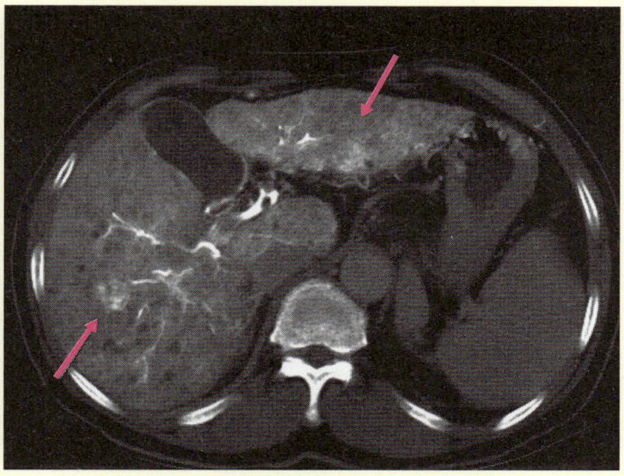

b. CT상

**그림 2-22.** 소간세포암

작은 간암의 종괴가 관찰된다(→).

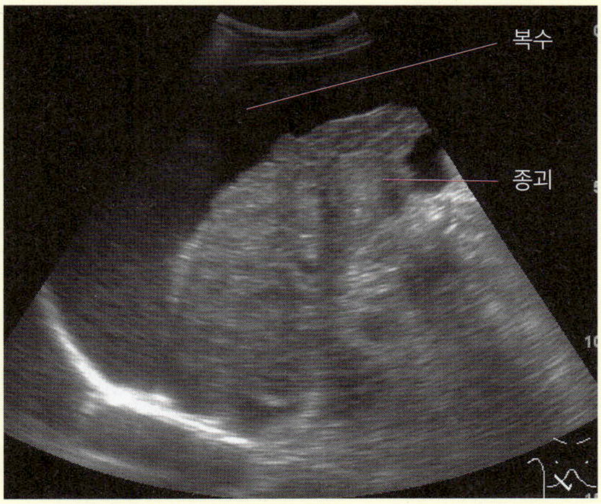


**그림 2-23.** 복수를 동반한 간경변증에서의 소간세포암

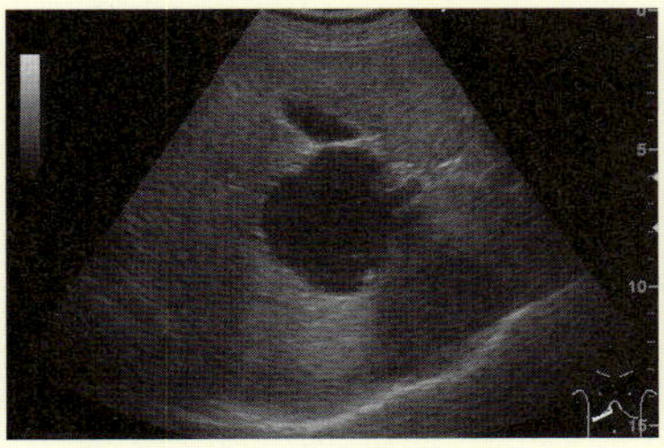

a

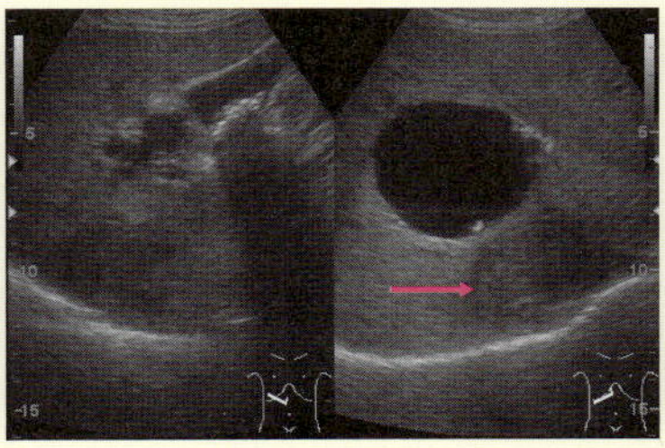

b

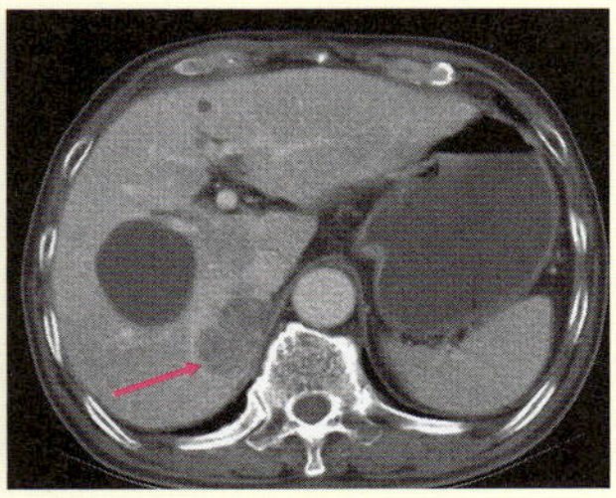

c

**그림 2-24.** 간세포암

a. 간낭종에 가려 간암이 보이지 않음. b. 초음파의 스캔방향을 바꾸어 간낭종 주위에 간암(→)을 관찰할 수 있다. c. CT 검사상 커다란 간낭종 주위에 간암(→)이 관찰된다.

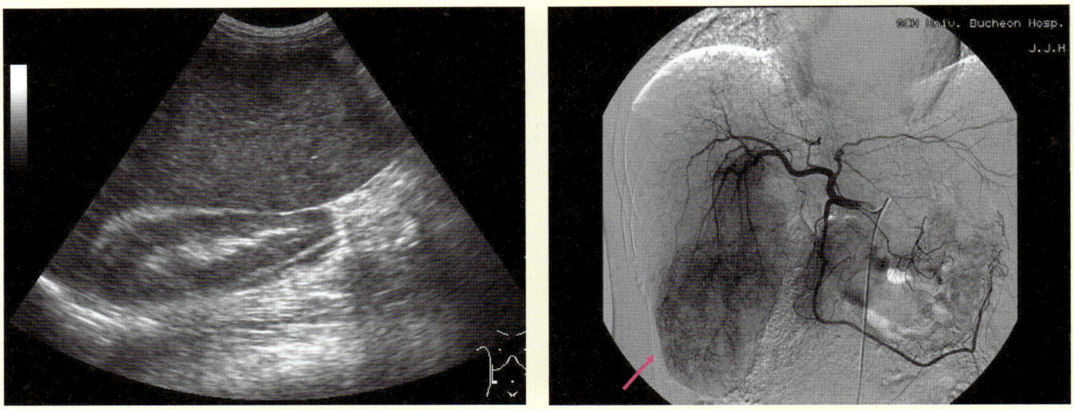

a b

**그림 2-25.** 간세포암

a. 초음파검사상 단순히 간우엽의 간비대로 보인 간세포암. b. 간동맥 조영술상 간우엽에 커다란 종괴(→)가 관찰된다.

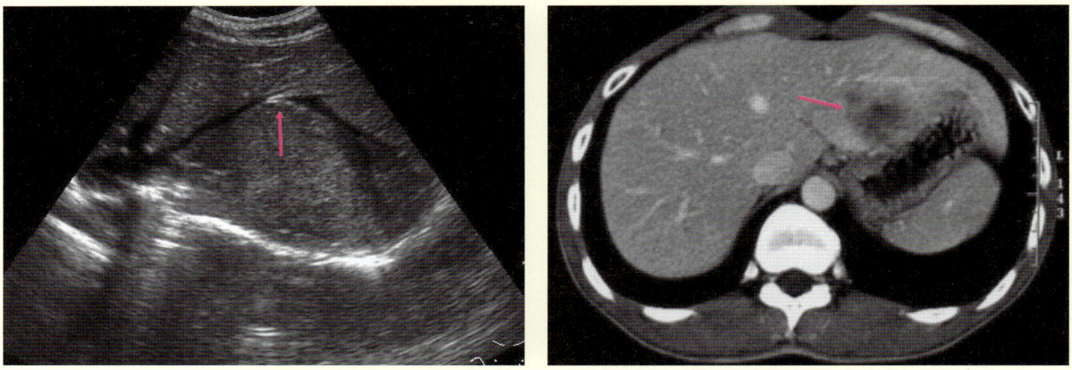

a b

**그림 2-26.** 간세포암

a. 초음파검사상 주위 간실질에코가 간종괴와 비슷하여 종괴 유무를 뚜렷이 관찰하기가 어려우나 간내혈관의 주행이 변위를 일으켜(→) 종괴가 있음을 알 수 있다. b. CT상 간좌엽에 종괴(→)를 뚜렷이 보여주고 있다.

## Keynote 2-5. 만성간질환 환자의 초음파검사 시 유의사항

| 초음파상에서 질환의 진행이 관찰되는 경우 | 원인 질환의 치료를 확인하여 질병의 진행을 막도록 한다. |
|---|---|
| B형, C형 바이러스 간염, 그리고 여러 원인에 의한 간경변증으로 간암의 고위험군인 경우에 초음파상 음영이 좋지 않은 경우 | αFP 확인 및 CT 또는 MRI 검사를 시행하여 간세포암종을 놓치지 않도록 주의한다. |
| 진행된 간경변으로 간실질 전체에 걸쳐서 다발성의 재생결절을 동반하고 있는 경우 | 미만형의 간세포암종을 동반할 수 있으므로 α-FP 확인 및 CT 또는 MRI 검사를 시행하는 것이 진단에 도움이 된다. |
| 초음파상에서 2cm 미만의 소간암(small HCC) | 세밀히 초음파를 보아서 놓치지 않도록 한다. |
| 초음파상 놓치기 쉬운 위치 | Hepatic dome(S7,8) 등을 환자의 흡기를 충분히 시켜서 최대한 관찰하도록 한다. |

# 소간세포암 Small hepatocellular carcinoma

Case 04

대표증례

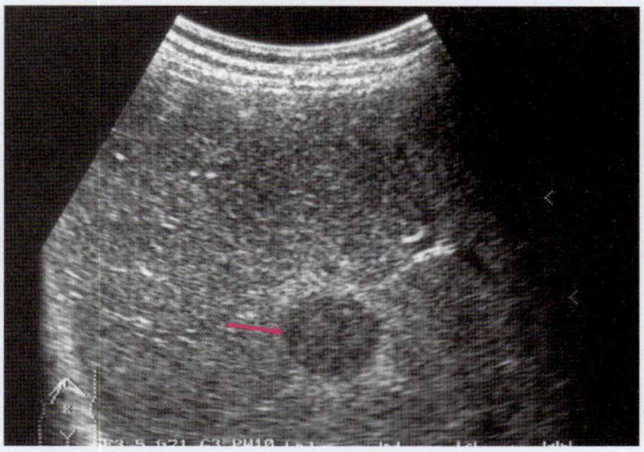

그림 2-27. 2cm의 작은 원형의 경계가 명확한 종괴로 저에코 소견을 보인다.

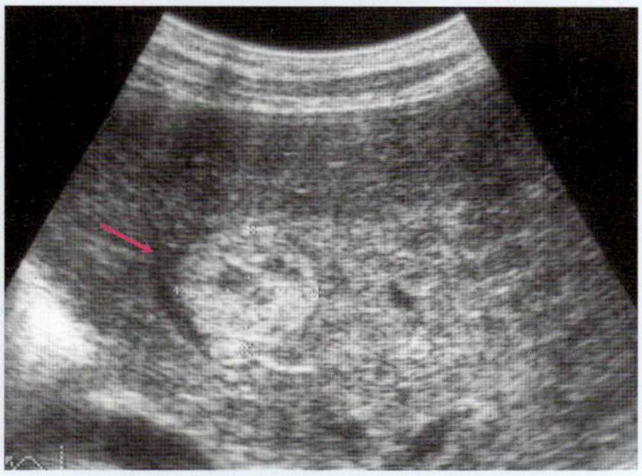

그림 2-28. 원형의 비교적 경계가 뚜렷한 고에코성 종괴를 보임. 내부에코는 비교적 균일함.

## 가. 소간세포암의 초음파소견상 특징

① 저에코성 종괴 hypoechoic mass : 종괴의 경계는 비교적 뚜렷하며 직경 1cm 이하의 작은 종괴는 달무리 징후를 동반하지 않는다.

② 고에코성 종괴 hyperechoic mass : 지방변성을 동반하는 고분화형 간세포암인 경우가 많다. 분화도가 좋은 소간세포암(단발성, 2.0cm 이하)은 저에코 소견을 보이는 경우가 70%이다. 그러나 지방변성을 동반하는 고분화형 간세포암은 고에코를 보이는 경우가 30%이다.

## 나. 감별이 필요한 질환

① 간혈관종 hemangioma : 고에코의 소간세포암과의 감별이 필요하다. 만성간질환을 동반하지 않는 작은 고에코종괴는 간혈관종을 우선 생각할 수 있다(그림 2-29).

② 간 재생결절 regenerative nodule : 저에코의 종괴로 크기가 15mm 이하인 것이 많다. 종괴의 장경과 단경을 비교했을 때 가늘고 길쭉한 모양은 재생결절인 경우가 많다(그림 2-30).

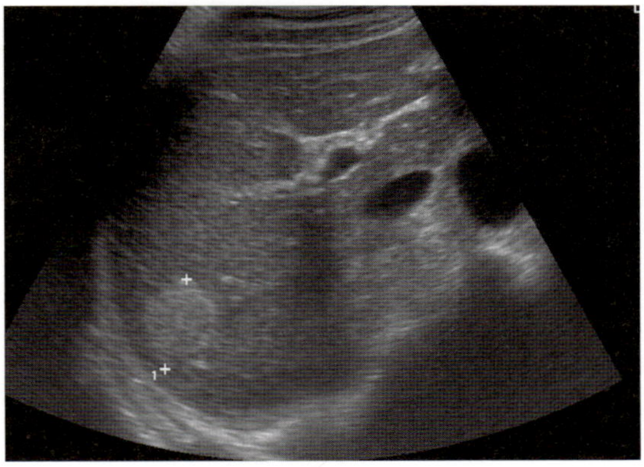

그림 2-29. 간혈관종

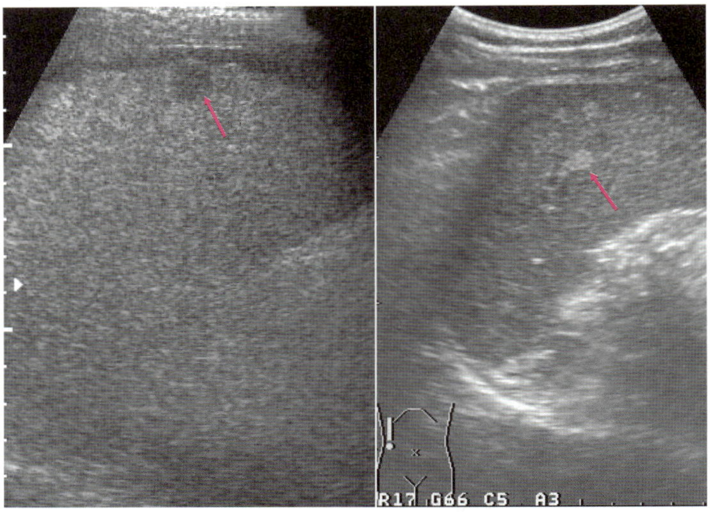

그림 2-30. 간 재생결절

# Case 05 전이성 간암 Metastatic hepatic carcinoma

## 대표증례

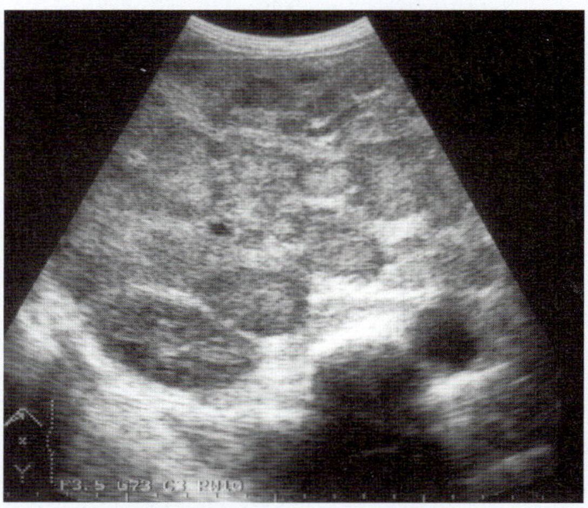

그림 2-31. 전이성 간암으로 비슷한 크기의 원형 또는 유원형의 다발성 종괴가 관찰된다.

## 가. 전이성 간암의 초음파소견상 특징

① 다발성 종괴 multiple masses : 크기가 비슷한 종괴가 다발로 관찰된다(그림 2-32~34). 종괴가 단수로 나타나는 경우는 5~12% 정도이다. 이와 반대로 간세포암은 보통 만성간염이나 간경변증이 동반되어 있으며, 종괴의 숫자는 단발성이며 크기가 작은 낭결절상(그림 2-10 참조)이 보인다. 종괴의 가장자리에 에코띠가 비교적 가늘다.

② 황소눈 징후 bull's eye sign : 중심부가 고에코이고 경계부가 두껍고 저에코로 보이는 황소눈 징후 또는 표적 징후 target sign 가 특징이다(그림 2-35, 36).

③ 클러스터 징후 cluster sign : 다발한 다수의 결절들이 군집되어 덩어리 모양을 형성하여 하나의 종괴처럼 보인다(그림 2-37).

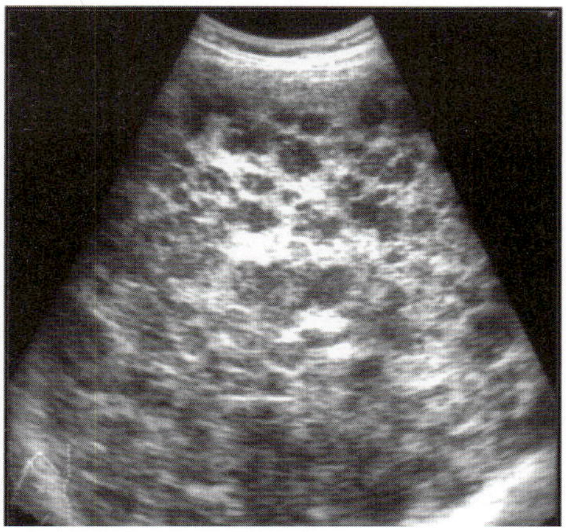

그림 2-32. 종괴의 크기가 1cm 미만의 저에코종괴로 간 전체에 걸쳐 무수히 다발성으로 관찰된다.

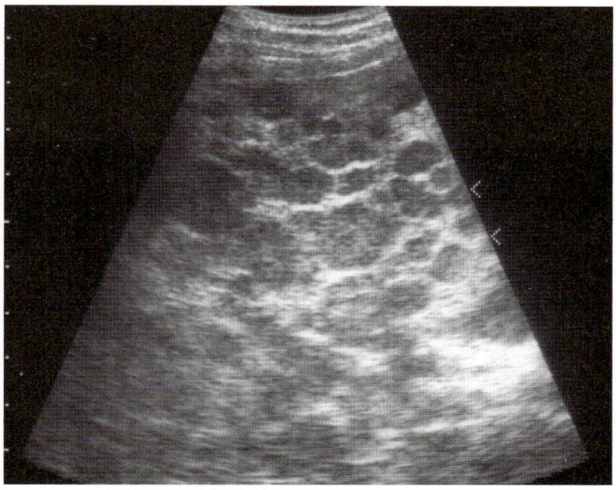

그림 2-33. 비교적 균일한 크기의 작고 둥근 저에코성 종양이 다발성으로 관찰되고 있다.

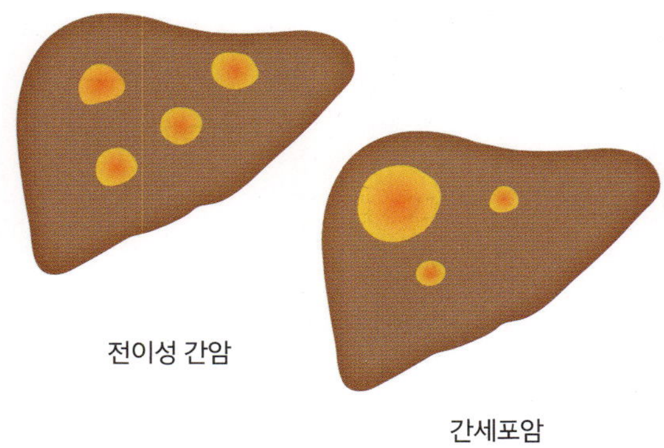


그림 2-34. 전이성 간암과 간세포암

전이성 간암에서는 크기가 비슷한 종괴가 다발성으로 관찰된다. 간세포암에서는 크기가 작은 낭결절상을 보인다.

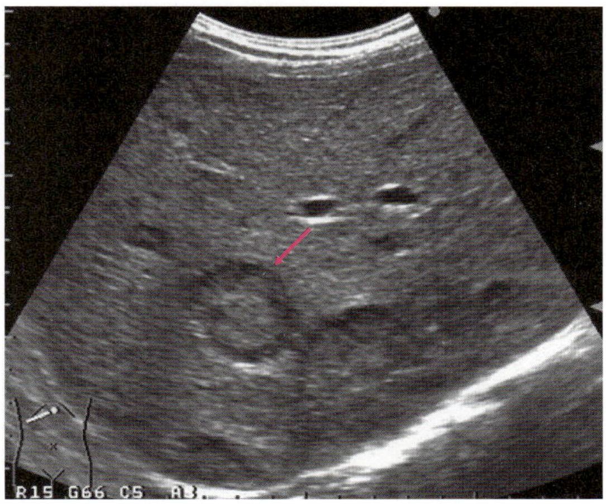

그림 2-35. 종괴 가장자리 에코가 두꺼운 저에코종괴(→)를 보인다.

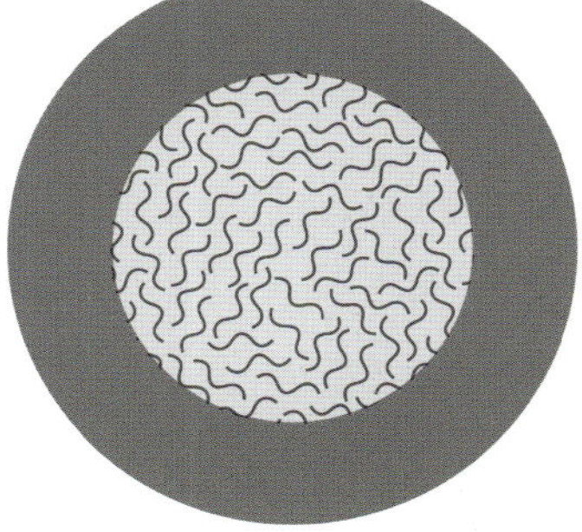

그림 2-36. 황소눈 징후 또는 표적 징후

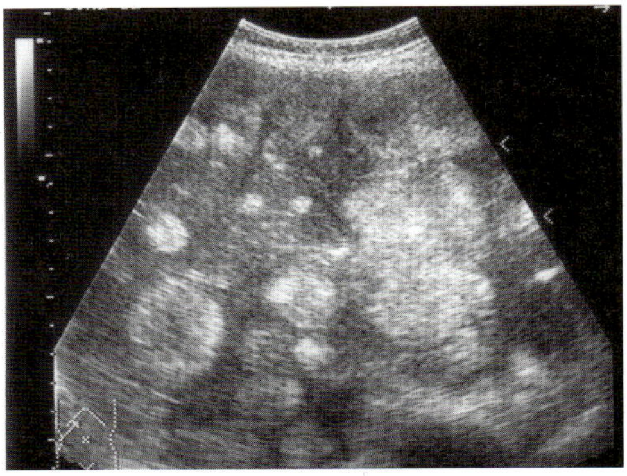

a. 초음파상

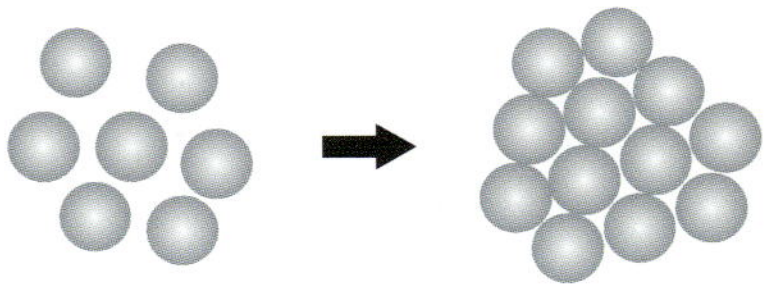

b. 클러스터 형성

그림 2-37. 다수의 원형 또는 유원형의 종괴가 뭉쳐 한 덩어리를 형성한 것처럼 보인다.

④ 중심 무에코소견: 가끔 종괴 중심부가 괴사되어 중심 무에코소견을 보인다(그림 2-38~40).

⑤ 종괴 내부에코 고에코소견: 종괴의 내부에코가 주위 조직보다 약간 높은 고에코소견을 보인다. 내부에코가 고에코(68%), 저에코(15%), 등에코(11%), 그 외 낭종상에코, 석회화를 보이기도 한다(그림 2-41).

⑥ 석회화를 동반한 전이성 간암에서는 후부 음향 음영을 동반하기도 한다(그림 2-42a).

## 나. 전이성 간암의 크기와 종괴 형태

전이성 간암의 크기에 따른 종괴 형태와 변화는 그림 2-43와 같다(그림 2-44~46).

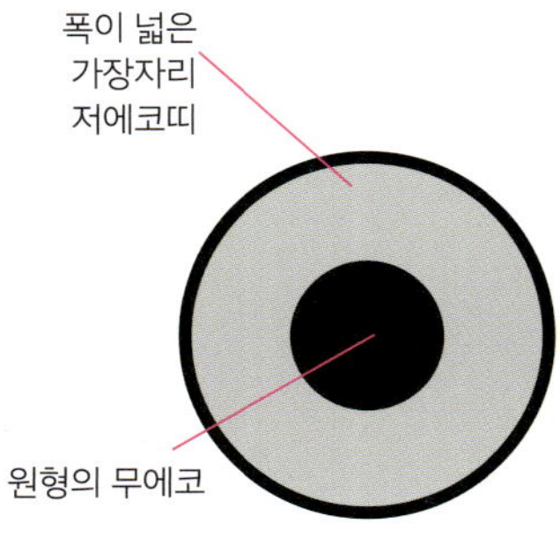


그림 2-38. 중심부 괴사를 보이는 무에코의 낭성종괴를 보인다.

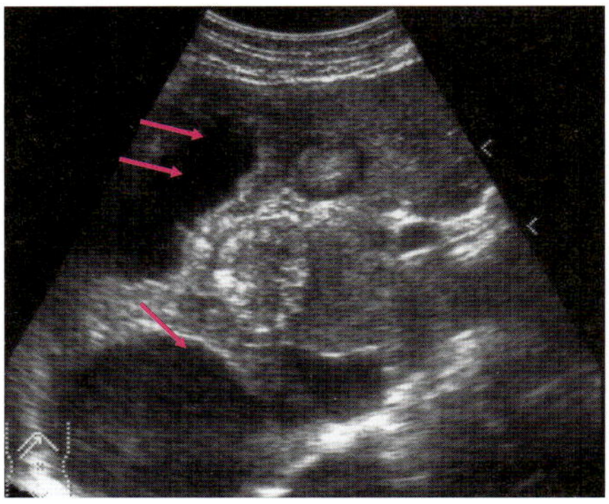

그림 2-39. 낭종성 종괴로 관찰되는 전이성 간암

불균일한 두꺼운 벽을 보이는 거대한 종괴로 중심부 낭종성 괴사(→)를 보인다.

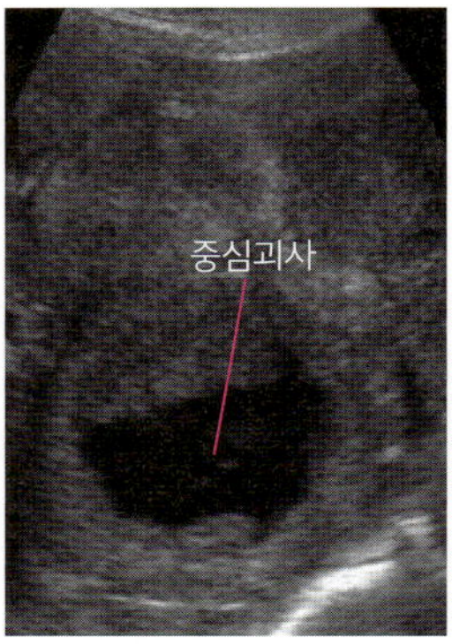


그림 2-40. 전이성 간암

고에코성 종괴 내에 중심괴사를 보인다.

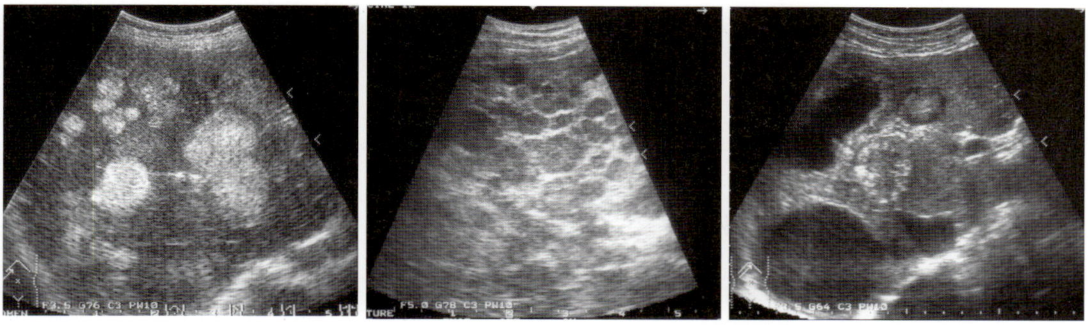

a. 고에코　　b. 저에코　　c. 낭종성에코

그림 2-41. 전이성 간암의 내부에코 특성
고에코(68%), 저에코(15%), 등에코(11%), 낭종성, 석회화, 종양의 크기나 원발종양과 관계가 없음.

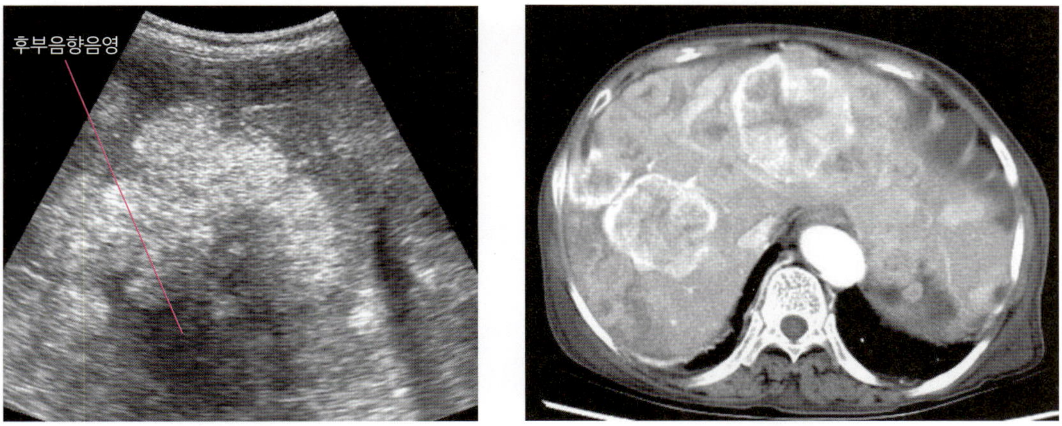


a. 초음파상　　b. CT상

그림 2-42. 석회화를 동반한 전이성 간암

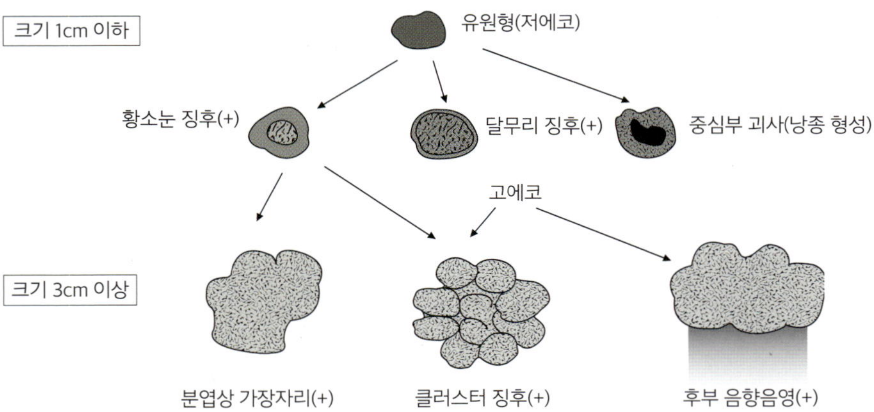


그림 2-43. 전이성 간암의 크기에 따른 종괴 형태의 변화

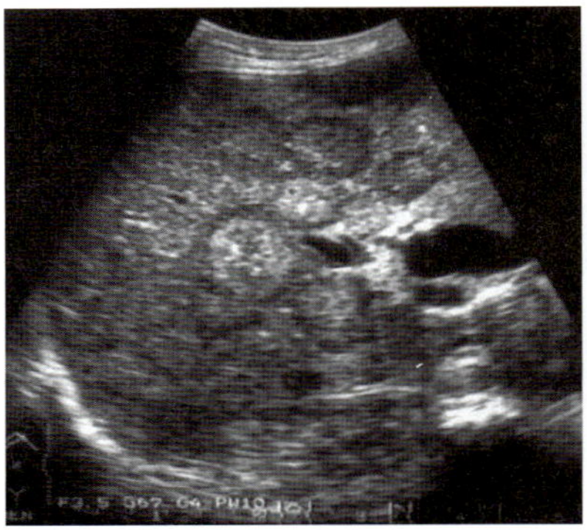

그림 2-44. 전이성 간암으로 크기가 3cm 이하이고 모양은 원형 또는 유원형이다.

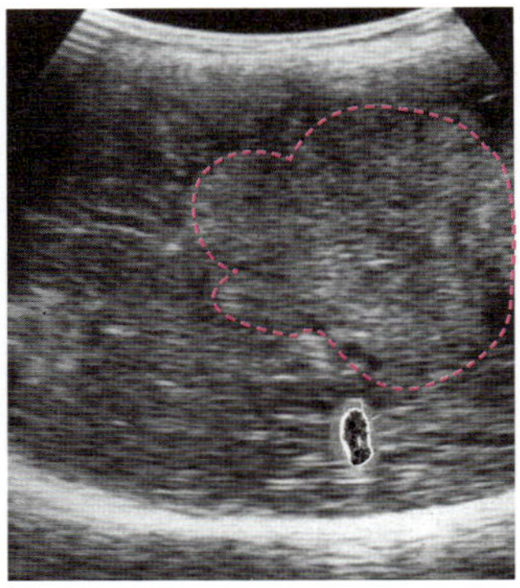

그림 2-45. 전이성 간암으로 종양의 크기가 3cm 이상으로 가장자리가 불균일하고 분엽상으로 보인다.

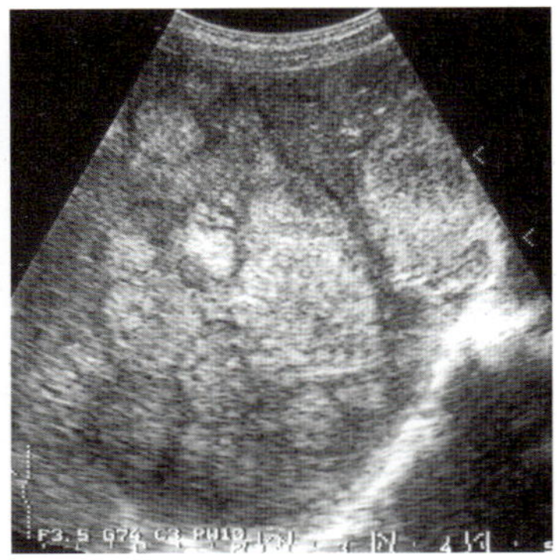

그림 2-46. 전이성 간암으로 다수의 종괴가 뭉쳐서 클러스터 징후를 보인다.

## 다. 간세포암과 전이성 간암의 감별진단

표 2-1. 간세포암과 전이성 간암의 감별진단

| 특징 | 간세포암 | 전이성 간암 |
|---|---|---|
| 내부에코 | 2cm 이하: 저에코<br>2~3cm: 저~고에코<br>4cm 이상: 모자이크 양상 | 저에코 혹은 고에코 |
| 모자이크 모양 | 있음 | 없음 |
| 가장자리 저에코띠<br>(달무리 징후) | 얇은 저에코띠 | · 두꺼운 저에코띠<br>· 황소눈 징후<br>· 표적 징후 |
| 후부에코증강 | 있음 | 없음 |
| 측방음영 | 있음 | 없음 |
| 형태 | 2cm 이하 구형 혹은 유원형<br>5cm 이상: 부정형, cluster징후(-) | 구형 혹은 난원형 구형,<br>분엽상, cluster 징후(+) |
| 낙타봉(hump) 징후(그림 2-47) | 있음 | 없음 |
| 배꼽 모양 함몰(그림 2-48) | 없음 | 있음(umbilication) |
| 간경변증 및 종양색전 | 동반이 많다 | 드물다 |
| 종양의 다발성과 크기 | 단발성(다발인 경우 크기가 다름) | 다발성(크기가 같음) |
| 중심성 괴사 및 석회화 | 드물다 | 있음 |
| 카멜레온 징후 | 없음 | 없음 |
| 쿠션 징후 | 없음 | 없음 |

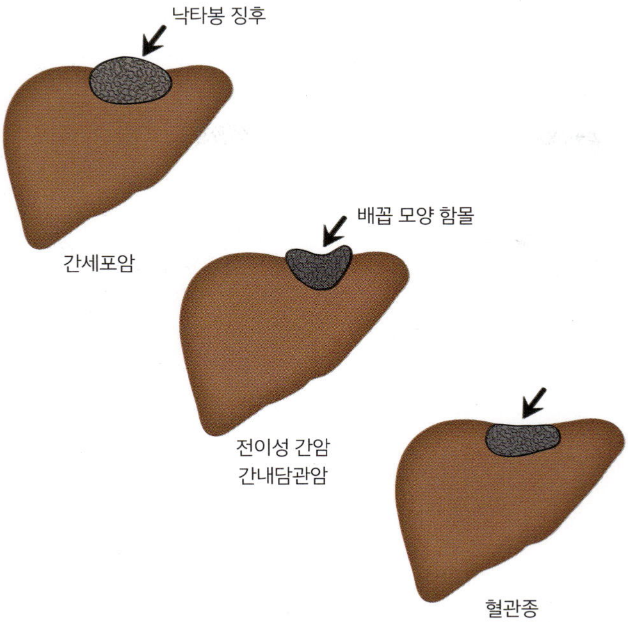


**그림 2-47.** 간세포암, 전이성 간암, 간혈관종에서 종괴에 의한 간 가장자리의 변화에 대한 형태학적 특징
종괴의 내부가 균일한 고에코양상으로 둥근 형태를 보인다.

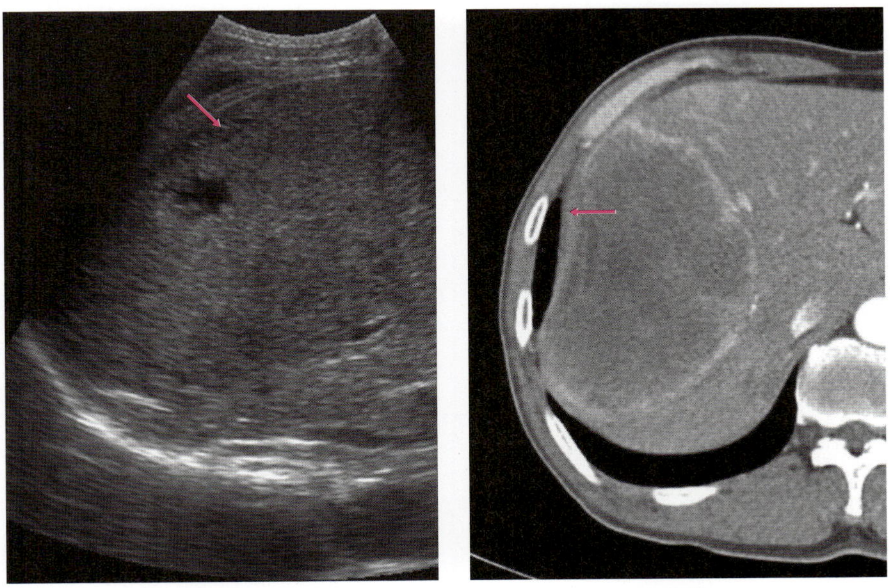

a. 초음파상　　b. CT상

**그림 2-48.** 전이성 간암으로 간 가장자리에 배꼽 모양의 함몰 모양(→)을 보인다(초음파상과 CT상의 비교).

Case 06

# 담관세포암 Cholangiocarcinoma

## 대표증례

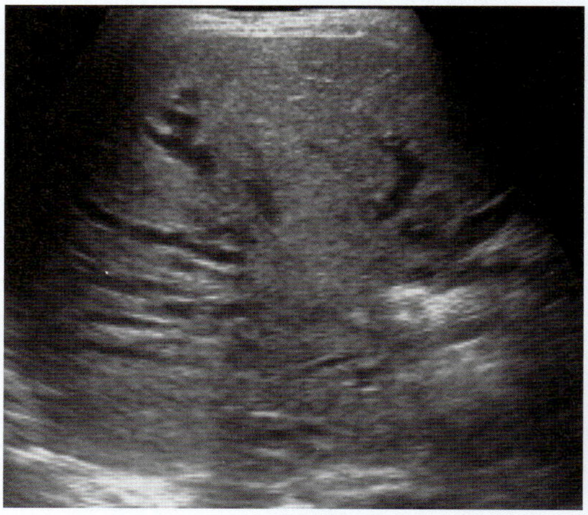

a. 초음파상

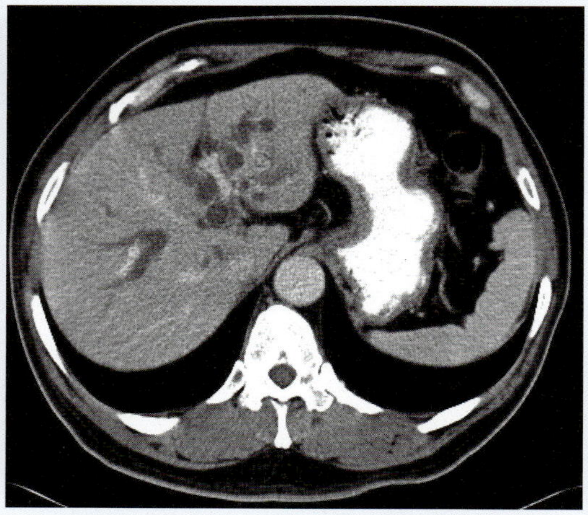

b. CT상

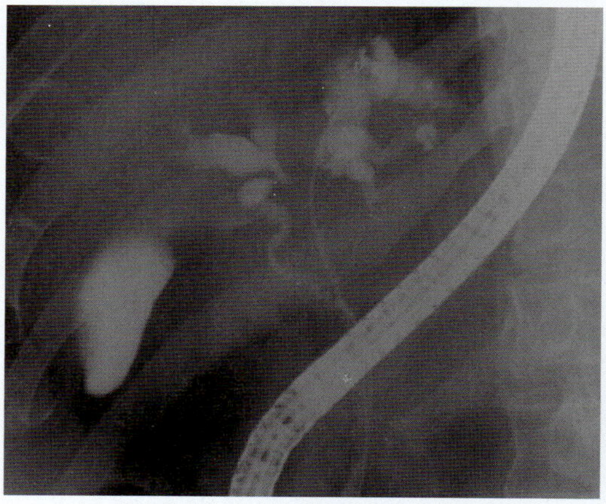

c. 내시경담관조영술(ERC)상

**그림 2-49.** 담관세포암

a. 간 중심부에 경계가 불명확한 주위 간실질보다 약간 낮은 에코의 종괴소견을 보이며 좌우로 말초간내담관의 확장소견을 보인다.
b. CT상 좌우 간내담관의 확장을 보인다.
c. 내시경 담관 조영술상 간문부 좌우 간내담관의 확장소견을 보인다.

## 가. 담관세포암의 분류

담관세포암은 간내담관에서 생기는 침윤성 선암이다. 담관의 좌우 1차 분지에서 2차 분지까지 간문부 간내담관의 가느다란 분지에서 발생한 암을 간문부형 암 hilar type, 2차 분지에서 말초의 간내담관에서 발생한 암을 말초형 암 peripheral type 이라고 한다. 간세포암에서처럼 간경변증이 동반되는 경우가 드물다.

## 나. 담관세포암의 초음파소견상 특징

① 종양의 주위 말초간내담관의 확장을 보인다(그림 2-51). 종양에 의한 담관의 주행이 끊어져 보인다.

② 종양의 경계는 불명확한 경우가 많다.

③ 종양 내부에코는 저에코인 경우와 고에코소견을 보이기도 한다(저에코 > 고에코).

④ 석회화나 문맥 혈전을 동반하는 경우도 드물게 있다.

⑤ 간경변증이 동반되어 있지 않다.

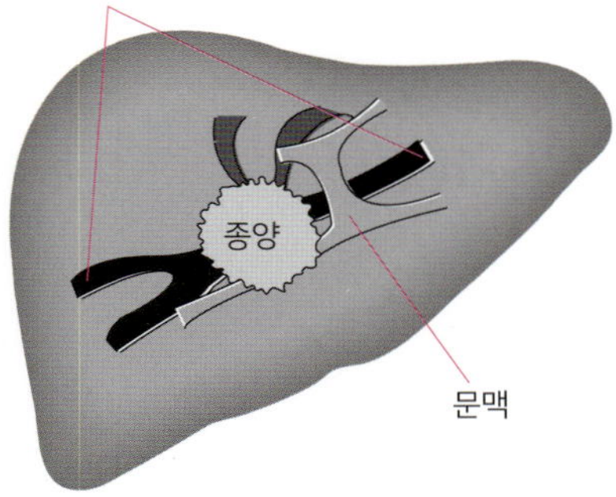


그림 2-50. 담관세포암의 모식도

## 다. 감별이 필요한 질환

간세포암: 종양에 의한 말초담관의 확장이 없다.

## 라. 담관세포암과 간세포암의 감별점(표 2-2)

간세포암과의 감별점으로는 말초담관확장의 유무가 도움이 된다. 물론 간장의 변연에서 발생한 것은 종괴의 형태만 관찰되고 더 이상 말초의 담관확장이 보이지 않는 경우 간세포암과의 감별이 곤란하다.

담관의 확장은 간외담관폐색의 경우와 같이 간 전체에 걸쳐 담관의 확장된 소견을 보이는 경우는 비교적 드물며, 간문부에 생긴 담관세포암에서도 부분적인 담관의 확장이 많다. 담관의 확장은 초음파검사로써 쉽게 알 수 있기 때문에 담관의 확장이 있으면 병변을 놓치는 일이 드물다. 즉, 간문부담관암에서는 종괴가 작거나 윤곽이 불명확하기 때문에 초음파상으로는 종괴상을 확인하기 힘들 때에도 부분적인 간내담관의 확장이 있으면 담관암의 존재를 적극적으로 의심할 수 있는 경우가 적지 않다.

간세포암에서도 담관침윤이 야기되면 역시 말초의 담관이 확장되어 담관세포암과의 감별이 어렵다.

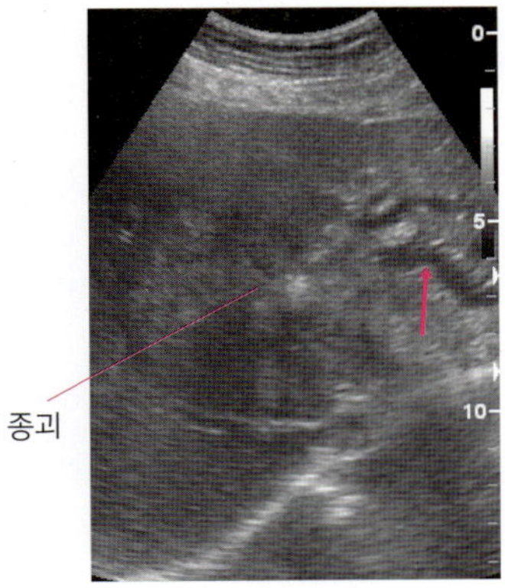


a. 초음파상

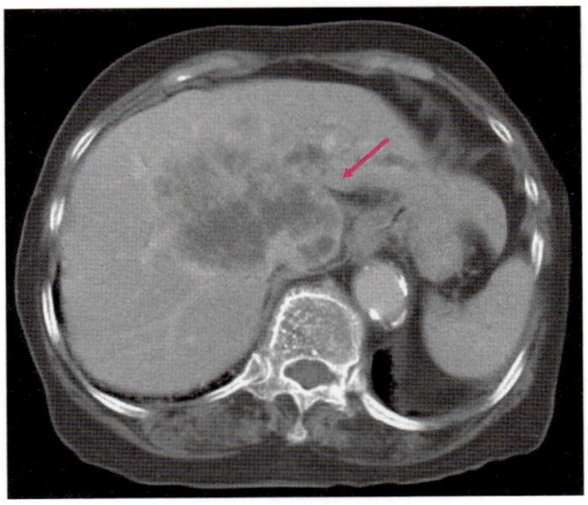

b. CT상

그림 2-51. 담관세포암(말초형 암)
경계가 불명확한 간내 종괴소견과 좌측 간내담관의 2차 분지에서 말초의 간내담관의 확장소견(→)을 보이는 말초형 담관세포암

표 2-2. 간세포암과 담관세포암의 감별

| | 간세포암 | 담관세포암 |
|---|---|---|
| 간경변증 동반 | 흔함 | 25~35% |
| 문맥 혈전 | 흔함 | 흔하지 않음 |
| 에코증강(초음파상 에코증강) | ++ | + |
| 담도확장 | 흔하지 않음 | 흔함 |

Case 07

# 간낭종 Hepatic cyst

대표증례

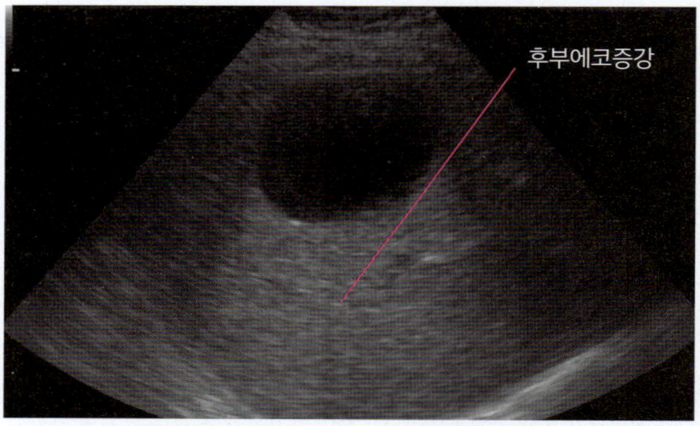


그림 2-52. 간내에 무에코의 평활한 벽을 보이는 구형의 낭종을 보이며 낭종의 후부에코증강을 보인다.

## 가. 간낭종의 초음파소견상 특징

① 종괴의 형태는 구형 또는 난원형이다(그림 2-52, 54, 55).

② 낭종의 내부는 무에코이다(그림 2-52).

③ 낭종의 벽은 평활하고 특히 후벽의 윤곽이 명확하다.

④ 낭종의 후부에코는 증강되어 있다(그림 2-52, 55).

⑤ 내부에 반향에 의한 허상이 나타난다(그림 2-54).

⑥ 낭종 측방음영이 잘 나타난다(그림 2-55).

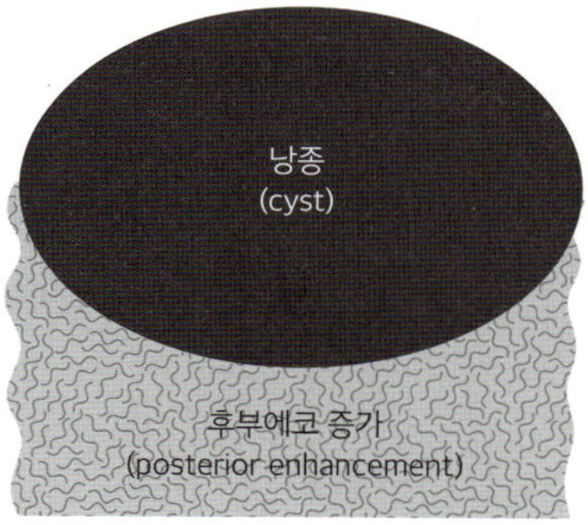


그림 2-53. 간낭종의 초음파상

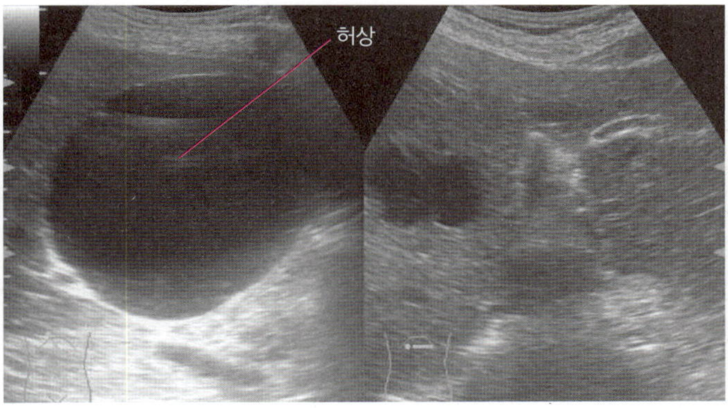


**그림 2-54.** 간낭종(반향)
반향에 의한 허상이 낭종 내에 관찰된다.

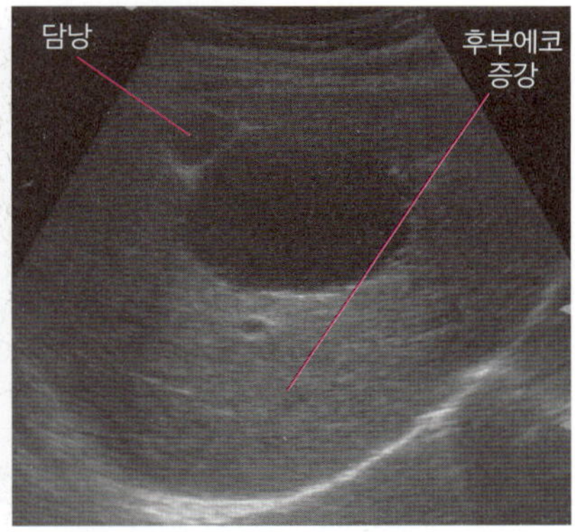


**그림 2-55.** 간낭종
무에코의 구형낭종의 후방에 후부에코증강을 보임. 측방음영이 동반되기도 한다.

## 나. 감별이 필요한 질환

단순성 간낭종과 감별을 요하는 경우는 다음과 같다.

① 우측 신낭종(그림 2-56)
② 간내혈관(그림 2-57)
③ 담낭경부
④ 충실성종양의 중심부 괴사
⑤ 복벽 외상 후 담즙성 낭종
⑥ 낭선종 또는 낭선암

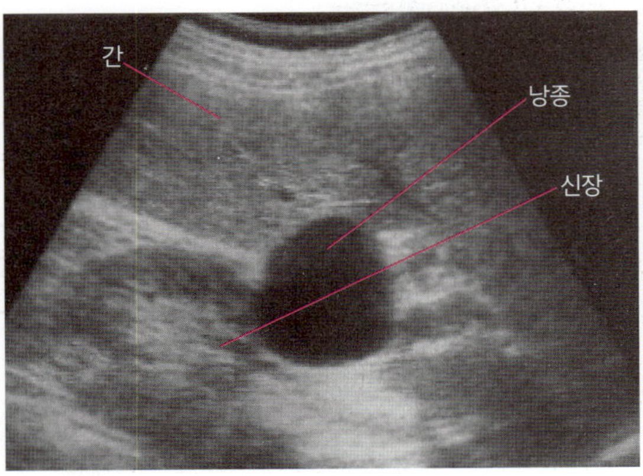


**그림 2-56.** 우측 신낭종
간우엽과 우측 신장 경계부에 무에코의 낭종성 병변이 관찰된다.

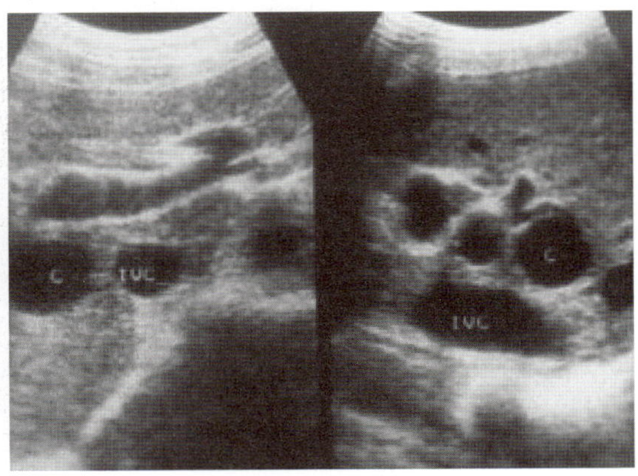


**그림 2-57.** 간내혈관
낭종 모양으로 보인 하대정맥(우측)이 스캔방향을 조절하면 하대정맥과 간정맥의 분기부(좌측)를 쉽게 관찰할 수 있다. 하대정맥(IVC) 주위에 두 개의 간낭종이 관찰되며 스캔방향을 바꾸어도 낭종(C)의 모양은 변화가 없다.

Case 08

# 간농양 Liver abscess

## 대표증례

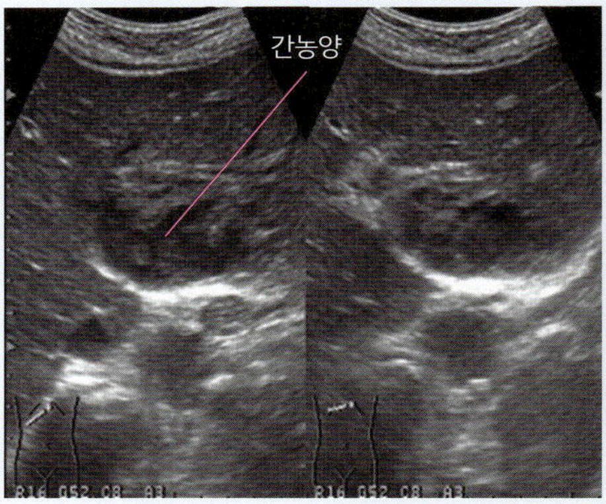


**그림 2-58.** 간농양

종양의 모양은 벽이 불균일한 낭종상으로 낮은 에코를 보이며 내부에코도 지저분하다.

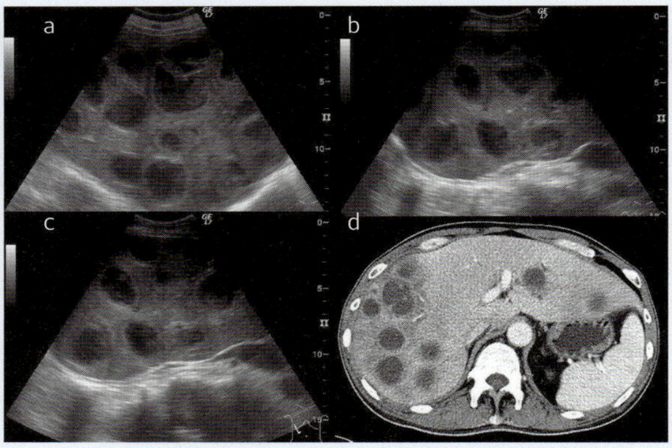


**그림 2-59.** 다발성 간농양

크기가 비슷한 작은 저에코의 낭종상에코가 간 전체에 다발성으로 보이고 있다.(a, b, c. 초음파상, d. CT상)

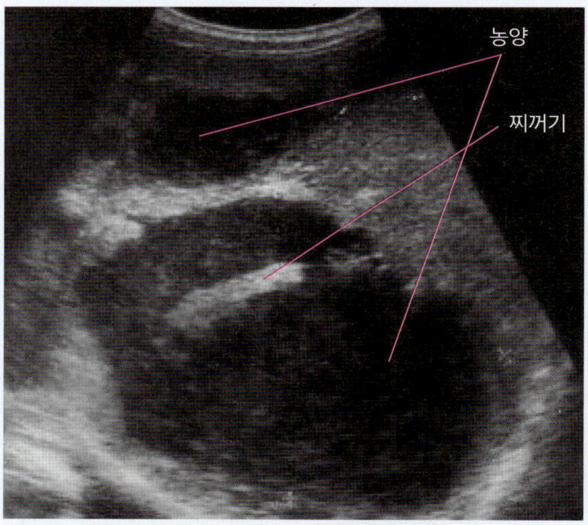


**그림 2-60.** 간농양

완전히 성숙한 간농양으로 병변의 경계가 보다 명확해지고 낭종성에코로 보이며 내부에 작은 부스러기(debris) 에코가 관찰된다.

## 가. 간농양의 초음파소견상 특징

① 종양의 모양은 낭종상으로 주위보다 낮은 에코의 종괴소견을 보임

② 농양벽은 불규칙적이고 지저분함

③ 농양 내부에 작은 찌꺼기(debris) 에코를 보임(그림 2-60, 62)

④ 후부에코의 증강을 보임

⑤ 치유 시기에 따라 초음파상의 변화를 보임(초기에는 충실성 에코(그림 2-61), 후기에는 낭종성 에코)(그림 2-60, 62)

## 나. 감별이 필요한 질환(그림 2-62)

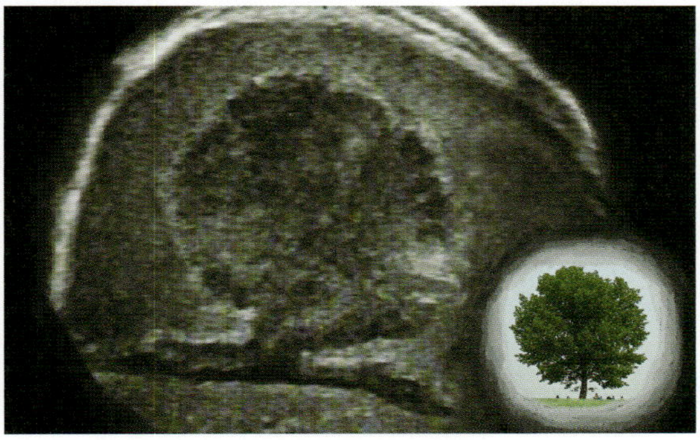

그림 2-61. 간농양

초음파상 간농양의 발생 후 액상화 되기 전 상태로 농양 모양이 반고형화 상태로 마치 미루나무의 형태를 보이고 있다. 실제 초음파화면을 거꾸로 표현한 사진임.(2011 대한초음파의학회 학술대회 초음파사진 공모전 은상 수상작. 순천향의대 김홍수교수 제출).

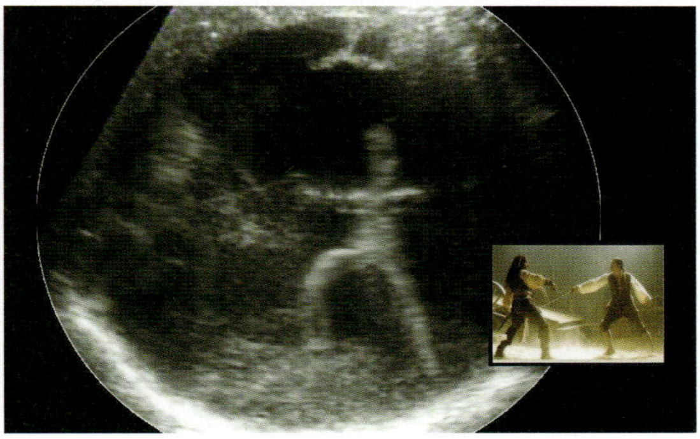

그림 2-62. 간농양

간초음파상 간농양이 시간이 지남에 따라 일부가 액상화되어 전체적으로 무에코를 보이고, 부분적으로 찌꺼기에 의한 내부에코양상을 보여 마치 펜싱을 하는 a master fencer 모습을 보이고 있다(2011 대한초음파의학회 학술대회 초음파사진 공모전 대상 수상작. 건국의대 심찬섭교수 제출).

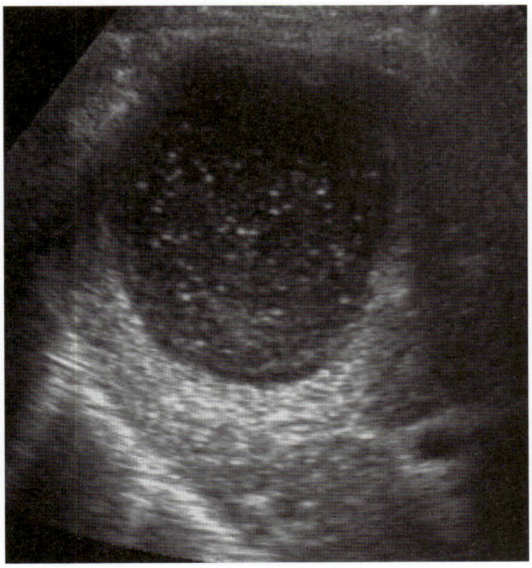

a. 초음파상

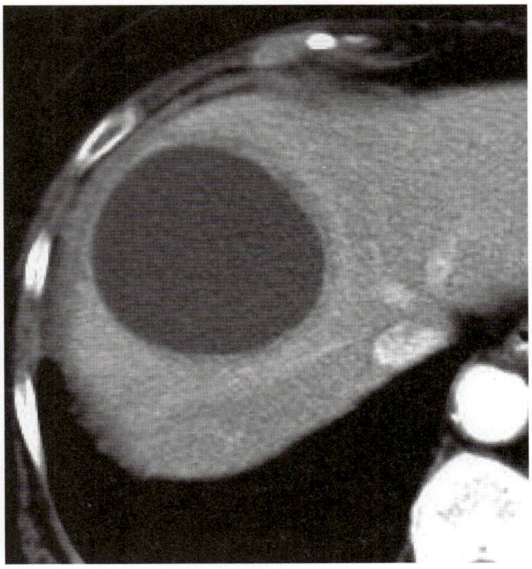

b. CT상

그림 2-63. 합병증이 동반된 단순성 간낭종(complicated cyst)

감별점은 낭종벽은 단순성 낭종벽처럼 평활하고 후벽의 윤곽이 뚜렷하다. 내부에코에 점상에코와 찌꺼기에 의한 반상에코(a)를 보인다.

## Keynote 2-6. 감별이 필요한 질환

### 1. 호산구성 간농양(그림 2-64)

호산구성 간농양 eosinophilic liver abscess 은 호산구의 간 침윤으로 인하여 간조직의 손상이 유발되는 질환이다. 원인으로는 악성종양, 특히 위장관내 종양에서 간전이와 관계없이 나타나며 양성질환으로는 기생충 감염, 특발성 과호산구증가 증후군, 기타 약물 원발성 담즙성 경화증, 경화성 담도염 등이 있다.

임상증상으로는 대개 무증상 또는 우연히 발견되는 경우가 대부분이며 기타 복통, 호흡곤란, 피부발진, 전신 쇠약감 등이 동반될 수 있다.

우선 간 내장 유충 hepatic visceral larva 에 의한 경우는 초음파소견을 중심으로 살펴보면 단독 혹은 다발의 작은 경계가 명확하지 않은 난원형 혹은 늘어난 형태의 저에코성의 흩어진 국소성 간내 병변이 나타나고 CT소견 같은 영상검사상 간병변의 발현은 말초혈액 호산구수와 퍼센트가 높을수록 더욱 관련이 있다. 죽거나 혹은 살아있는 유충은 농양을 형성하거나 육아종을 형성하여 심각한 합병증을 유발하는데 영상검사로 진단할 수 있다.

### 2. 호산구성 간농양의 초음파소견상 특징

① 단독 혹은 다발성의 작은 경계가 명확하지 않은 난원형 혹은 늘어난 형태의 저에코성의 흩어진 국소성 간내 병변이 나타남(원형 < 난원형 또는 타원형).
② 최대 직경은 2cm 이하
③ 단독보다 다발성이 더 많다.
④ 추적 검사상 병변이 사라지는 경우가 많으나 그대로 유지하는 경우도 있다.

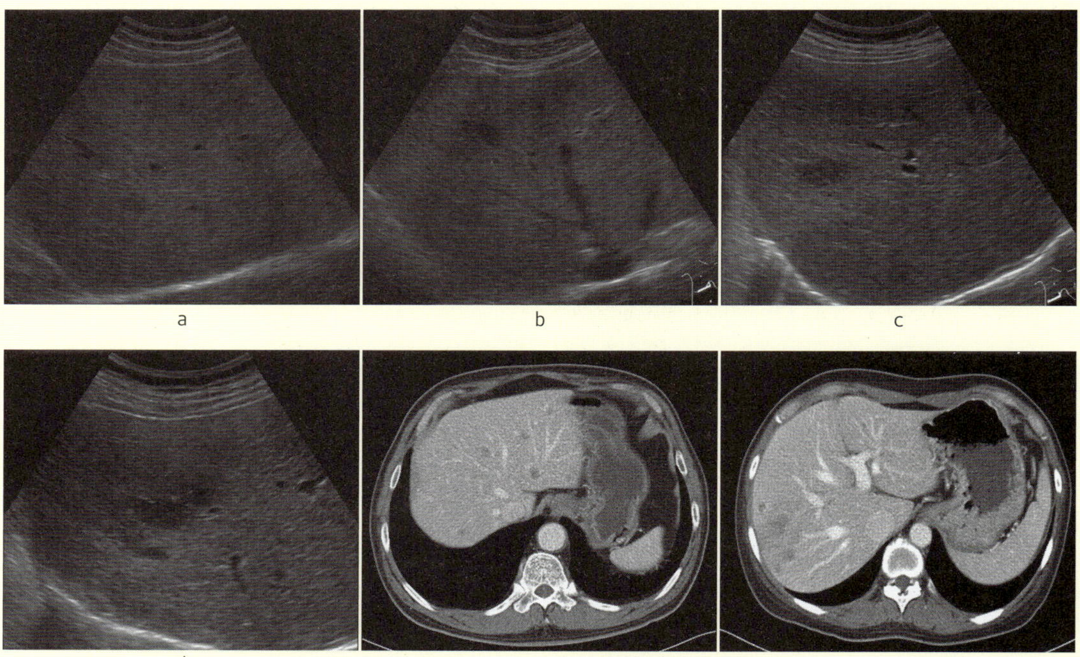

a b c d e f

그림 2-64. 호산구성 간농양
다발성의 작은 경계가 뚜렷하지 않고 난원형의 저에코의 종괴가 보인다.
(a, b, c, d. 초음파상, e, f. CT상)

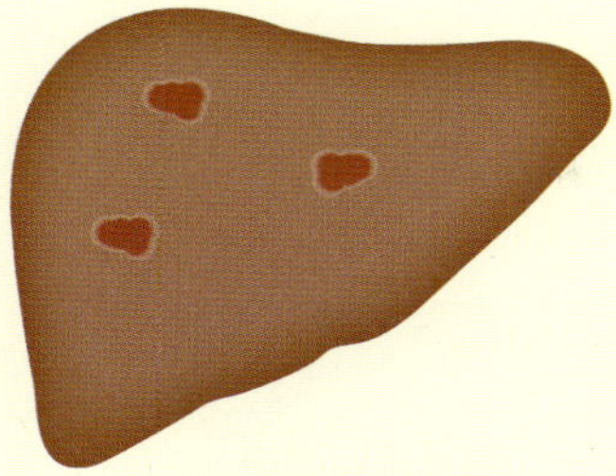

a. 호산구성 간농양

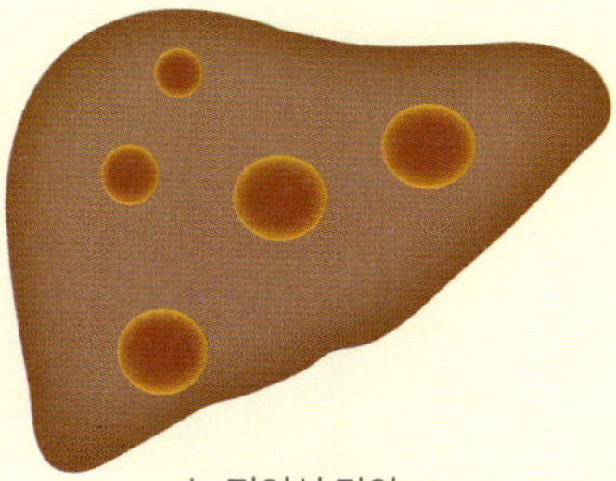

b. 전이성 간암

**그림 2-65.** 호산구성 간농양과 전이성 간암

a. 단독 혹은 다발성의 경계가 명확하지 않은 난원형 또는 타원형의 흩어져 있는 저에코성 병변
b. 다발성으로 원형의 경계가 비교적 명확하고 달무리 징후를 동반하기도 함.

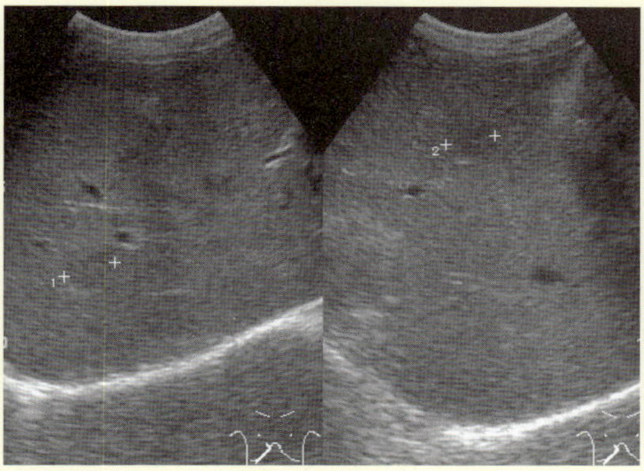

a

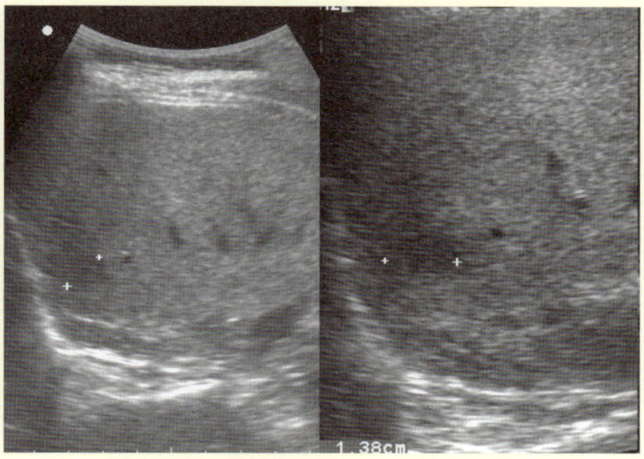


b

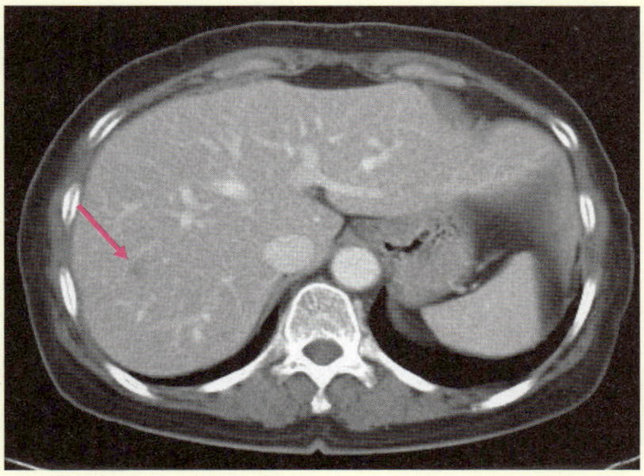

c

**그림 2-66.** 호산구성 간농양

a. 증례 1: 소결절
b. 증례 2: 작은 저에코성 결절
c. 증례 2의 CT상: 작은 결절(→)

Case 09

# 간혈관종 Liver hemangioma

대표증례

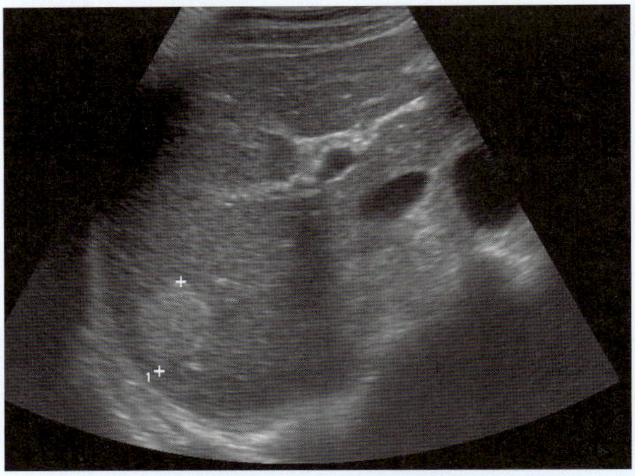

그림 2-67. 간혈관종
고에코의 균일한 내부에코를 보이는 원형의 종괴를 보임.

간의 양성종양 중에서 가장 빈도가 높은 종양이다.

## 가. 간혈관종의 초음파소견상 특징

① 크기가 작은 전형적인 혈관종인 경우 고에코의 균일한 내부에코양상을 보이며 모양은 원형(그림 2-67)이나 난원형(그림 2-68)으로 보인다. 가장자리는 경계가 뚜렷하며, 위치는 간의 가장자리 쪽(그림 2-69)이나 큰 혈관 주변에 위치하는 경우가 많다.

② 종괴의 크기가 작을 때에는 구형이나 난원형이지만 크기가 커지면 부정형(그림 2-70)으로 보이게 된다. 자세히 관찰해 보면 종괴변연에 미세

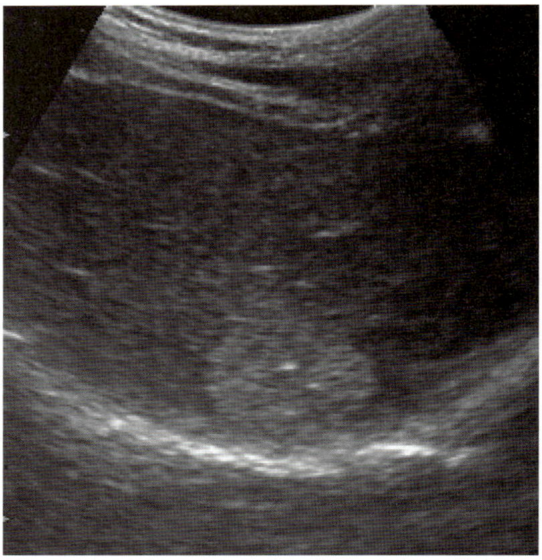

그림 2-68. 간혈관종
고에코의 균일한 내부에코를 보이며 난원형으로 보인다.

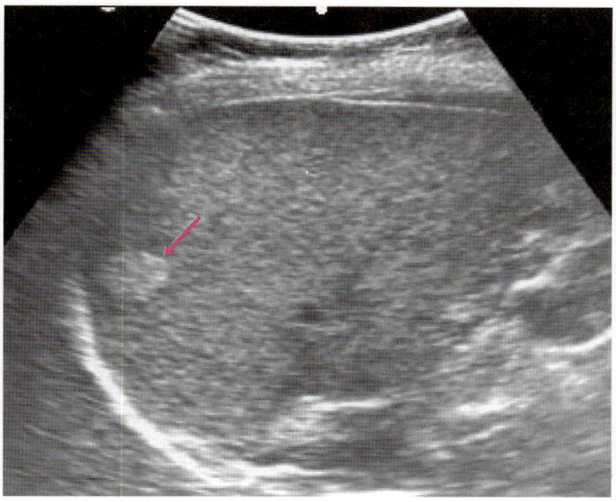

그림 2-69. 간혈관종
경계가 뚜렷하고 간의 가장자리에 위치한 혈관종으로 고에코의 균일한 내부에코를 보인다.

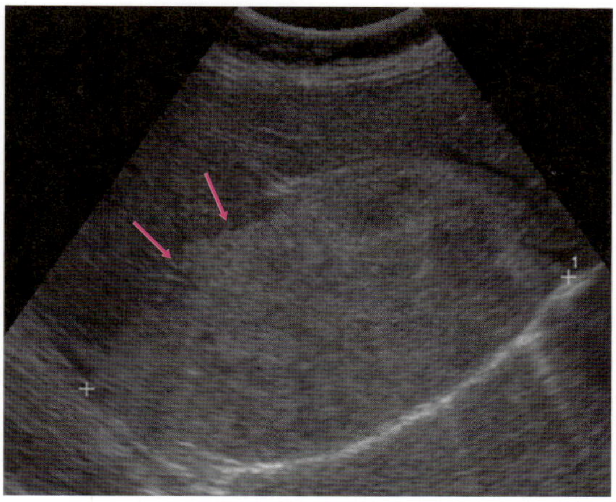

그림 2-70. 간혈관종
종괴의 크기가 커지면 모양은 부정형으로 보이며 가장자리에는 미세한 요철이 보인다.

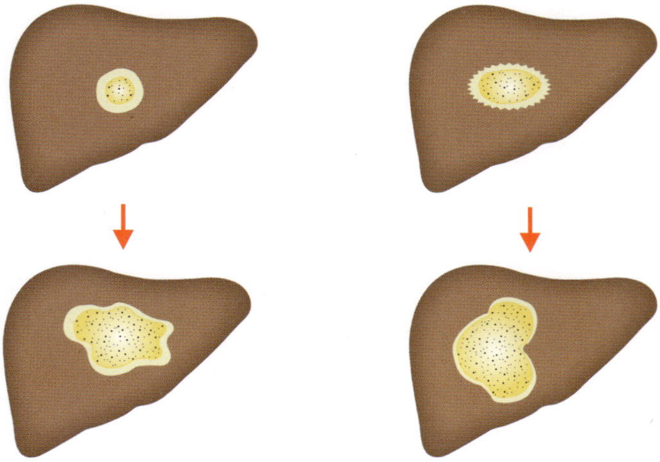

그림 2-71. 간혈관종
크기가 작으면 구형 또는 난원형이나 커지면 부정형으로 보인다. 자세히 관찰해 보면 종괴변연에 미해한 요철이 보인다.

한 요철을 보이는 경우가 많다(그림 2-71).

③ 비전형적인 혈관종일 경우에는 종괴 가장자리 에코는 고에코 가장자리 hyperechoic rim, 내부에코는 다양한(고, 저, 등에코) 에코와 달무리 징후 halo sign가 보이지 않음.

④ 지방간이 있는 경우에는 낮은 에코양상을 보임(그림 2-72).

⑤ 혼합에코양상: 혈관종의 크기가 커지면 혼합에코양상을 보인다. 가장자리는 전주성으로 고에코를 동반하는 고에코를 보이고, 내부는 고에코

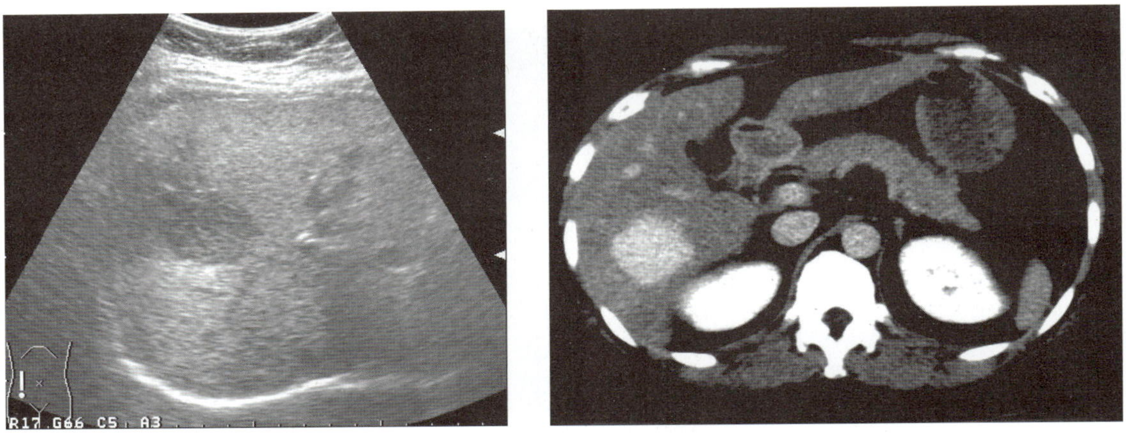

a. 초음파상　　b. CT상

**그림 2-72.** 간혈관종
주위 간실질에코보다 낮은 에코를 보임.

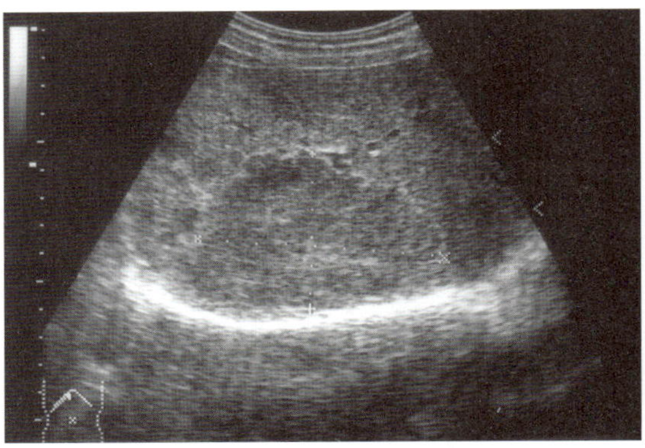

**그림 2-73.** 간혈관종
혼합에코양상을 보이며 가장자리는 고에코를 보임.

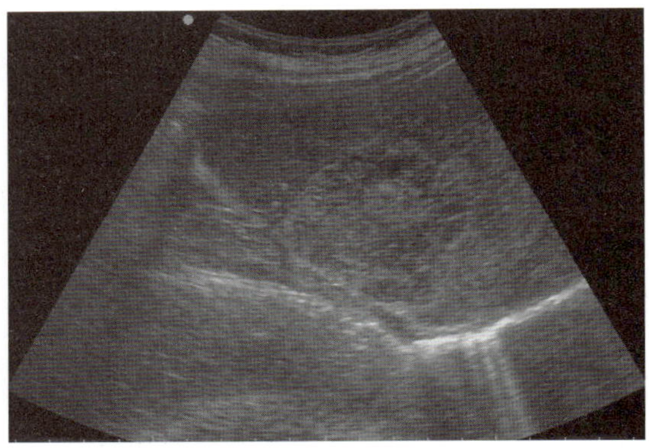

**그림 2-74.** 간혈관종
내부에코가 고에코와 저에코 부위로 혼재되어 불균일한 내부에코를 보임.

부분과 저에코 부위가 혼재되어 불균일하게 나타난다(그림 2-73, 74).

⑥ 카멜레온 징후: 시간경과에 따라 혹은 검사 시 체위 변환에 따라 종괴의 내부에코의 양상이 변하기도 한다(카멜레온 징후). 드물게는 종양 자체가 외부 압박에 의해 일시적으로 보이지 않게 되는 수도 있다(그림 2-75).

⑦ 쿠션 징후cushion sign: 탐촉자로 강하게 압박하면 고에코가 저에코로 변화하는 경우도 있다.

⑧ 낙타봉 징후가 없다(그림 2-76).

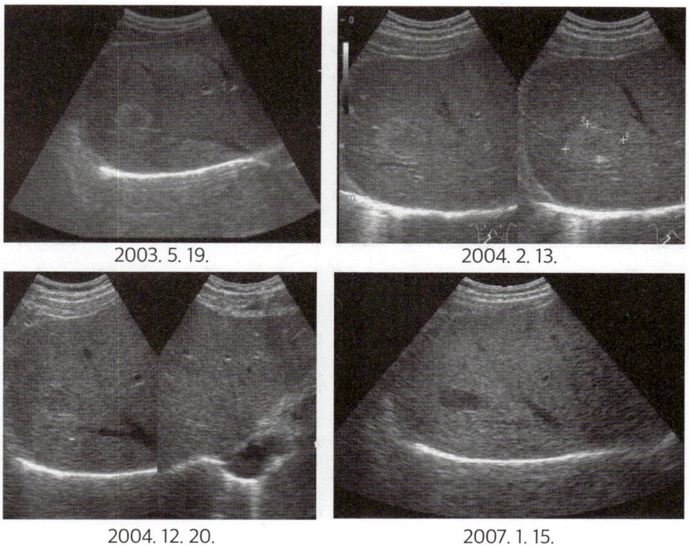


a

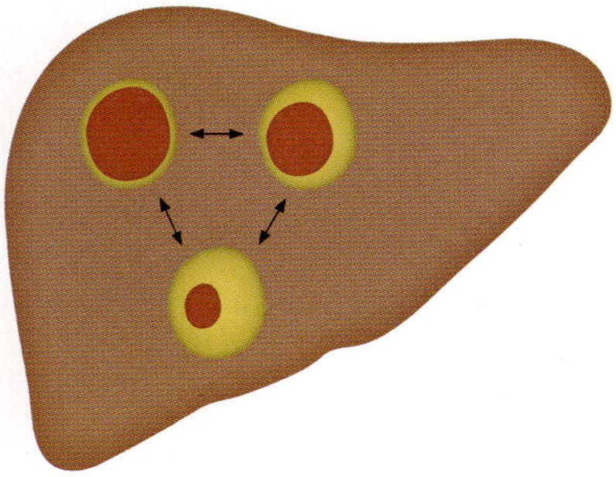

b. 카멜레온 징후

**그림 2-75.** 해면상 혈관종
시간에 따른 종괴의 크기와 모양의 변화, 카멜레온 징후를 보인다.

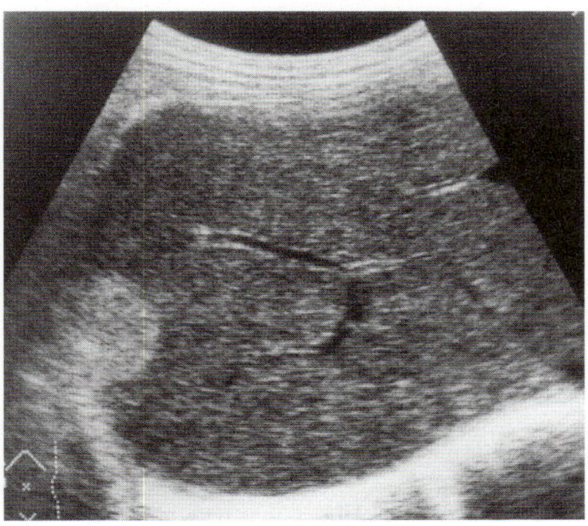

a. 간혈관종의 초음파상

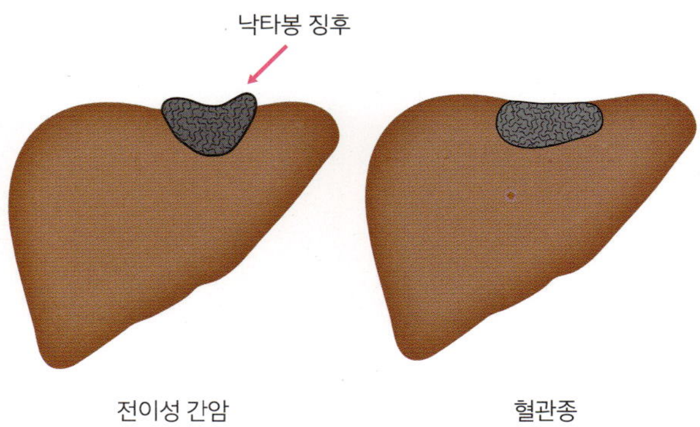


b. 전이성 간암과 간혈관종의 간표면상 특징

**그림 2-76.** 간혈관종
간표면에 위치하더라도 낙타봉 징후와 같은 간표면의 변화를 일으키지 않는다.

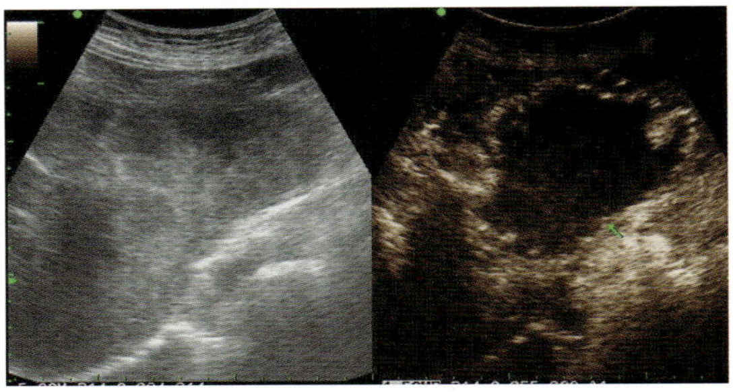

a. 동맥기
종양의 가장자리가 에코증강되기 시작

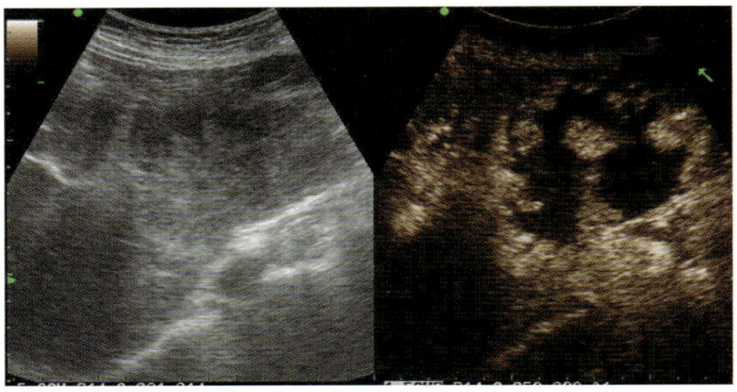

b. 문맥기
종양 중심부로 에코증강 됨.

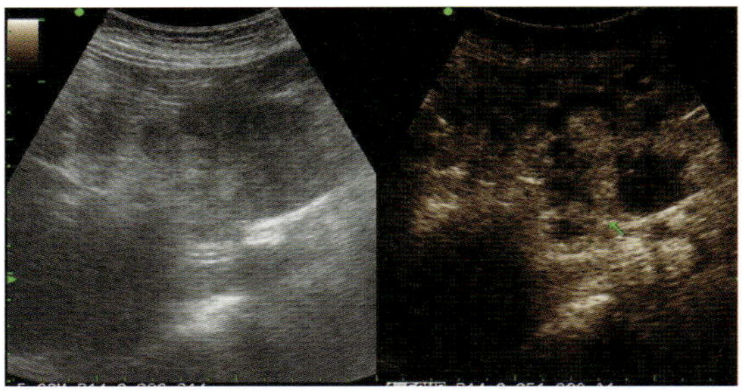

c. 조영후기
시간이 흐를수록 점점 안쪽으로 차오르는 양상을 보이며 조영제가 빠져나가는(wash out) 현상은 없다.

그림 2-77. 간혈관종의 조영증강 초음파상

## 나. 간혈관종의 조영증강 초음파소견(Contrast enhanced ultrasound, CEUS)상 특징(그림 2-77)

간혈관종: 동맥기 arterial phase 에서 종양의 가장자리가 에코증강되기 시작하여 문맥기에서 종양 중심부로 에코증강이 되다가 조영후기로 시간이 흐를수록 점점 안쪽으로 차오르는 양상을 보이며 조영제가 빠져나가는 wash out 현상은 없다(그림 2-77, 78).

## 다. 감별이 필요한 질환

① 간세포암(고에코종괴) → 만성간염이나 간경변증을 동반한 경우가 많다.

② 간세포암(저에코종괴) → 종괴 가장자리에는 고에코를 보이지 않는다.

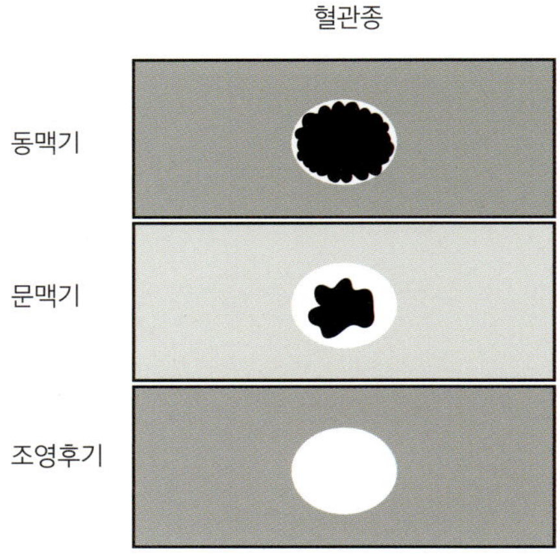


그림 2-78. 간혈관종의 조영증강 초음파상 특징

## Keynote 2-7. 간세포암과 혈관종의 초음파상 감별진단

| 특징 | 간세포암 | 혈관종 |
|---|---|---|
| 내부에코 | 2cm 이하: 저에코<br>2~3cm: 저~고에코<br>4cm 이상: 모자이크 양상 | 고에코<br>(내부에 부분적 저에코)<br>2cm 이하: 저에코 또는 등에코 |
| 모자이크 모양 | 있음 | 없음 |
| 가장자리 저에코띠<br>(달무리 징후) | 얇은 저에코띠 | 가장자리<br>고에코띠(rim sign) |
| 후부에코증강 | 있음 | 없음 |
| 측방음영 | 있음 | 없음 |
| 형태 | 2cm 이하 구형 혹은 유원형<br>5cm 이상: 부정형, cluster징후(-) | 난원형(가장자리에 미세한 요철)<br>부정형, cluster 징후(-) |
| 낙타봉 징후 | 있음 | 없음 |
| 배꼽 모양 함몰 | 없음 | 없음 |
| 간경변증 및 종양색전 | 동반이 많다 | 드물다 |
| 종양의 다발성과 크기 | 단발성(다발인 경우 크기가 다름) | 단발, 때때로 다발성 |
| 중심성 괴사 및 석회화 | 드물다 | 없음 |
| 카멜레온 징후 | 없음 | 있음 |
| 쿠션 징후 | 없음 | 있음 |

## Keynote 2-8. 간종양의 조영증강 초음파상 감별진단

### 조영증강 초음파의 진단 영역과 장점

- 2D 컬러도플러 기술에 비해 목적 장기, 종양내 혈관의 특성, 양상 등을 진단하는데 도움이 된다.
- 혈류량의 과소를 알 수 있다.
- 간질환 등으로 음향창이 좋지 않아 영상 구현이 어려운 환자의 경우도 향상된 영상 구현이 가능하다.
- 고주파 열치료 RFA, 알코올 주입치료 PET 등 인터벤션 시술 시 가이드를 제공한다.
- 치료 전, 후 영상을 비교 진단할 수 있다.
- 개별 종양의 질적인 진단 정보를 제공한다.
    1. 종양세포가 살았는지 / 죽었는지
    2. 종양의 종류, 성질(양성, 악성 감별)

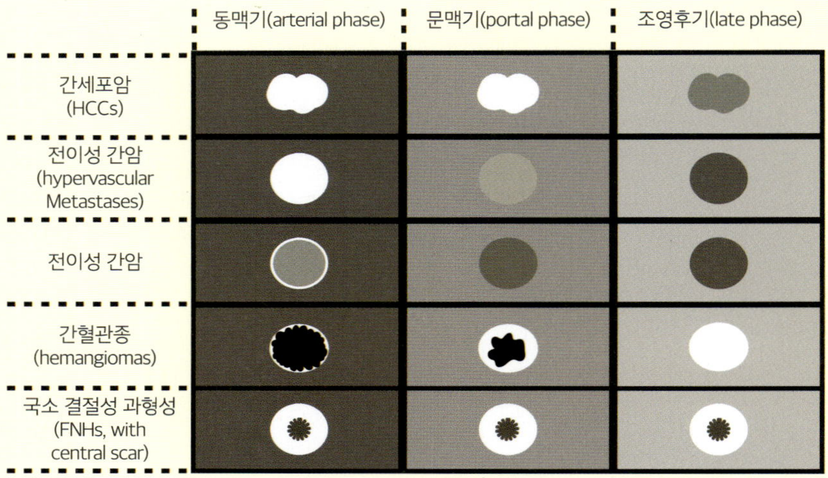


그림 2-79. 간종괴 조영증강 초음파상 감별진단(표 2-4 설명 참조) (출처: Bracco 사)

표 2-4. 간세포암, 혈관종, 국소 결절성 과형성의 조영증강 초음파상 감별 소견

| | 동맥기 | 문맥기 | 조영후기 |
|---|---|---|---|
| 간세포암<br>(색전술, 고주파 열치료 후)<br>(HCC after TACE, RFA)<br>그림 2-7, 8 참조 | 고에코<br>Hyperechoic | 등에코<br>Isoechoic | 저/등에코<br>Hypo/Isoechoic |
| | 에코증강 없음(남아있는 종양세포가 없을 경우 모든 시기상) | | |
| 혈관종<br>(hemangioma)<br>그림 2-77, 78 참조 | 가장자리 결절상 증강,<br>중심 증강(-),<br>가장자리 증강(+)<br>(no central E, rim E) | 부분 / 완전 증강<br>중심부로 차오름<br>(centripetal filling) | 완전 증강<br>증강되지 않은 부분(-)<br>(non E area) |
| 국소 결절성 과형성<br>(FNH)<br>그림 2-84, 85 참조 | 고에코, 종괴 중심부 조영증강<br>(수레바퀴 모양 증강)<br>(spoke-wheel E) | 고에코증강<br>저에코, 중심 반흔<br>Hypo E scar | 등/고에코증강 |

E: enhancement

## 라. 전이성 간암의 조영증강 초음파상

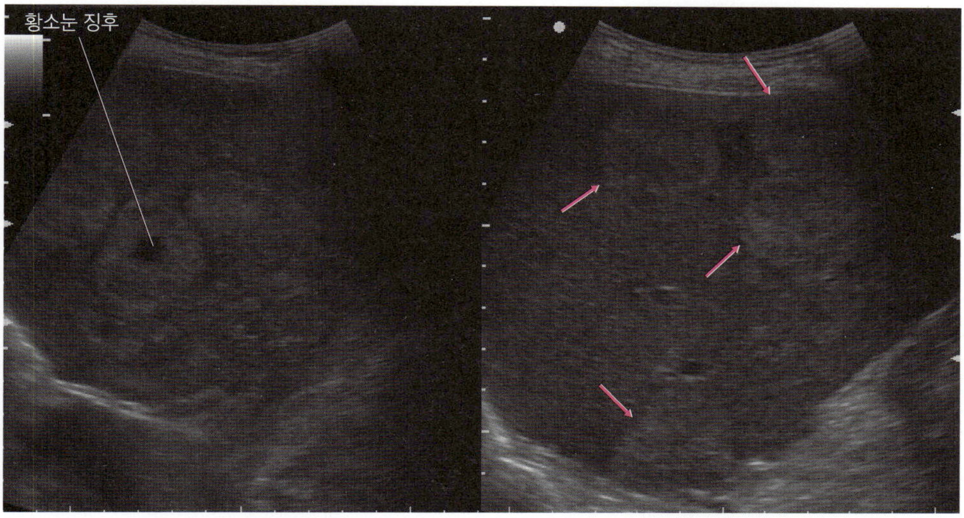


a. 황소눈 징후도 동반되어 있다.

b. 다수의 전이성 종괴(→)를 보이는 전이성 간암

그림 2-80. 조영 전 전이성 간암

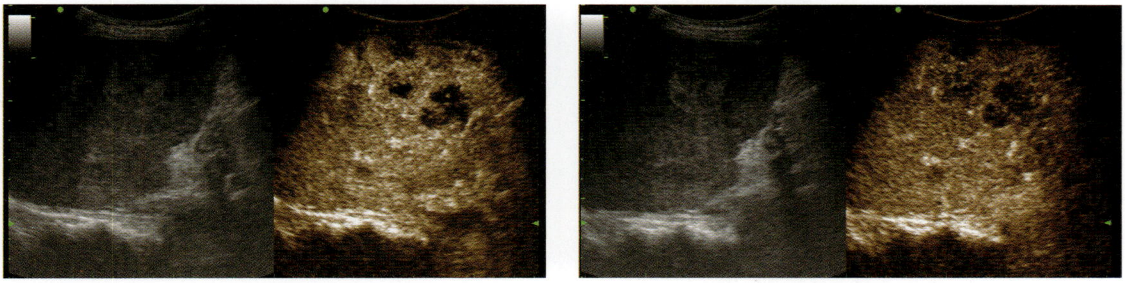

a. 동맥기
주위 조직과 비교하여 전형적인 조영증강을 보인다.

b. 문맥기
조영제가 빠져나가면서 종양에코는 저에코를 보인다.

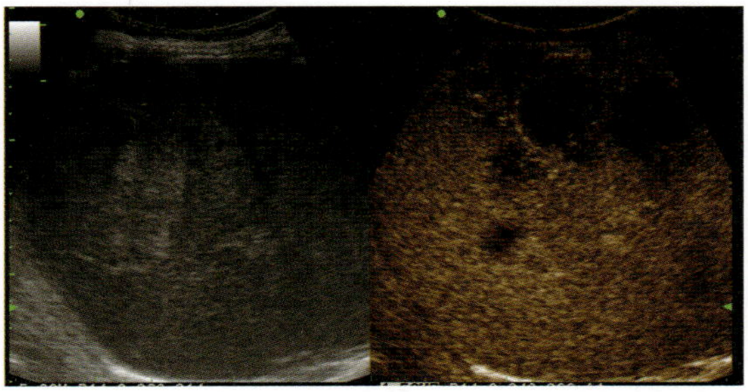

c. 조영후기
종양내 혈관에서 조영제 기포가 빠져나가면서 주위 간실질에코보다 저에코소견을 보인다.

그림 2-81. 전이성 간암의 조영증강 초음파상

Case 10

# 국소 결절성 과형성 Focal nodular hyperplasia, FNH

## 대표증례

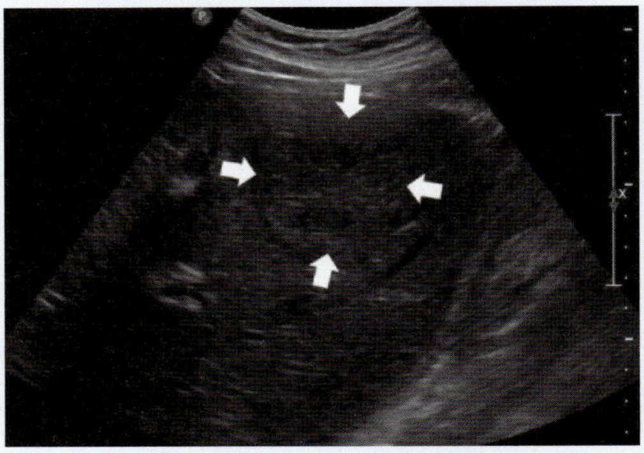

그림 2-82. 국소 결절성 과형성
복부초음파상에서 간우엽에 주변부와의 경계가 명확한 6.4×4.8cm 크기의 동일 에코 또는 저에코의 종괴가 관찰된다.

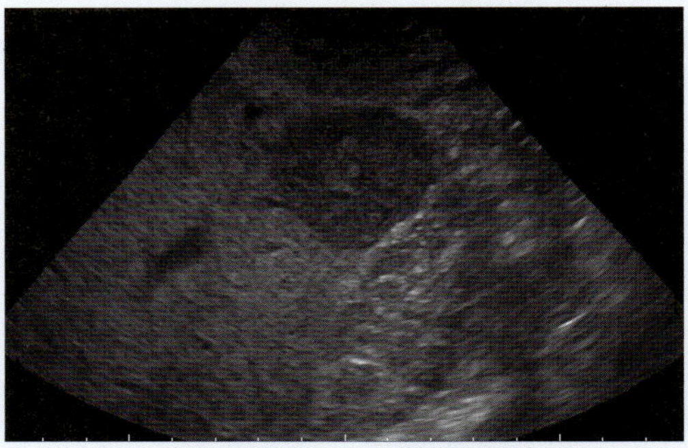

그림 2-83. 국소 결절성 과형성(경계가 뚜렷한 저에코 결절을 보임)
중심부에 수레바퀴 모양의 반흔이 보인다.

## 가. 국소 결절성 과형성의 초음파소견상 특징

① 저에코로 균일한 종괴 모양을 보인다.

② 경계가 뚜렷하고 단발성이며 피막을 동반하지 않는다.

③ 종괴 중심부에 섬유성 격벽에 의한 별 모양의 고에코상: 중심성 별 모양 또는 수레바퀴 모양의 반흔 central stellate or spoke wheel scar 이 보인다.

④ 종양 내부에코는 등에코에서 저에코로 거의 균일하다.

⑤ 컬러도플러상에서는 종괴의 중심부에서 가장자리를 향해 방사상 혈류 수레바퀴 모양, spoke wheel appearance 를 보이는 경우 감별에 도움이 된다.

⑥ 간경변이 동반되지 않으며, 위치상 간 피막하에 생기기 쉽다.

## 나. 국소 결절성 과형성의 조영증강 초음파 소견상 특징

국소 결절성 과형성은 매우 초기 동맥상으로 특유의 별 모양 패턴을 가진 전형적으로 강한 조영증강을 보이는 고맥관성 병변이다. 중앙에 자국중심 반흔, central scar이 자주 나타난다. 문맥상 병변은 주변 간조직보다 비슷하거나 더 강렬한 에코 생성을 보이는 경향이 있다(그림 2-84, 85).

## 다. 감별이 필요한 질환

소간세포암: 간경변을 동반하지 않는다.

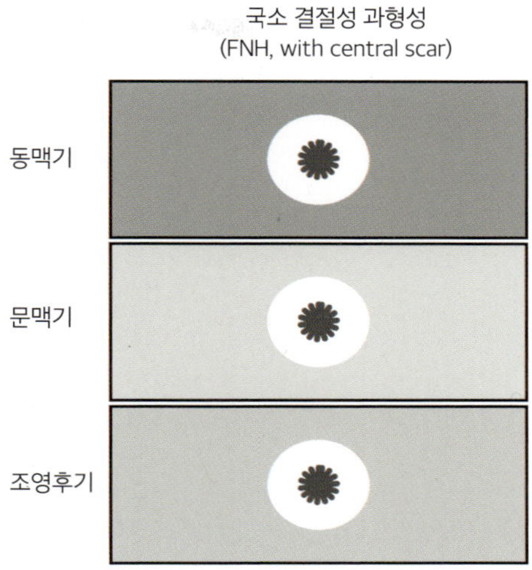


그림 2-84. 국소 결절성 과형성의 조영증강 초음파상

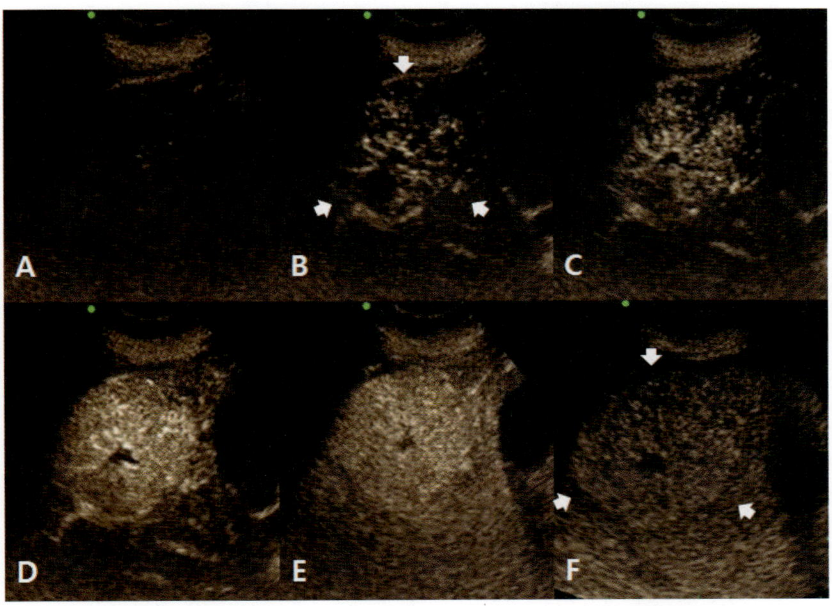


그림 2-85. 국소 결절성 과형성의 조영증강 초음파상

- 조영증강 초음파(CEUS)의 조영 전(A) 영상에서는 종괴는 주위와 구별이 어렵다.
- 동맥기(B~D, 조영제 주입 후 10~13초)에 중심부의 종양 공급 혈관과 이로부터 방사상으로 퍼지는 혈관에 의해 마치 바퀴 모양으로 종괴의 중심부터 서서히 차오르는 조영증강이 관찰된다.
- 문맥기(E, 조영제 주입 후 45초)와 조영후기(F, 조영제 주입 후 3분)에도 주위와 비교하여 조영증강이 관찰되고 있다. 국소 결절성 과형성의 특징인 중심 반흔은 조영 전기부터 후기까지 계속해서 관찰되고 있다.

Case 11

# 간 재생결절 Hepatic regenerative nodule

## 대표증례

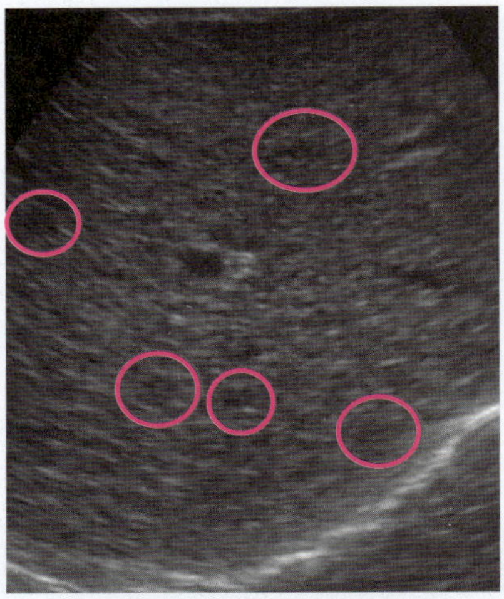

그림 2-86. 간 재생결절
다수의 저에코 결절이 간 전체에 산재되어 보인다.

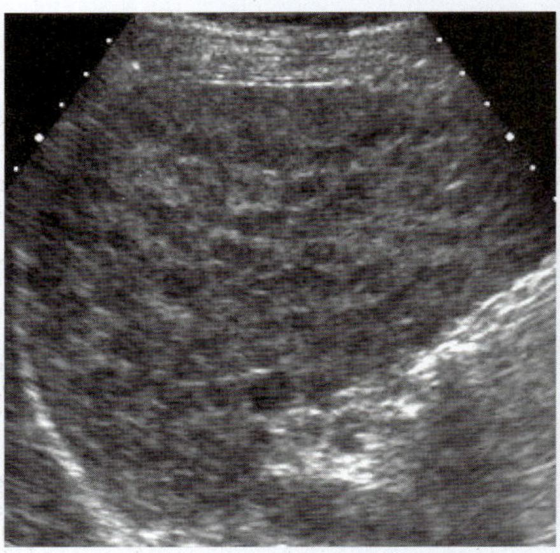

a. 대결절(macronodular)

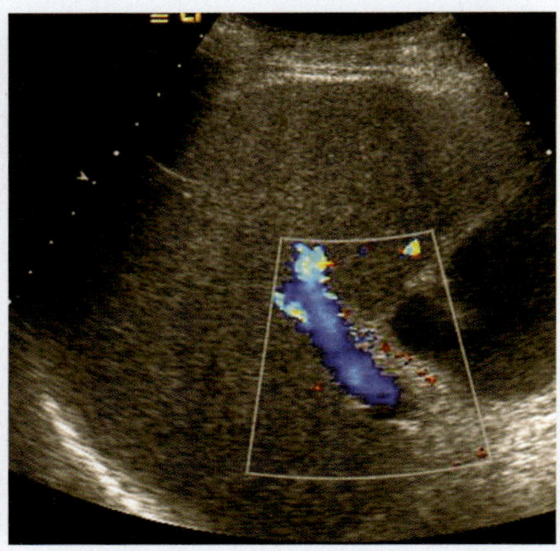

b. 소결절(micronodular)

그림 2-87. 간 재생결절의 초음파상
a. 다소 결절의 크기가 큰 저에코 병변이 간 전체에서 관찰됨.
b. 미세한 결절이 간 전체에서 관찰됨.

### 가. 간 재생결절의 초음파소견상 특징 (표 2-5)

① 유원형의 저에코의 종괴상 크기가 10mm 이하의 작은 종괴로 간경변증이 합병되어 있음.
② 간 전체에 다발성으로 나타남.

### 나. 감별이 필요한 질환

① 소간세포암: 10mm 이상의 커다란 종괴에서는 간암과 감별을 필요로 한다.
② 이형성 결절(dysplastic nodule): 재생결절, 작은 간세포암과 초음파상만으로는 감별하기가 어렵다. 종괴의 크기가 10~12mm 정도로 숫자는 3~4개 정도이며 암으로 진행(50% 정도)이 가능한 결절이다. 1~2cm 크기에서는 간암과 감별이 어려우며, 2cm 이상이면 간암을 생각함이 좋다. 종괴 내부에코는 60~70%가 저에코이고 30~40%가 고에코를 보이며 경계가 불분명하다. 간실질은 만성간질환을 동반하고 있다.

표 2-5. 간 재생결절의 특징(그림 2-88)

| |
|---|
| · 크기: 1~10mm |
| · 소결절 간경변증(알코올성, HCV)에서는 결절 크기가 1~3mm, 초음파검사, CT에서 관찰 안됨 |
| · 대결절 간경변증(HBV)에서는 결절 크기가 3~8mm |
| · 결절의 크기가 비슷한 것이 여러 개 - 간세포암과 감별이 안됨 |
| · 결절 중 일부가 유난히 큰 경우 - 간암을 의심 |

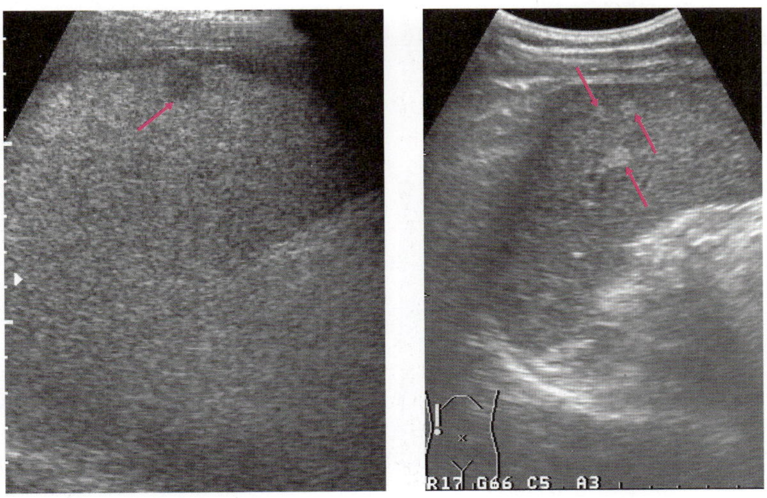


a. 저에코성 결절　b. 고에코성 결절

그림 2-88. 간 재생결절

Case 12

# 급성간염 Acute hepatitis

## 대표증례

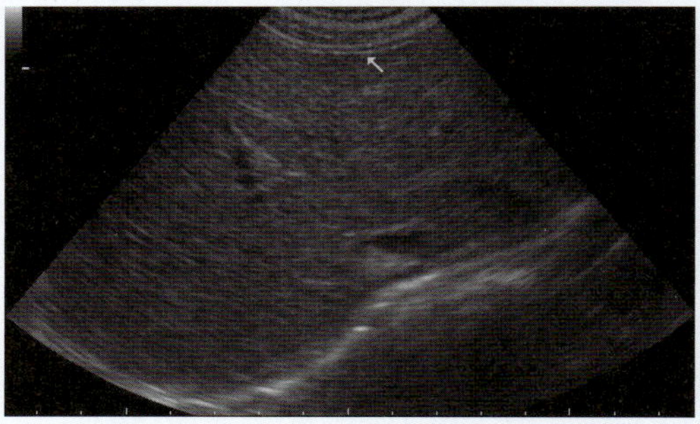

a

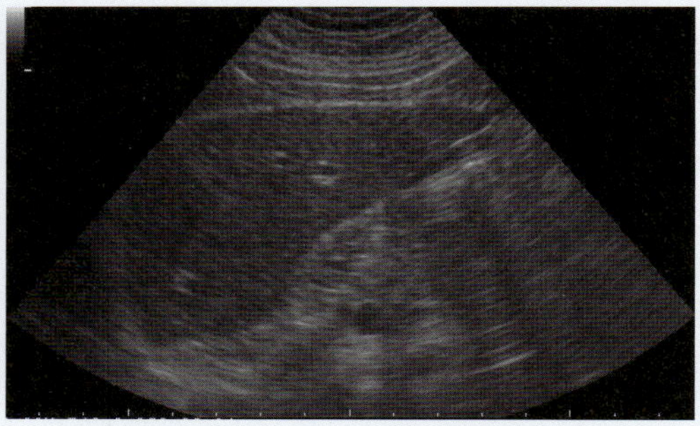

b

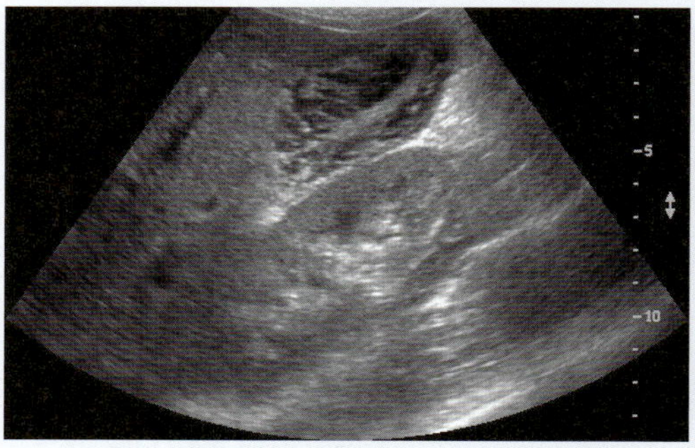

c

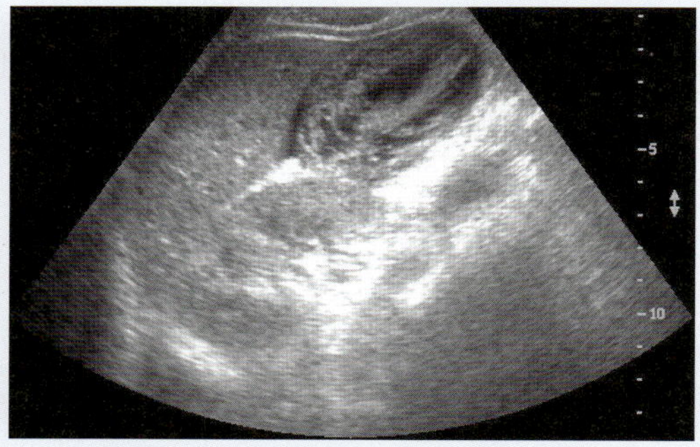

d

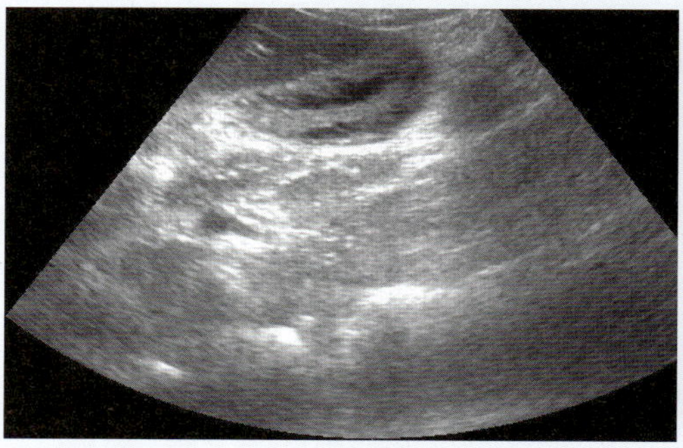

e. 1주 후

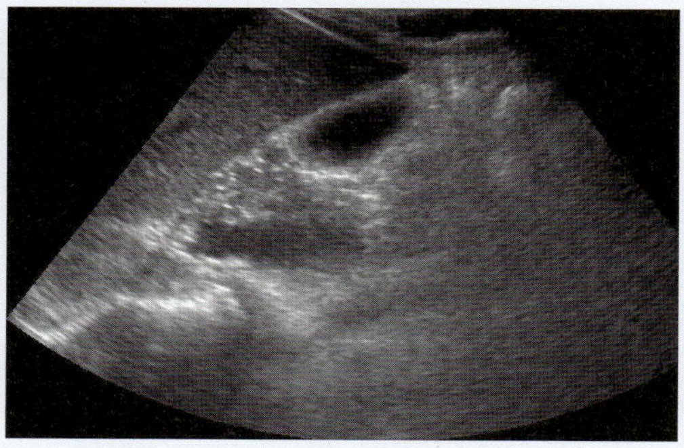

f. 2주 후

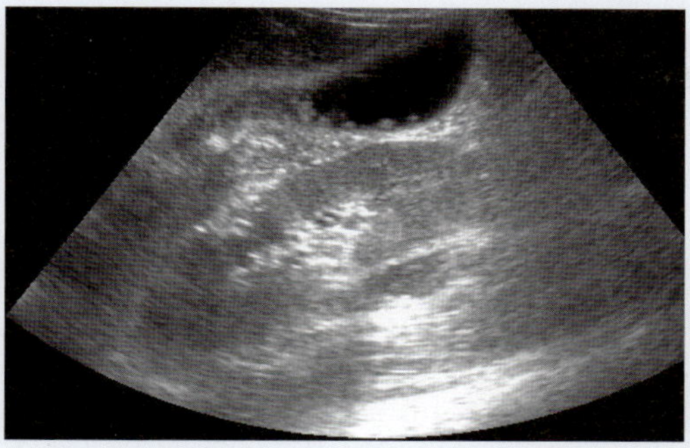

g. 4주 후

그림 2-89. 급성간염

a, b. 초음파상 특이 소견이 보이지 않으며 간실질에코가 다소 감소된 소견. c, d, e. 황달이 심한 급성간염 초기에는 담낭내강이 수축되고, 담낭벽은 비후되어 있다. f. 2주 후 담낭내강이 조금씩 커지고 벽비후도 감소되기 시작한다. g. 4주 후 회복기에는 담낭내강이 뚜렷이 보이고 담낭벽의 두께도 거의 정상으로 회복된다.

## 가. 초음파소견상 특징

① 급성간염은 일과성으로 나타나는 일이 많다. 특이한 초음파상 이상소견이 보이지 않는 경우가 적지 않다(그림 2-89 a, b).

② 병의 시기에 따라 간세포의 부종으로 A형 간염에서는 간 종대가 심한 경우가 있다.

③ 간실질에코는 다소 저에코소견을 보인다.

④ 간세포의 부종에 의하여 간실질과 글리슨초 Glisson's sheath 사이 음향저항의 차이가 상승하기 때문에 혈관벽의 반사가 강조되어서 간내혈관벽의 에코가 다소 증가함으로써 초음파상 말초혈관들이 다수 관찰된다(일명 별빛 징후 starry star sign)(그림 2-90).

⑤ 비장종대는 약제성 간염에서 자주 관찰된다.

⑥ 담낭벽은 비후되고 층을 보이기도 하며 담낭내강은 수축되고, 소실되는 경우도 있다(그림 2-89 c~g). 담낭벽비후의 원인은 간염이 파급되고 염증성 cytokine의 영향, 문맥압 상승으로 생각된다. 담낭내강의 수축은 간염에 의한 담즙 분비능의 저하로 담낭 내용물이 감소된 결과로 추측하고 있다.

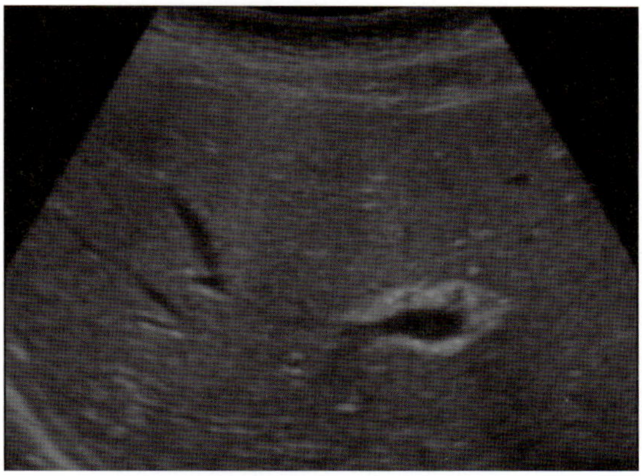

그림 2-90. 별빛 징후

⑦ 회복기에는 간/신장 에코대조가 증강된다.

## 나. 감별이 필요한 질환

① 급성담낭염: 담낭은 내강이 커지고 담낭이 팽만되어 보인다.

② 만성간염 :담낭의 변화를 동반하지 않는다.

Case 13

# 만성간염 Chronic hepatitis

## 대표증례

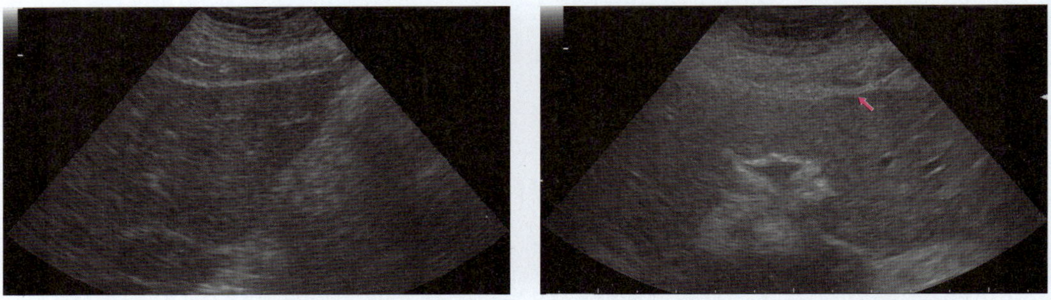

a　　b

그림 2-91. 만성간염

a. 간좌엽의 선단은 경도로 둔화되고 간좌엽 하면의 표면은 부정하고 불균일한 양상을 보인다.
b. 간좌우엽의 간실질에코는 전반적으로 거칠게 보인다.

## 가. 만성간염의 초음파소견상 특징

만성간염의 초음파소견의 출현빈도는 간염의 진행에 따라 변화한다.

① 간실질에코는 다소 거칠게 보인다.
② 간의 선단은 경도로 둔화되고 간표면은 부정한 양상을 띤다(그림 2-92).
③ 간이 커지는데 특히 간좌엽의 커짐을 관찰하기 쉽다.
④ 비장은 경도로 커짐

## 나. 감별이 필요한 질환

간경변증: 간표면의 결절상 에코가 심함. 간우엽은 위축되고 측부혈행로 collateral circulation 가 발달되어 잘 보임.

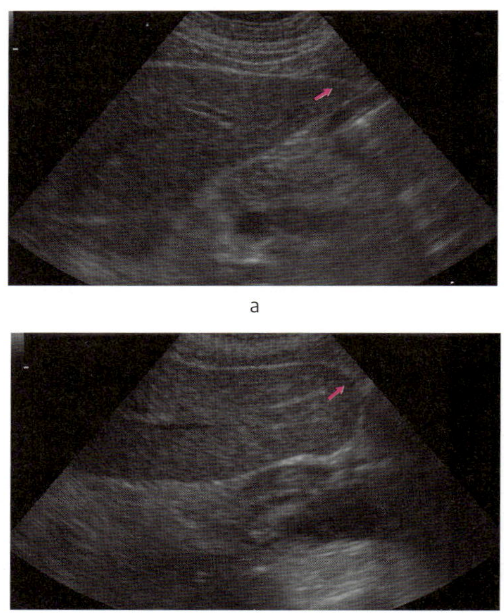

a

b

그림 2-92. 정상 및 만성간염의 비교

a. 정상: 좌측간의 선단은 예각을 이룬다. 간표면은 직선상으로 보인다.
b. 만성간염: 간의 선단은 둔화되고(→) 간표면은 경도로 부정한 양상을 보인다. 간실질은 다소 거칠다.

# 간경변증 Liver cirrhosis

대표증례

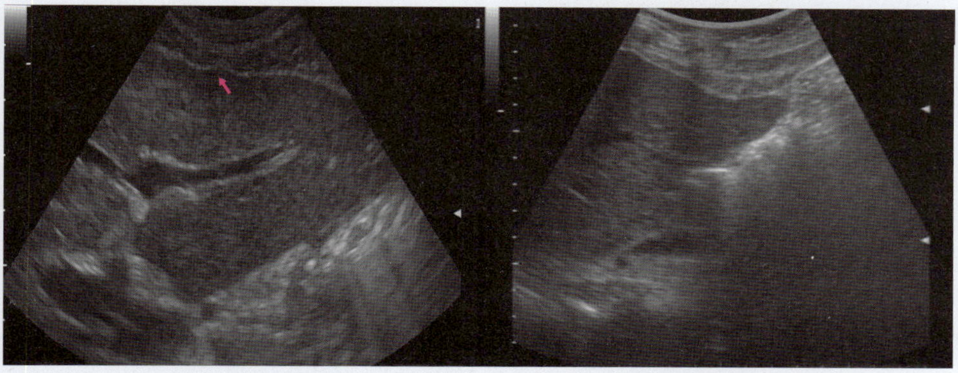

a　　b

**그림 2-93.** 초기 간경변증

a. 초기에는 간표면(→)의 요철과 부정연한 선상을 보인다. b. 간좌엽이 커지면서 간좌엽의 선단은 둔각을 이룬다.

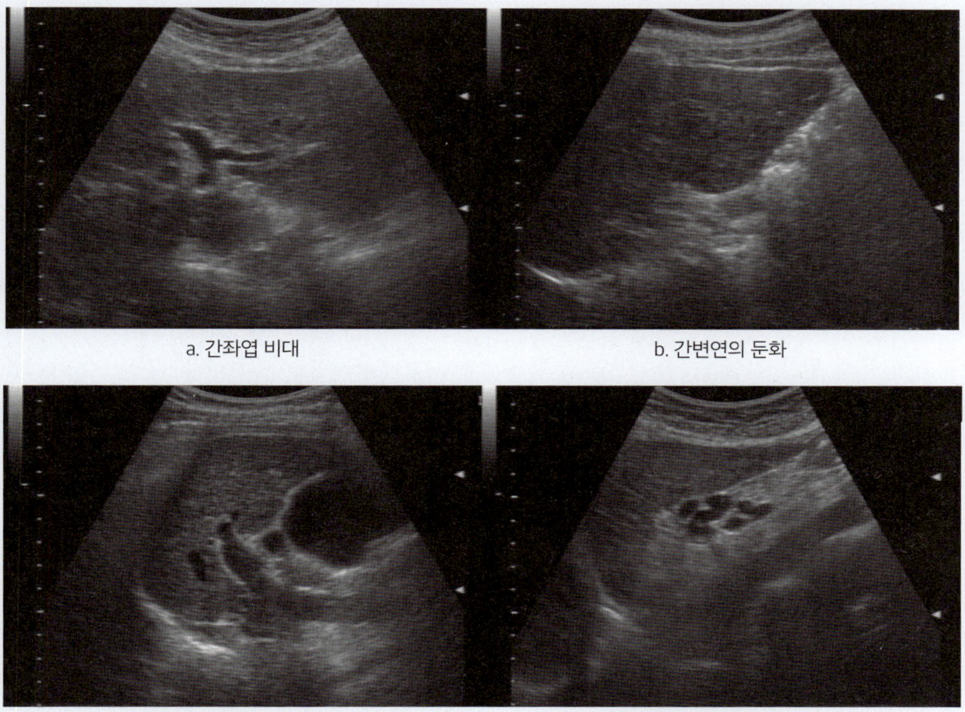

a. 간좌엽 비대　　b. 간변연의 둔화

c. 문맥직경이 커짐　　d. 좌위정맥의 측부혈행로 형성

**그림 2-94.** 중등도 간경변증

간좌엽이 커지며(a), 간변연이 둔화되고(b) 문맥직경이 커진다(c). 좌위정맥과 비장문맥에 측부혈행로(d)가 생긴다.

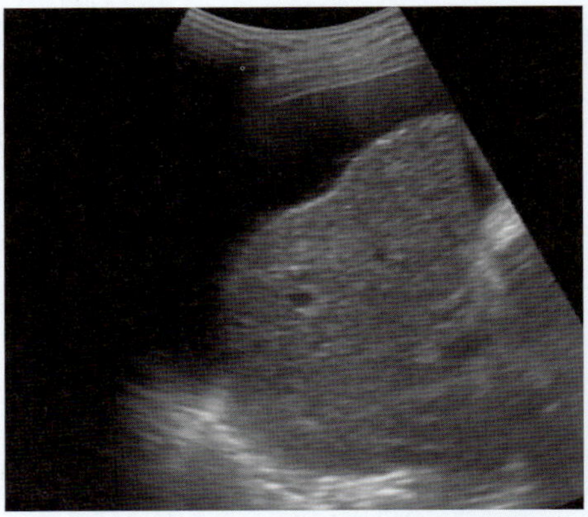

그림 2-95. 진행된 간경변증
복수를 동반하고 간실질에 재생결절이 생기며 간실질이 거칠어지고 간표면의 요철이 뚜렷하게 보인다. 간경변증이 진행함에 따라 그림 2-92~94처럼 다양한 초음파소견을 나타낸다.

## 가. 간경변증의 초음파소견상 특징

간경변증의 초음파상은 표 2-6, 7에서와 같은 이상소견을 보인다. 그러나 이러한 소견들의 출현빈도는 간경변증의 정도에 따라 다르다.

## 나. 측부혈행로의 생성

간경변증 등에 의한 문맥압항진 portal hypertension 이 생기면 문맥계의 정맥에는 혈류가 역류되는 것을 막아주는 정맥판이 없기 때문에 혈류의 방향이 역방향으로 되어 문맥 혈은 간을 통과하지 않고 측부혈행로 collateral circulation 로 우회 bypass 하여 대순환계로 흘러 들어가게 된다.

문맥 측부혈행로에서 가장 위험하고 문제가 되는 것이 식도정맥류이다. 그 혈액 공급로의 주역은 좌위정맥 left gastric vein 이고, 초음파에서 확장된 좌위정맥이 간좌엽 배측을 굴곡 사행하면서 상행하는 모양으로 초음파에서 관찰된다(그림 2-96a).

식도정맥류 이외에도 기존의 혈관을 역류하여 태생기 혈관 등을 확장시키고 우회하여 대순환계로 흘러 들어가는 주요한 혈관이 방제정맥 paraumbilical vein, 비신단락로 splenorenal shunt 로 초음파에서 흔히 관찰되고 있다.

- 방제정맥: 간내 문맥 좌지제부 umbilical portion 에서 방제정맥을 거쳐 상하복벽정맥 caput medusae 을 경유하여 내흉 정맥 internal thoracic vein 을 지나 상대정맥 SVC 으로, 아래로는 대퇴정맥을 경유하여 하대정맥 IVC 으로 유입된다.
- 비신단락로: 비문부 splenic hilum 에서 후복막정맥 retroperitoneal vein, 좌신정맥 left renal vein 을 거쳐 하대정맥으로 유입된다.

초음파소견으로는

- 방제정맥은 간원삭 ligamentum teres 을 따라 관상으로 보이게 된다(그림 2-96b).
- 좌위정맥은 간좌엽 이면에 보이며 확장된 혈관이 사행하는 모습으로 염주상으로 확장되어 보인다(그림 2-96c).
- 비신단락로는 비문부 주위에 확장된 혈관이 사행하는 모습으로 관찰된다(그림 2-96d).

표 2-6. 간실질에코상(다양하고 비특이적)

· 간실질에코의 증가소견

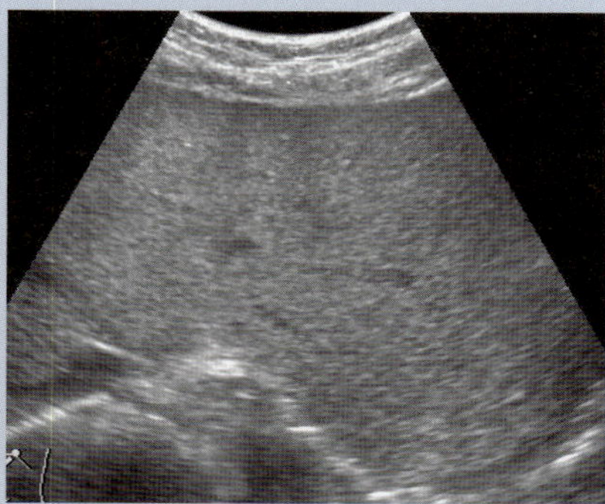

- 간실질에코가 전반적으로 밝게 보임(bright liver)
- 간/신장 에코대비(contrast)의 증가
- 문맥(portal vein) 벽이 보이지 않음
- 간정맥이 가늘어짐

· 거친 간실질에코(coarsened echo pattern)

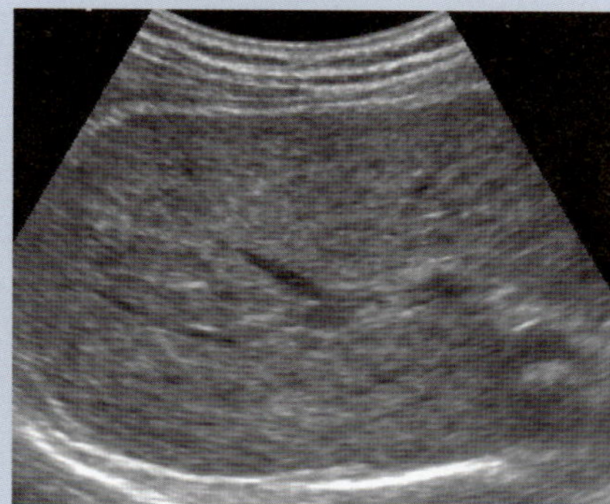

· 간의 심부에코의 감쇠(high attenuation)

· 간표면의 결절상 에코: 수많은 결절에 의해서 우둘두둘해짐

· 말기에는 양엽이 위축되기도 함
미상엽이 커지기도 함(이때 종양과 감별해야 하는 경우도 있음)

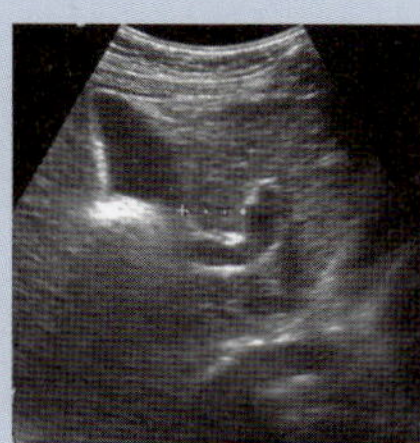

미상엽

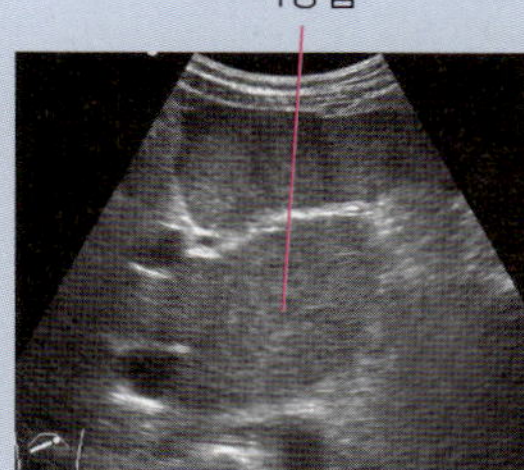

· 간우엽은 위축되고 간좌엽은 커짐

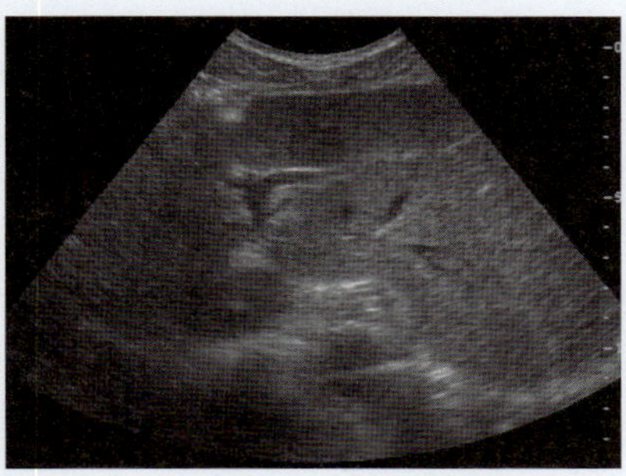

· 재생결절이 동반: 저에코, 경계가 불명확한 가늘고 긴 모양의 결절이 다수로 나타남

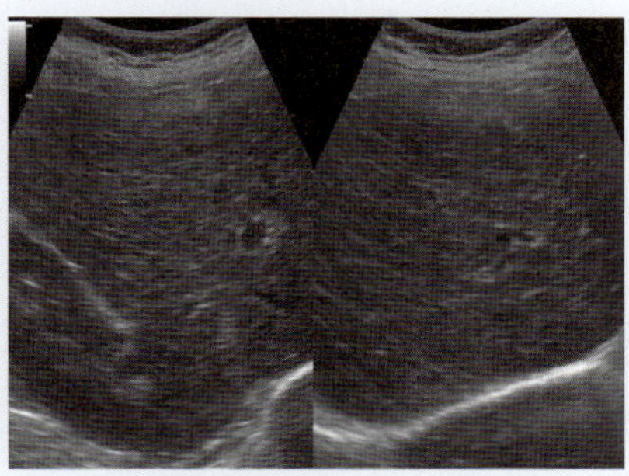

표 2-7. 간외소견

· 복수
· 흉수(심한 경우)

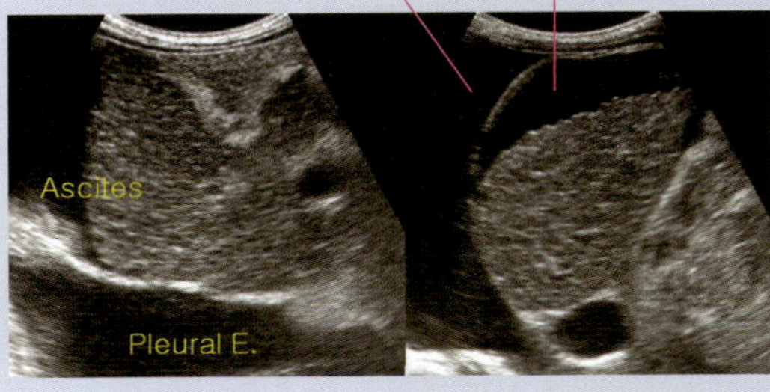


· 문맥압항진소견

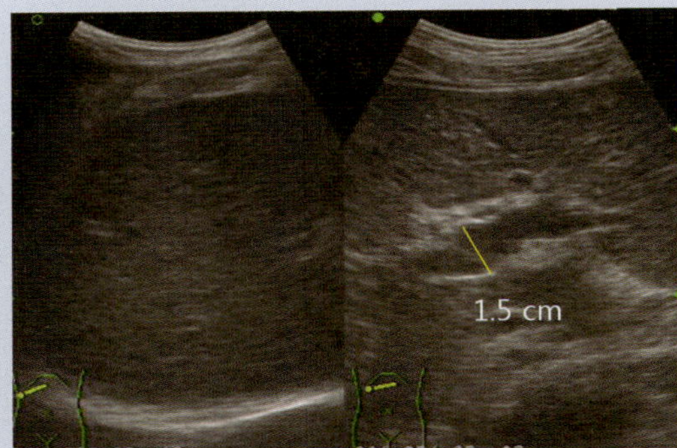


문맥의 직경 > 1.3cm

· 식도 및 비장정맥류

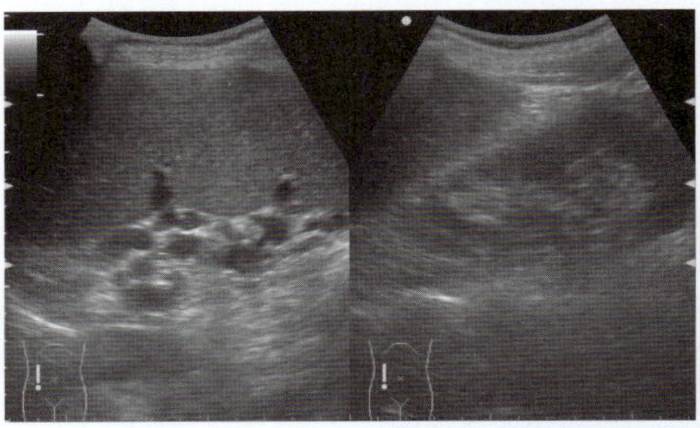

· 비장종대

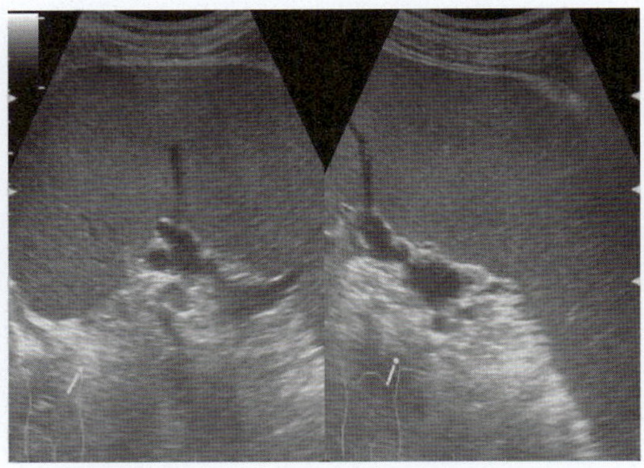

· 제정맥(umbilical vein)의 확장

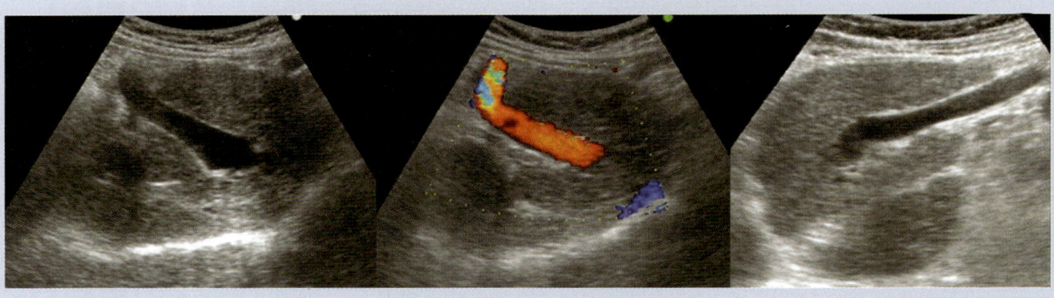

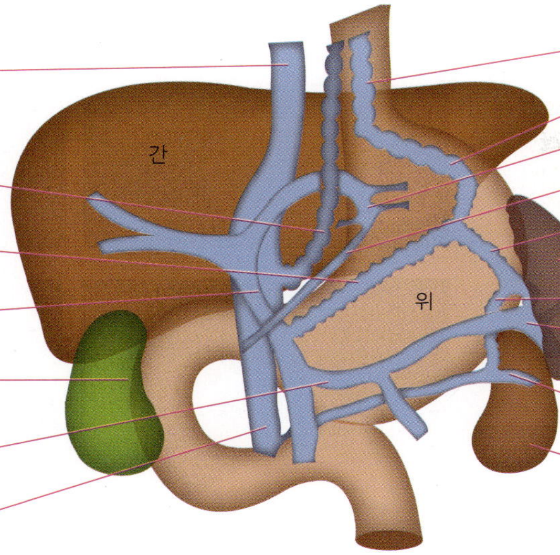


a. 문맥 측부혈행로

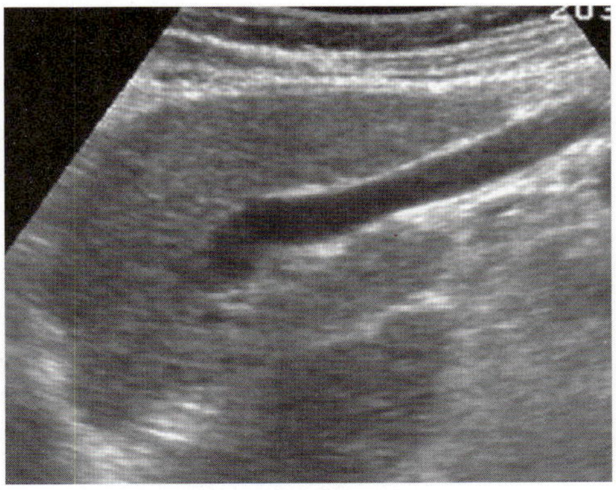

b. 방제정맥

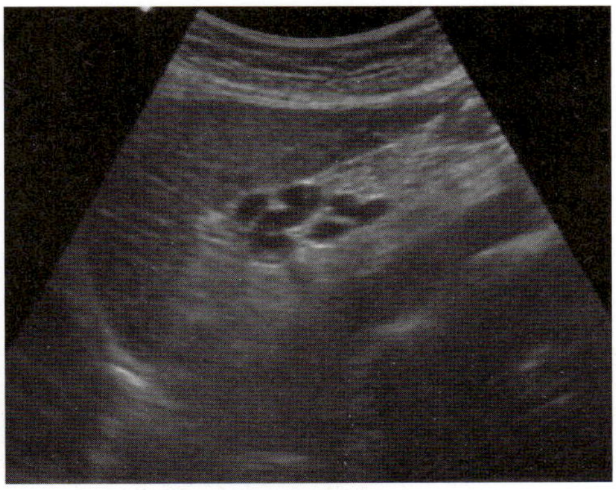

c. 좌위정맥

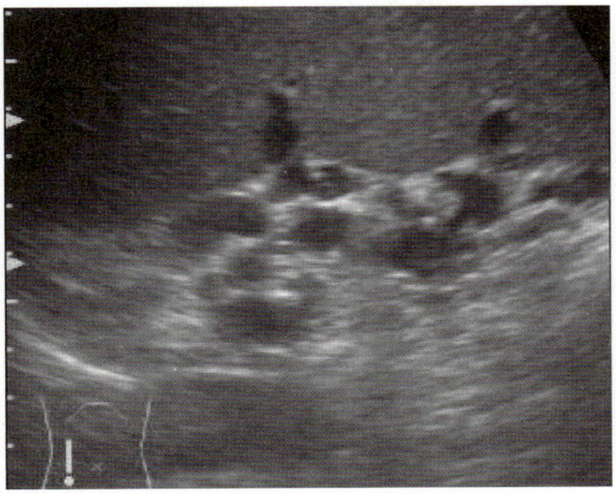

d. 비신단락로

그림 2-96. 간경변증에서의 측부혈행로 형성과 초음파소견

## Keynote 2-9. 간경변간실질의 에코비교(췌장실질 ≥ 간실질 ≥ 신장실질)

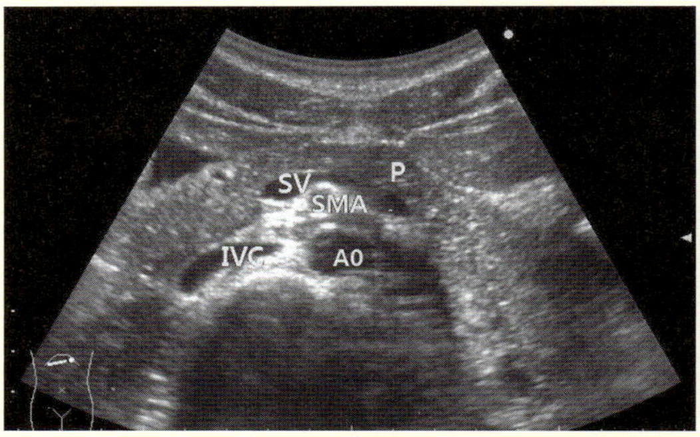


a

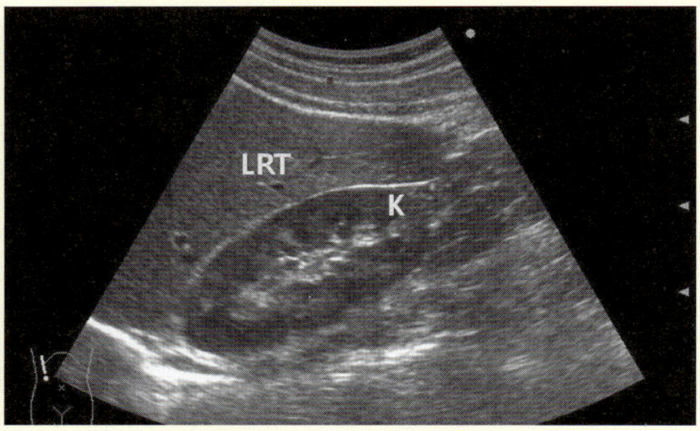


b

그림 2-97. 췌장; 간, 신장의 정상 초음파상 실질에코도의 비교

a. SV: 비정맥, SMA: 상장간막동맥, P: 췌장, Ao: 대동맥, IVC: 하대정맥

b. LRT: 간우엽, K: 신장

## Keynote 2-10. 미만성간질환의 초음파상 감별점

### 1) 간표면(surface of liver)

간의 표면이 평평하고 연속성을 유지하는지를 알기 위해서는 5MHz 혹은 7.5MHz의 고주파탐촉자를 사용하여 확대소견을 보는 것이 좋다. 다중반사에 의한 허상을 피하는데도 도움이 된다.

고해상력 초음파검사로 간표면을 관찰하는 것은 만성간염에서 간경변증으로 진행되는 것을 예견하는 데는 도움을 줄 수 있지만 정상 간과 만성간염을 감별진단하는 데에는 별 도움이 되지 않는다.

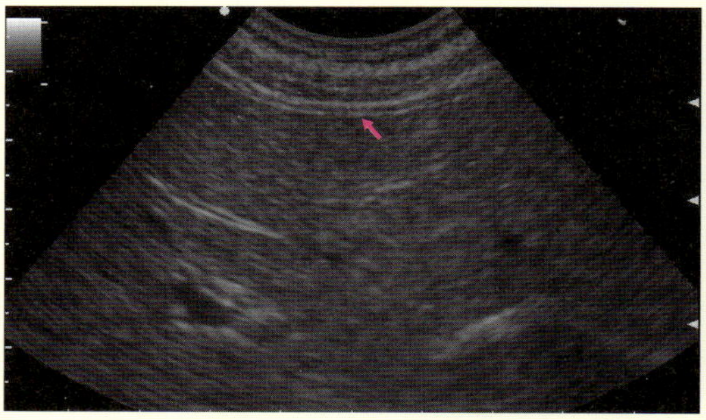

a. 정상
간표면은 직선(→)상으로 보임.

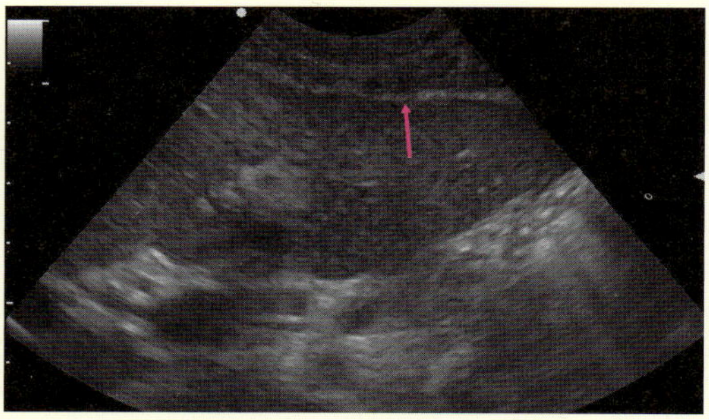

b

① 부정연한 선상: 만성간질환
경도의 요철(凹凸)이 보이는 부정연한 간표면(→). 정상 직선상과 뒤섞여 보임.

② 요철 상: 만성간질환
연속적으로 고휘도의 요철이 보이는 표면. 때로는 고저가 있는 불연속선상으로 나타나기도 함.

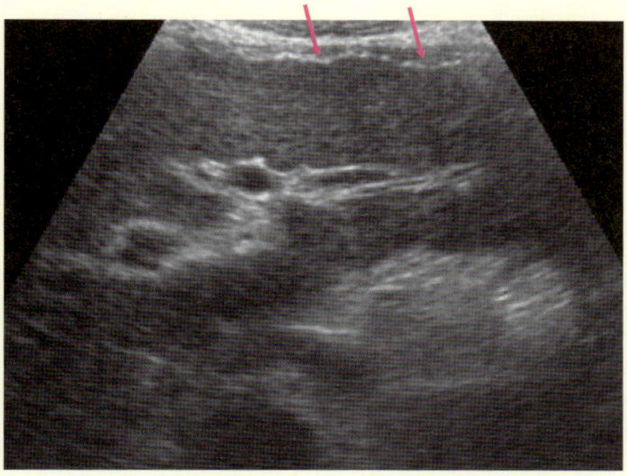

c. 파도상(wave form): 간경변증
위에 말한 부정연한 선상과 요철상이 함께 존재하는 파상형의 표면 (→)으로 보임.

### 2) 간변연(margin)

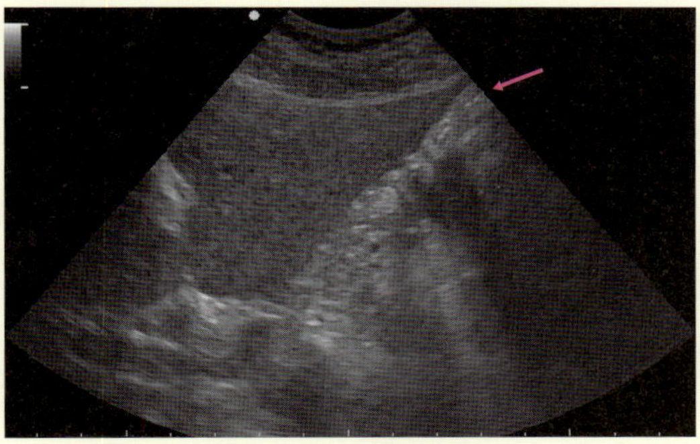

a. 정상: 간 선단이 뾰족함(→).

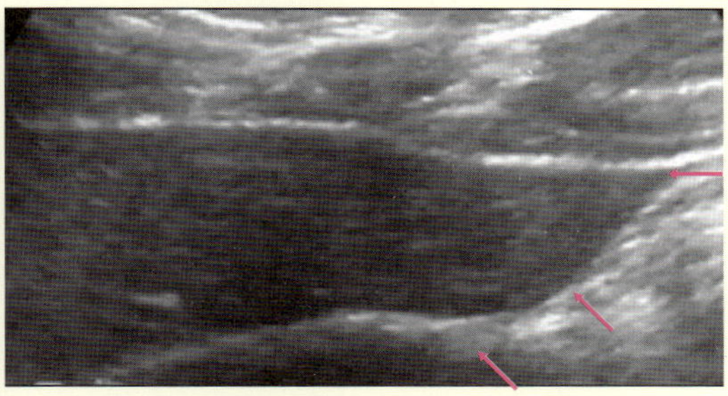

b. 이면 돌출상(posterior convex shaped): 만성간질환
간 선단에는 변화가 없지만 이면 전체가 하방으로 돌출한 상(→).

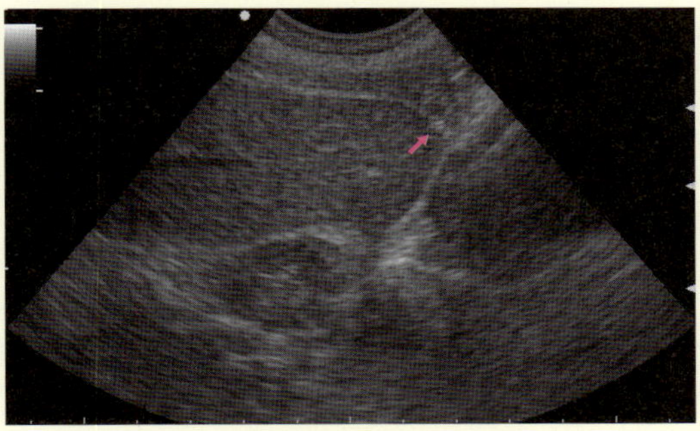

c. 선단 둔화(blunted inferior angle): 만성간질환
간 선단에는 경도의 둔화가 보이지만(→) 전체 간변연 부위는 정상으로 보임.

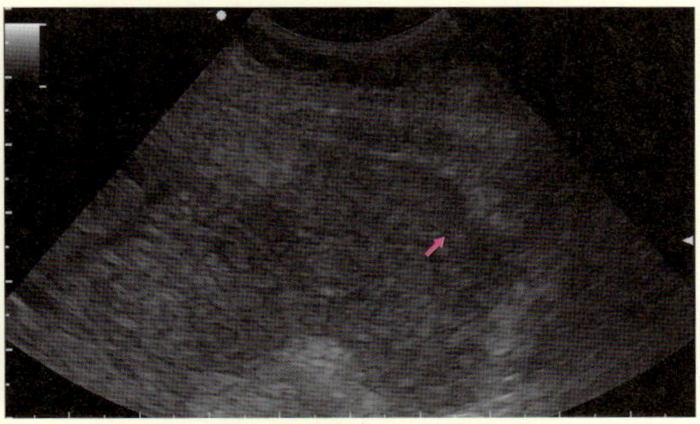

d. 전체 둔화(rounded margin): 간경변증
간변연부 전체가 둔화, 변형됨(→).

### 3) 간실질에코(hepatic parenchymal echo pattern)

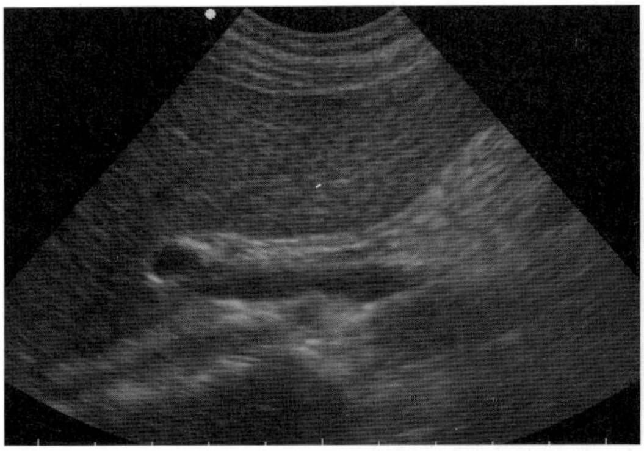

a. 정상

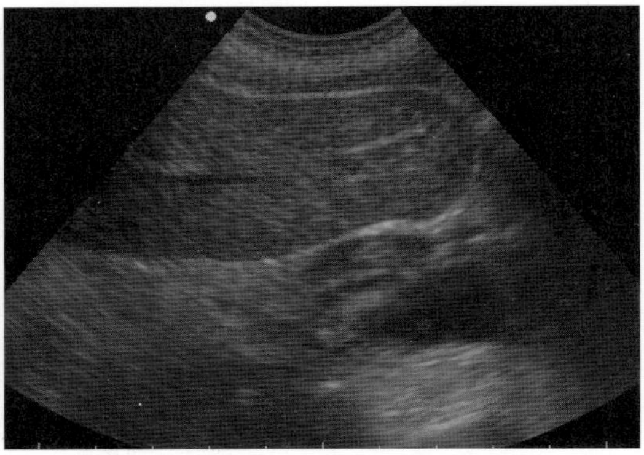

b. 미세한 점상의 균일한 에코(fine bright echo): 만성간질환
고에코의 점들(spots)이 빽빽하게 분포되어 있고, 간실질의 에코 레벨이 높아서 bright liver로 보임.

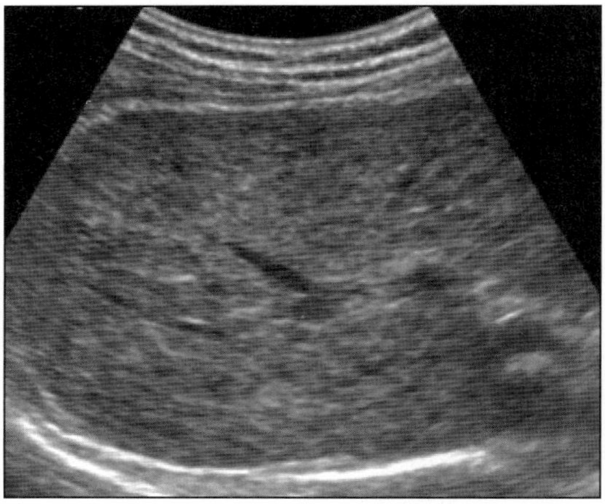

c. 그물눈 모양 고에코(hyperechoic network pattern): 간경변증
고에코 점들이 그물눈 모양으로 집족되어 있고, 그 그물망 눈의 크기는 일정하지 않음.

### 4) 간내혈관(intrahepatic vessels)

간정맥이나 문맥이 나뭇가지처럼 쭉쭉 뻗는 양상을 보이면서 혈관벽 에코는 정상, 만성간질환이나 지방간인 경우 간질질의 에코가 증가되어 혈관벽 에코가 잘 관찰되지 않음.

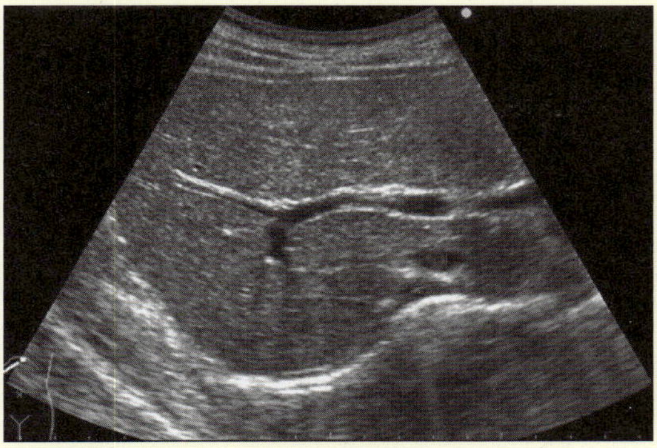

a. 정상

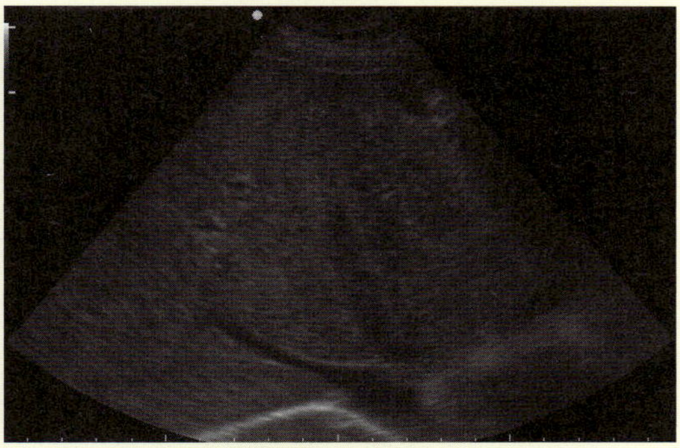

b. 불명료(blurring): 만성간질환
혈관벽과 간실질의 경계가 불명료하고 혈관내 에코가 보이기도 함.

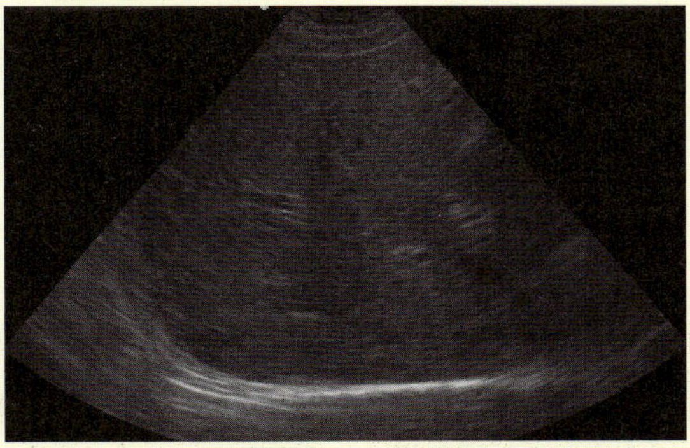

c. 협소, 불규칙한 축소된 혈관내강: 간경변
혈관내강이 좁아지고 직경이 균일하지 않고 사행하는 증례도 있음.

제공: 김홍수 교수

### Keynote 2-11. 알코올성 간경변증의 초음파소견

알코올성 간경변의 초음파상은 크게 3가지로 분류할 수 있다.

① 알코올성 간염의 기왕력이 없고 음주를 계속해서 간경변증이 된 경우,
② 알코올성 간염의 기왕력이 있고, 심한 간기능 장애가 반복되어 간경변증이 된 경우,
③ 거대한 문맥 측부혈행로 collateral vessel circulation 가 발달한 경우 등이 있다.

이 중 ①번의 경우가 흔하며 지방간, 간섬유증을 경유해서 서서히 진행된다.

소위 작은 결절성 간경변상을 보여 간의 종대가 심하고, 대부분의 증례가 지방화를 동반하고 있다.

초음파상으로는 소결절로 지방화에 의해 간실질 전체에 고에코 음영이 보이며, 간표면은 그림 2-97b에서와 같이 평활하거나 미세한 상의 요철이 보인다.

1개월 이상 금주를 하면 지방변성이 호전되고 고도의 간섬유증도 마찬가지로 감쇠가 없는 bright liver가 된다.

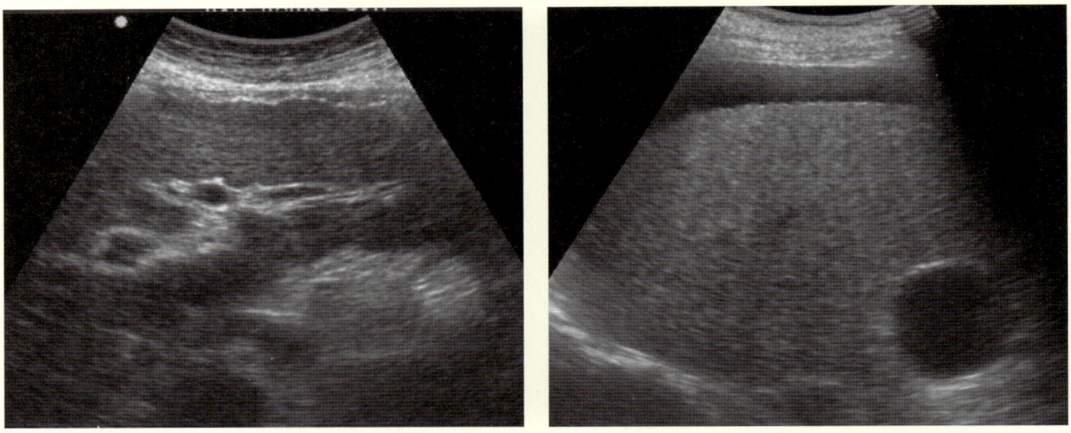

a. B형 간경변증　　　b. 알코올성 간경변증

그림 2-98. B형과 알코올성 간경변증

## Keynote 2-12. 간경변증의 도플러 초음파소견

| | |
|---|---|
| · 주문맥(main portal vein) 직경의 확장<br>> 1.3cm, 평상시 호흡<br>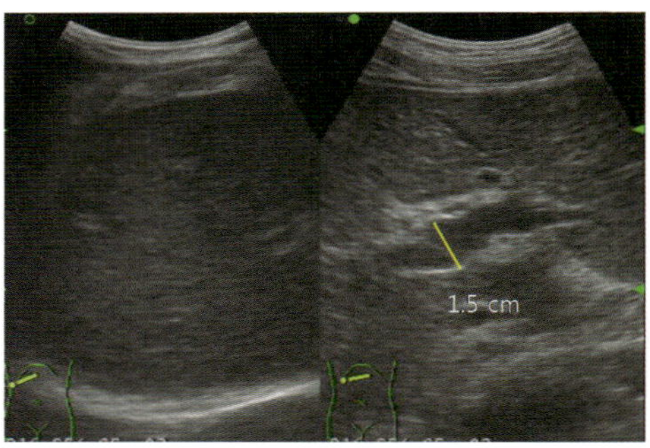<br> | · 간문맥 혈류속도의 감소<br>< 15cm/sec<br>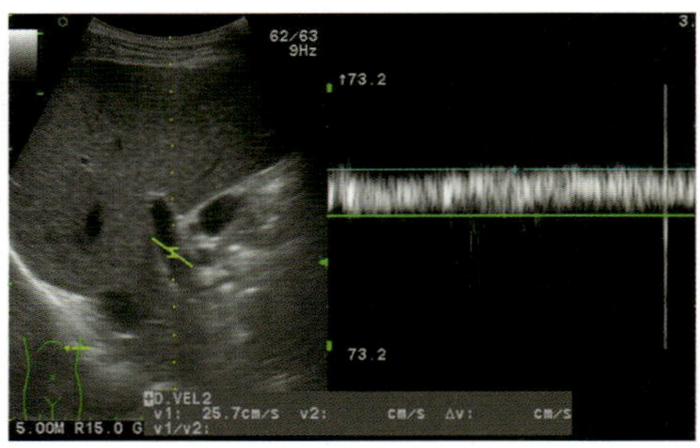<br> |
| · 간동맥 혈류속도의 증가 | · 간동맥-문맥 혈류속도비의 증가<br>> 3 |
| · 간정맥 혈류 형태<br>이상성(biphasic)이나 단상성(monophasic) 파형,<br>정상은 삼상성(triphasic) 파형 | |

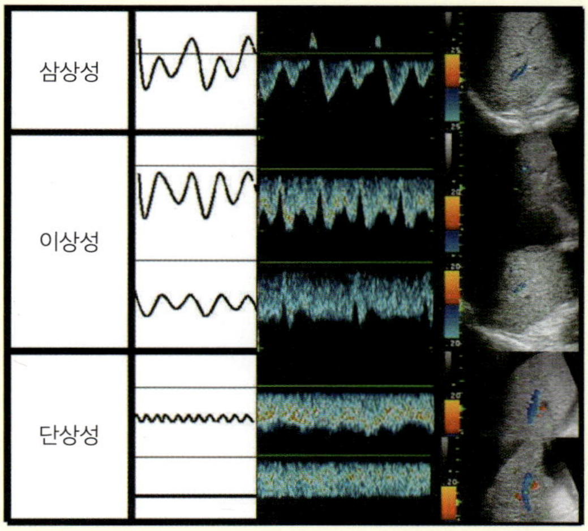


그림 2-99. 간경변증에서는 간정맥 파형이 변화한다.
삼상성→이상성 또는 단상성

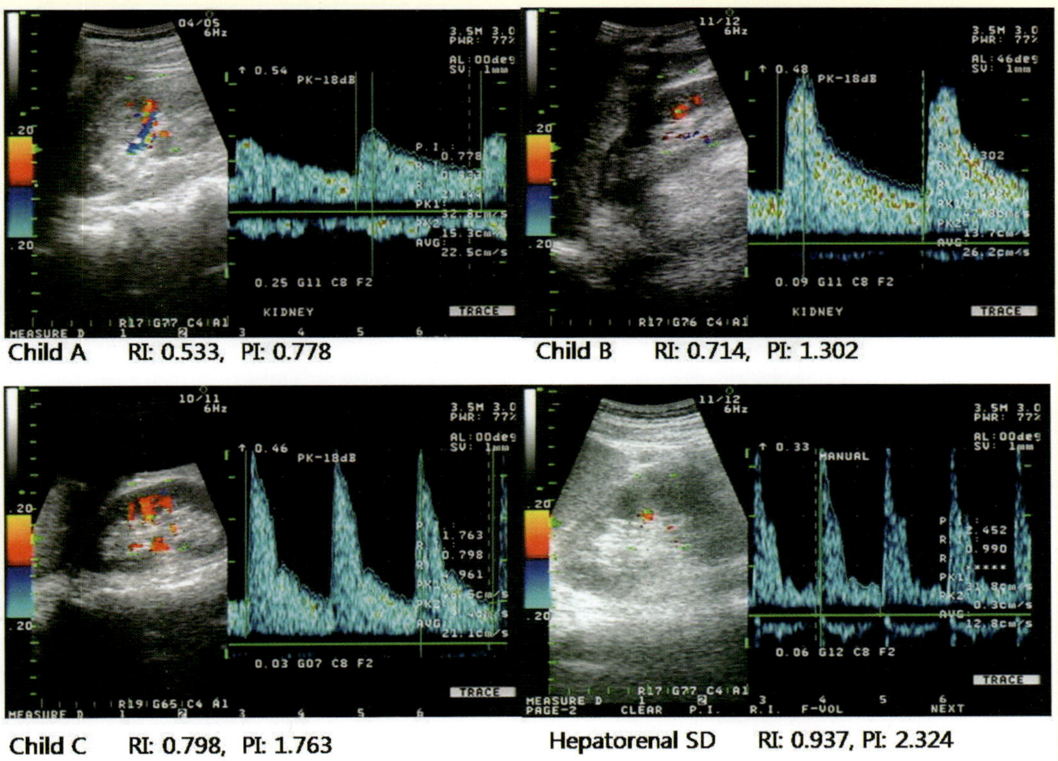


그림 2-100. 말기 간경변증: 신장동맥의 저항이 상승(제공: 백순구 교수)

### Keynote 2-13. 간경변증의 도플러 초음파소견

· 초음파상에서 질환의 진행이 관찰되는 경우
  - 원인 질환의 치료를 확인하여 질병의 진행을 막도록 한다.

· B형, C형 바이러스 간염, 그리고 여러 원인에 의한 간경변으로 간암의 고위험군인 경우에 초음파상 음영이 좋지 않을 경우
  - α-FP 확인 및 CT 또는 MRI 검사를 시행하여 간세포암종을 놓치지 않도록 주의한다.

· 진행된 간경변으로 간실질 전체에 걸쳐서 다발성의 재생결절을 동반하고 있는 경우
  - 미만형의 간세포암종을 동반할 수 있으므로 α-FP 확인 및 CT 또는 MRI 검사를 시행하는 것이 진단에 도움이 된다.

· 초음파상에서 2cm 미만의 작은 간암
  - 세밀히 초음파를 보아서 놓치지 않도록 한다.

· 초음파상 놓치기 쉬운 위치
  예) 환자에게 숨 들이쉬기를 충분히 시켜서 간의 돔 부위(S7, 8) 등을 최대한 관찰한다.

Case 15

## 지방간 Fatty liver

### 대표증례

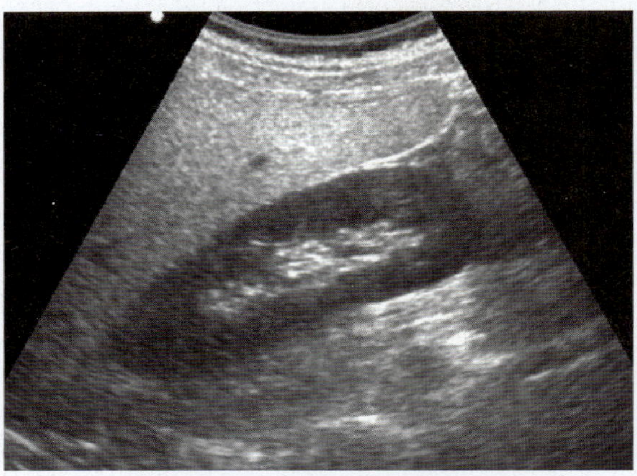

그림 2-101. 지방간의 초음파상

## 가. 지방간의 초음파소견상 특징

① 지방 침착에 의해 간의 에코수준이 높음. 즉, 간 실질에코의 상승을 보임

② 간의 심부에코가 감쇠됨

③ 간과 신장의 실질에코대조 echo contrast 가 상승 (간 > 비장 > 신장, 그림 2-101)

④ 횡격막과 간정맥 등 맥관이 불명확해짐

⑤ 그 외 간과 간 주위의 경계가 불명확해짐

⑥ 간과 담낭벽 경계도 불명확해짐

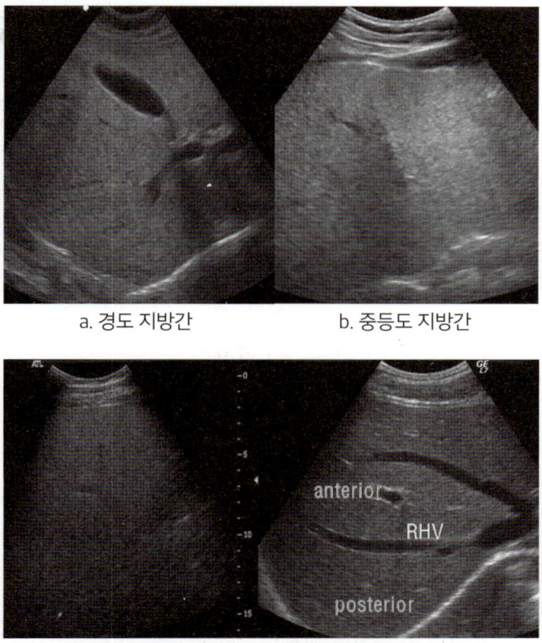


a. 경도 지방간 b. 중등도 지방간

c. 중증 지방간 d. 정상 간

그림 2-102. 지방간 침윤 정도

## 나. 불규칙한 지방간 침윤

① 국한성 지방침윤 focal fatty infiltration : 국한성으로 지방침윤 부위가 존재하는 경우(그림 2-103)

② 국한성 비지방침윤 fat sparing zone : 국한성으로 비지방침윤 부위가 존재하는 경우(그림 2-104)

③ 간구역형 segmental type : 맥관을 경계로 지방침윤 부위와 저지방침윤 부위가 존재하는 경우(그림 2-105)

④ 구역성 가성종양 징후 segmental pseudo tumor sign : 지방간의 가운데에 국한성으로 저지방침윤

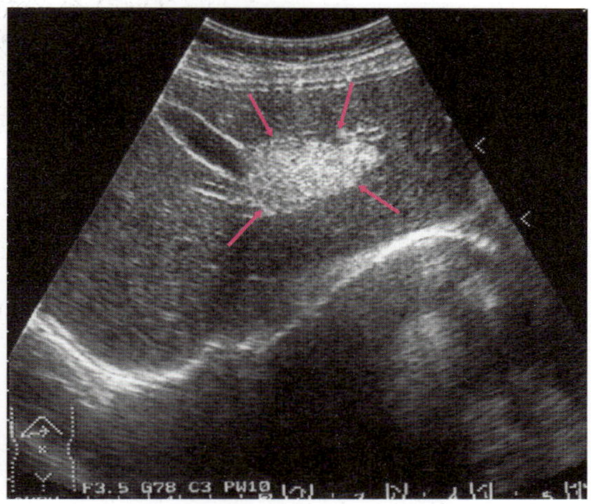


그림 2-103. 국한성 지방침윤
국한성으로 지방침윤이 보인다(→).

표 2-8. 지방간에서 지방침윤의 정도

| | |
|---|---|
| Grade 1(경도) | · 간실질의 밝기가 약하게 증강되어 보인다.<br>· 횡격막, 간내 주행 혈관이 정상적으로 잘 보인다. |
| Grade 2(중등도) | · 간실질의 밝기가 중증도로 증강되어 보인다.<br>· 횡격막, 간내 주행 혈관이 약하게 감쇠되어 보인다. |
| Garde 3(중증) | · 간실질의 밝기가 증강되어 보인다.<br>· 횡격막, 간내 주행 혈관과 간우엽 후구역의 영상이 크게 감쇠되어 보이거나 보이지 않는다. |

부위가 존재하여, 저에코성 종양이 있는 것처럼 보이는 것. 주로 담낭에 인접한 부위(그림 2-106), 문맥 횡행 부위 부근(S2, S4)(그림 2-107)에 자주 관찰됨.

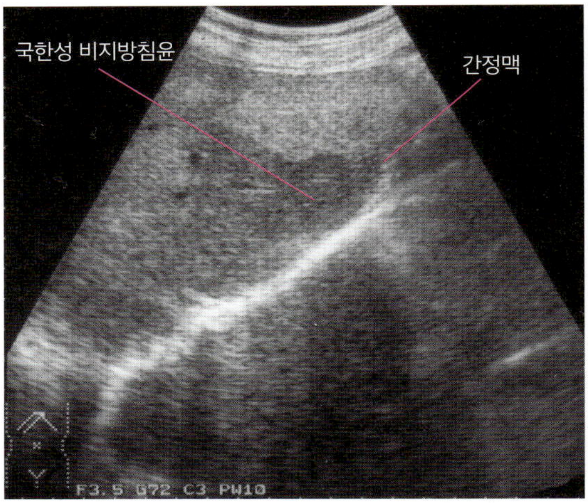


그림 2-104. 국한성 비지방침윤
우간정맥 주위로 국한성의 비지방침윤이 관찰된다.

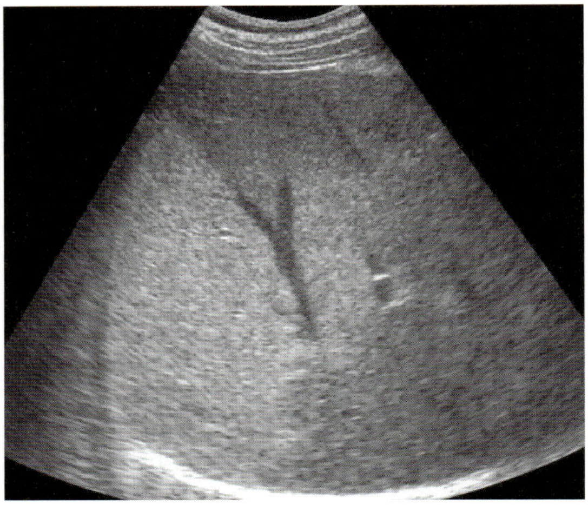

그림 2-105. 지방간
혈관 주행이나 혈관내강에 영향을 주지 않음.

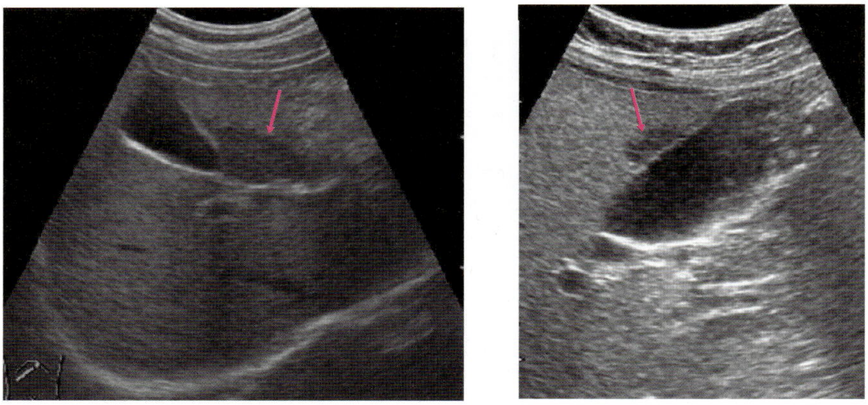

a b

그림 2-106. 구역성 가성종양 징후
담낭상 주위로 국한성의 비지방침윤이 관찰된다(→).

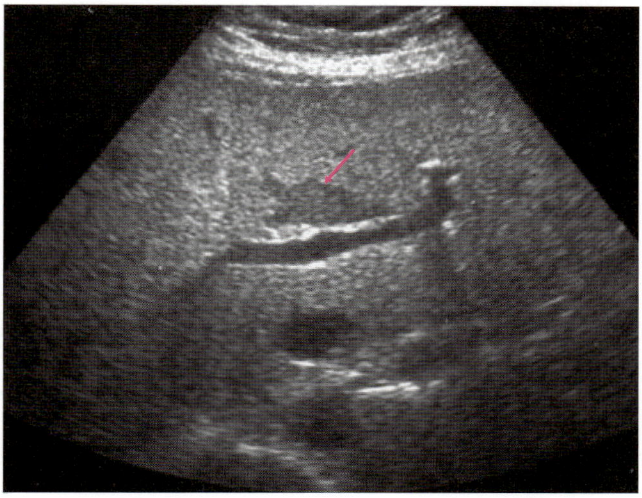

그림 2-107. 구역성 가성종양 징후
주문맥·횡행 부위에 국한하여 비지방침윤(→)이 관찰된다.

## Keynote 2-14. 국한적 지방변성의 초음파상 특징

· 발생과 소실 모두에서, 시간에 따른 빠른 변화를 보일 수 있다.
· 국소 혈관들의 주행이나 내경을 바꾸지 않는다(그림 2-107).
· 윤곽의 이상을 만들지 않는다(그림 2-108).
· 국한적 비지방침윤이 잘 생기는 부위
  - 간문에서 문맥의 전방
  - 담낭와(GB fossa)
  - 간의 경계부
· 국한적 지방침윤이 잘 생기는 부위
  - 간문에서 간문맥의 전방
· 지도형 지방침윤
  - 지도상의 경계부(그림 2-108, 109)

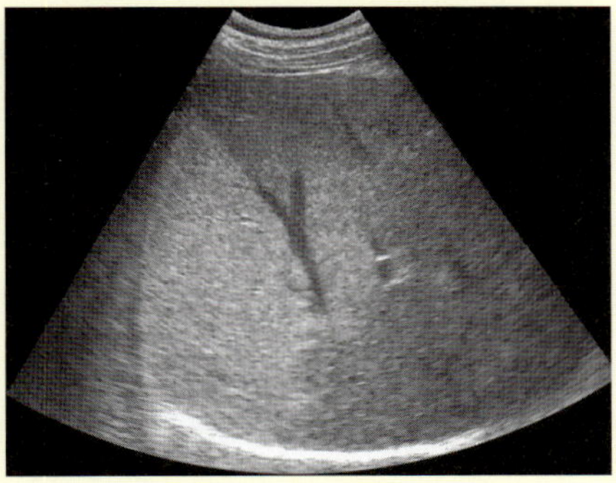

그림 2-108. 국한적 지방간
혈관 주행이나 혈관내장에 영향을 주지 않음.

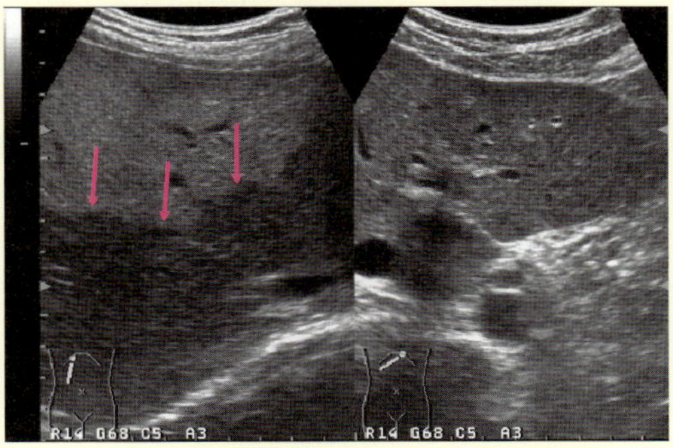


그림 2-109. 국한적 지방간(지도상 지방 비침윤 부위, →)

Case 16

# 울혈간 Congested liver

대표증례

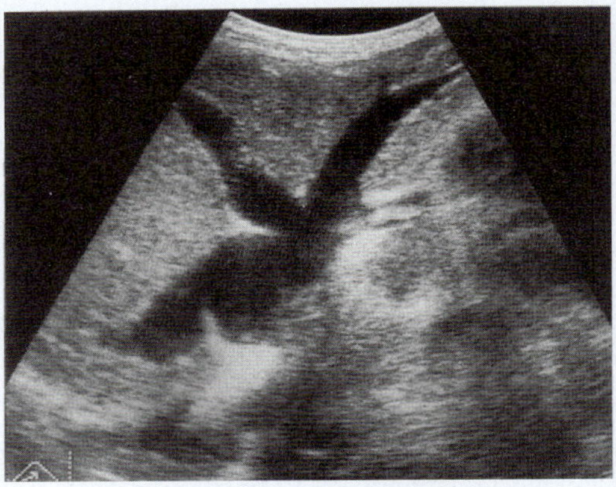

그림 2-110. 울혈간
간정맥의 심한 확장소견을 보인다.

## 가. 정상 간정맥의 초음파상(그림 2-111)

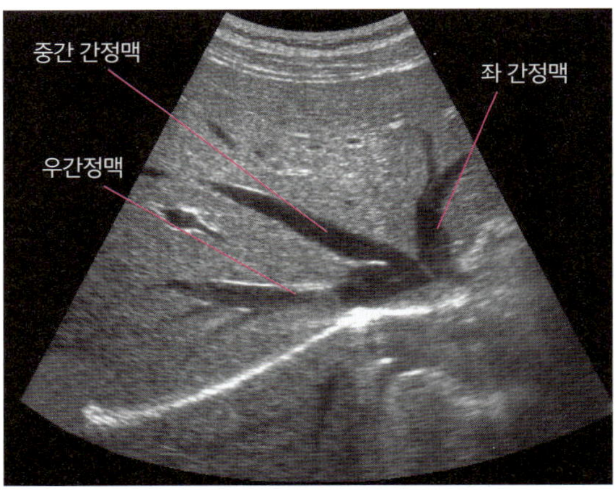


그림 2-111. 정상 간정맥
간정맥의 벽은 에코를 동반하지 않는다.

## 나. 울혈간의 초음파소견상 특징

① 간장비대
② 하대정맥 및 간정맥의 확장
③ 우심방의 확장
④ 늑막 및 심막 삼출액을 동반하는 경우도 있다.

초음파상 정상 간장의 크기는 여러 가지 방법에 의하여 측정되고 있으나, 복잡하고 정확하지 않아 실용적이 못 된다. 간단한 방법으로 우중쇄골선 right midclavicular line에서 종단직경이 12cm 이하(10.5 ±1.5cm)인 경우를 정상 크기로 본다. 참고로 1994년 대한초음파의학회에서 발표된 간장크기의 계측 방법을 소개하면 다음과 같다(그림 2-113, 114). 즉, 간우엽 횡단경 transverse diameter of right lobe은 주문맥이 분지하는 지점으로부터 우엽의 가장 외측지점을

## Keynote 2-15. 정상 간실질의 초음파상 및 크기

간실질의 초음파상은 균일하게 분포된 미세한 에코와 산재한 혈관의 단면상으로 구성되어 있으며, 에코의 강도는 신장의 실질과 같거나 약간 높고, 췌장과는 같거나 약간 낮다(그림 2-112a). 지방간이 있으면 간실질에코는 좀 더 높아지며(그림 2-112b) 만성간염과 간병변증이 생기면 간실질에코는 점차 거칠어지고 조잡해지며 에코강도도 다소 증가하게 된다(그림 2-112c). 간표면은 직선적으로 보이나 표면에 대해서 초음파 음속 beam이 직각으로 들어가지 않으면 다소 부정하게 보이기도 하며, 간의 변연부에 있어 건강인의 좌우양엽 선단은 예각을 나타낸다(그림 2-112d). 간변연을 평가할 때는 종단스캔으로 흡기상태에서 시행해야 하며 좌엽은 심와부의 정중선에서, 우엽은 우 중액와선 right midaxillary line 에서의 최대각도를 측정한다. 한편 내측구역의 변연은 건강인에서도 둔화된 경향을 보이므로 이 부위는 평가에 적합하지 않다.

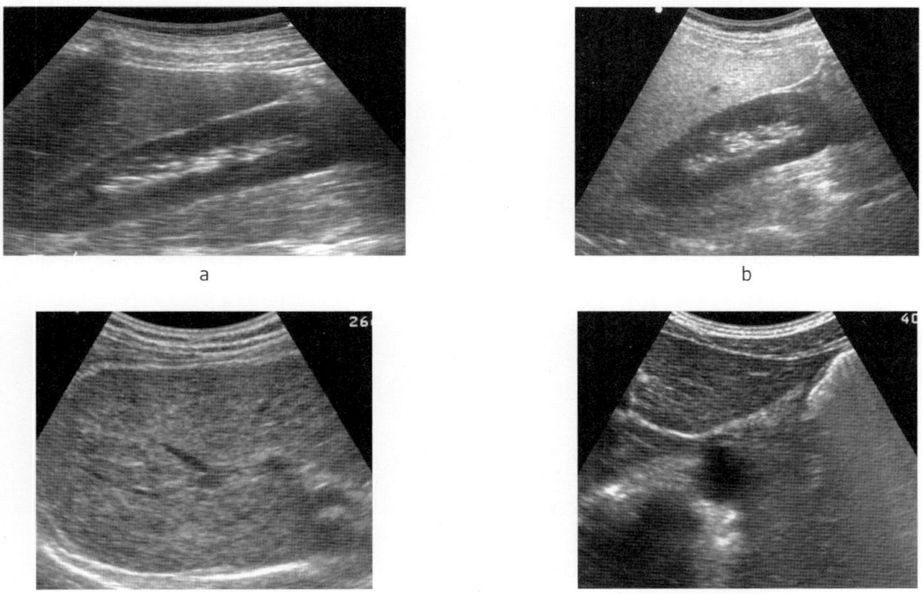


그림 2-112. 간실질의 초음파상

a. 정상 간과 신장의 실질에코, b. 지방간의 간실질에코, c. 만성간질환의 간실질에코, d. 정상 간의 좌엽선단은 예각을 보임.

연결한 횡단거리를 측정하고, 간미상엽의 횡단경 transverse diameter of caudate lobe은 미상엽 내측 첨단으로부터 주문맥의 좌우 분기점까지의 거리를 측정한다(그림 2-113). 간좌엽의 종단경 longitudinal diameter of left lobe은 흉골하각부 infrasternal angle, 좌우의 늑골궁이 만드는 각, 즉 흉골 검상돌기 xiphoid process로부터 정중선 종단스캔 middle longitudinal scan을 시행할 때 좌엽하단으로부터 최상부를 연결한 거리를 측정한다(그림 2-114). 그 전후경 AP diameter of left lobe은 간좌엽의 전상부와 후상부를 연결한 거리를 측정한다.

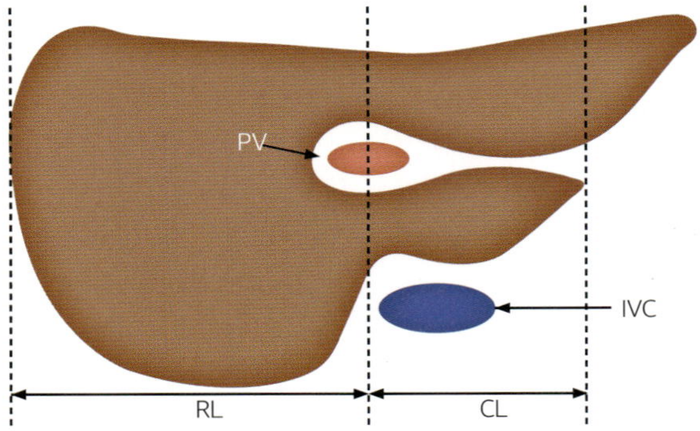


그림 2-113. 간장의 계측, 횡단스캔으로 우엽과 미상엽의 횡단경을 측정한다.
RL: transverse diameter of right lobe, CL: transverse diameter of caudate lobe, PV: portal vein, IVC: inferior vena cava

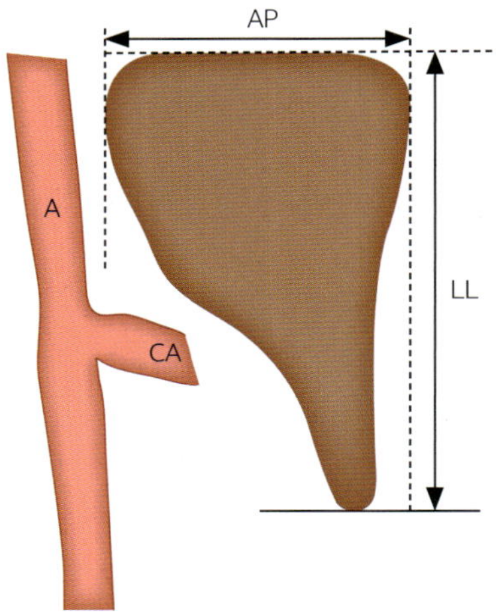


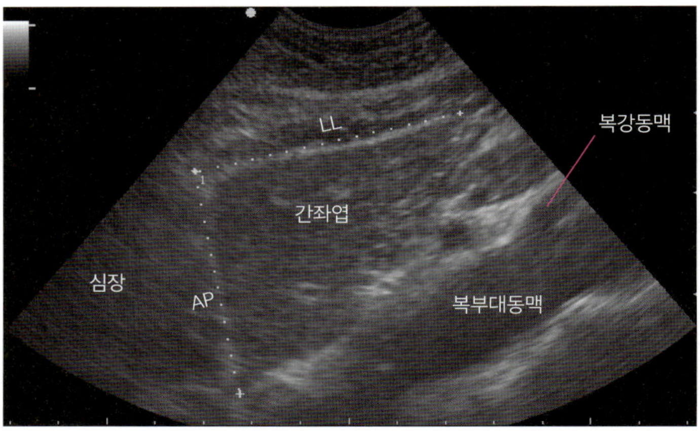


그림 2-114. 간장의 계측
간장의 종단스캔을 시행하여 전후(AP) 직경 및 종단(LL) 직경을 측정한다.
AP: anteroposterior diameter, LL: longitudinal diameter, A: 대동맥, CA: 복강동맥

표 2-9에 상기 방법으로 측정한 값을 나타내었다. 초음파로 간 크기를 평가하는 것은 매우 주관적인 것으로 정확한 측정을 위해서는 여러 방향에서 얻은 단층상들을 비교 분석해야 한다. 일례로 좌엽 및 우엽이 늑골궁하연 이하로 내려올 때는 간종대를 의심할 수 있고, 간의 변연이 정상적인 예각을 벗어나고 둥글고 뭉툭하게 보이면 여러 요인에 의한 비특이적인 간종대를 고려할 수 있다.

표 2-9. 한국인 정상 성인의 간계측치

| | 남자 | 여자 |
|---|---|---|
| 간우엽의 횡단경 | 10.86±0.25cm | 10.24±0.26cm |
| 간좌엽의 종단경 | 8.54±0.35cm | 8.54±0.27cm |
| 간좌엽의 전후경 | 5.82±0.18cm | 5.26±0.41cm |
| 미상엽의 횡단경 | 3.94±0.18cm | 3.71±0.11cm |

신경섭 등, 초음파상 한국 정상 성인 상복부 장기의 표준 평균치 측정, 1994년 연구과제결과보고. 대한초음파의학회지 1994

Chapter

# 3

# 담낭

## Gall bladder

Case 01

# 담낭담석증 Gall bladder stone

## 대표증례

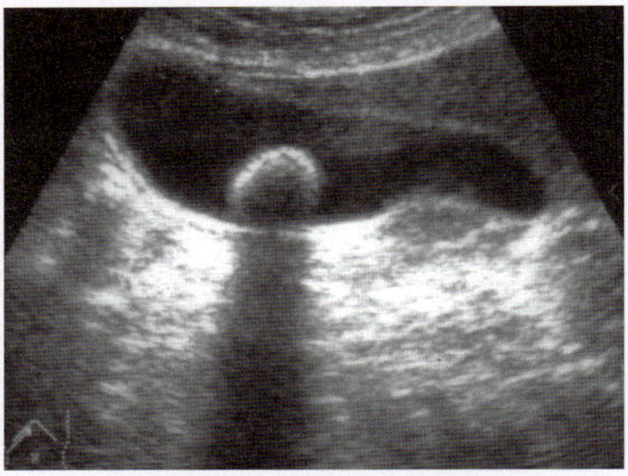

그림 3-1. 담낭담석
후부 음향음영을 동반한 전형적인 담석상

## 가. 전형적 담낭 내 담석증의 초음파소견상 특징(그림 3-2)

① 담낭내강에 강한 에코의 존재 direct sign

② 강한 에코 후방의 음향음영 acoustic shadow, sonic shadow, indirect sign

③ 체위변화에 따른 강한 에코의 이동 rolling stone sign, positional sign 그러나 담석이 담낭경부에 박혀있거나 담낭 내에 담석이 꽉 차 있을 때는 담석이 움직이지 않는다 shell sign.

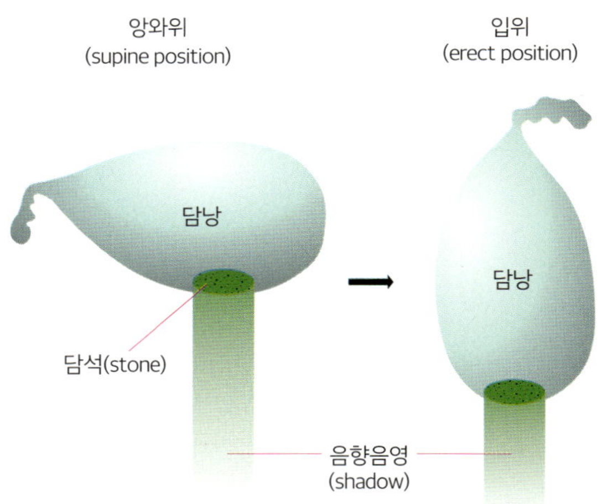


그림 3-2. 담낭담석의 초음파상 특징
체위의 변화에 따라 담석의 위치가 변화한다.

## 나. 담낭담석의 담석성분을 초음파상으로 추정할 수 있는가?

담석의 성분에 따라 담석 표면에 생기는 반원형 또는 초승달 모양의 높은 에코와 음향음영을 동반한다. 주요 성분에 따라 크게 콜레스테롤석(순수 콜레스테롤석, 혼합석, 혼성석)과 색소담석(빌리루빈 칼슘석과 흑색석)으로 나눈다.

### ① 순수 콜레스테롤석(Cholesterol stone)

담석의 표면에서 내부에 걸쳐 서서히 담석에코가 감쇠 attenuation 되고 음향음영이 나타난다(그림 3-3).

### ② 혼합석(Mixed stone)

초음파소견으로는 결석의 전면만 보이고 두께나 에코강도가 균일하지 않다. 담석은 다수인 경우가 많다(그림 3-4).

### ③ 혼성석(Combination stone)

곡선상의 고에코와 명확한 음향음영을 나타낸다. 혼성석은 중심부에 콜레스테롤석을 핵으로 주위를 빌리루빈 칼슘성분이나 흑색석 성분이 둘러싸고 있다. 초음파상 담석 전면에는 폭이 좁은 고휘도에코상을 보이고 후방에는 뚜렷한 음향음영을 동반한다(그림 3-5).

### ④ 색소결석(Pigment stone)

담석의 거의 전체상이 초음파상 나타나며 후방의 음향음영이 약하게 나타난다(그림 3-6).

## 다. 담낭담석과 감별이 필요한 질환

① 담낭벽의 주름 mucosal folds
② 담낭용종(그림 3-7, 8)
③ 담즙앙금공 sludge ball (그림 3-9)
④ 장관내 가스(특히 대장내 가스)
⑤ 담낭 내 장관음식물 찌꺼기(담낭 공장문합술의 경우)

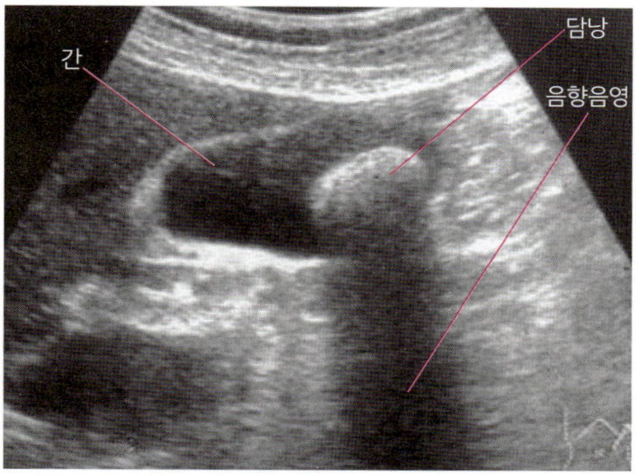


그림 3-3. 순수 콜레스테롤석

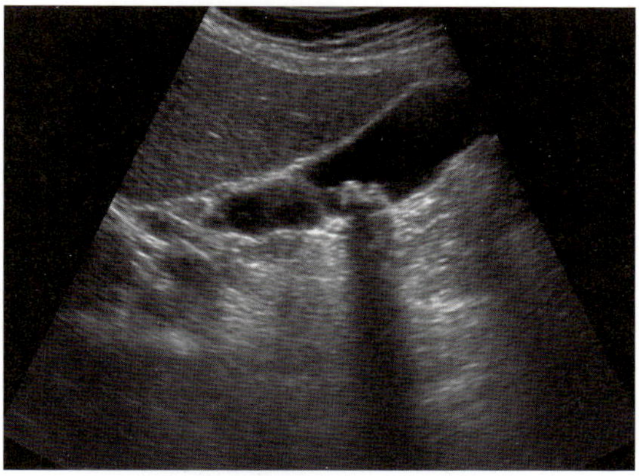

그림 3-4. 혼합석

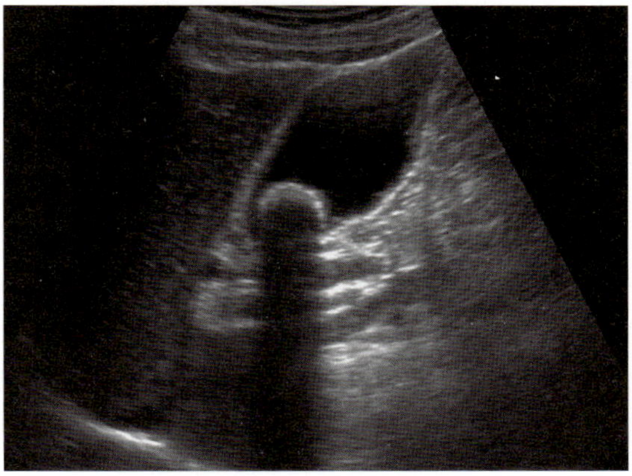

그림 3-5. 혼성석

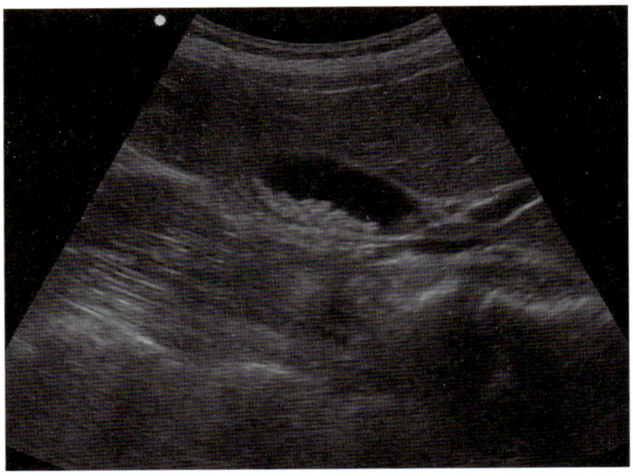

그림 3-6. 색소성 결석

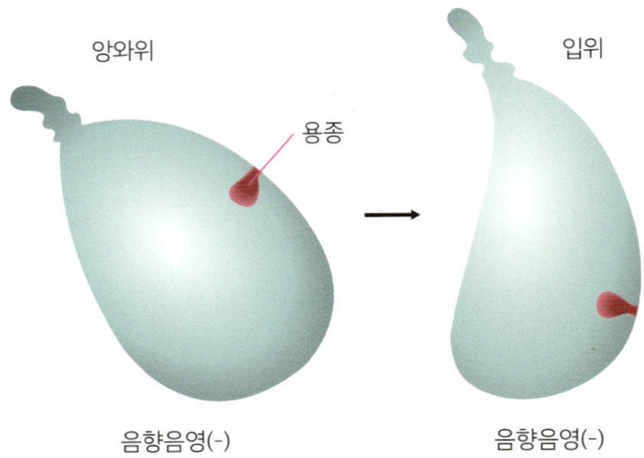


그림 3-7. 담낭용종의 초음파상
체위를 변화시켜도 용종의 위치는 변하지 않는다.

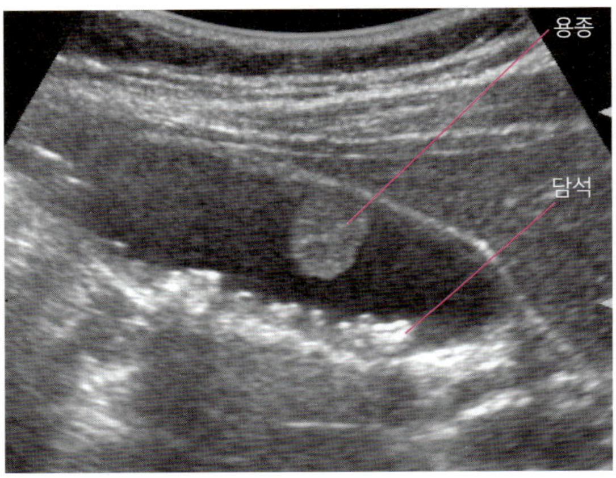


그림 3-8. 선종성 용종의 초음파상
용종의 경계가 비교적 매끈하며 균일한 내부에코의 종괴소견을 보인다. 다수의 작은 담석이 동반되어 있다.

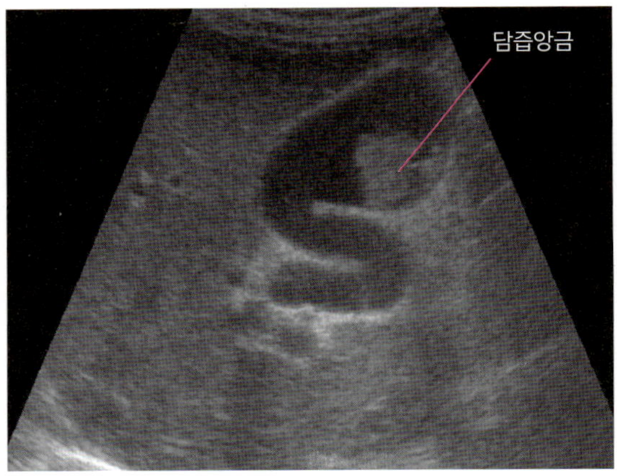


그림 3-9. 후방의 음향음영을 동반하지 않는 담낭 내 담즙앙금

## 라. 담낭담석과 담낭용종의 감별

| | 담낭담석 | 담낭용종 |
|---|---|---|
| 담낭내강의 강한 에코<br>(direct sign) | + | + |
| 후방음향음영<br>(indirect sign) | + | - |
| 체위변화에 따른 내부에코의 이동<br>(positional sign) | + | - |

## 마. 담석과 장관가스의 초음파상 감별점 (Clean and dirty shadow)

초보자들이 담석의 진단에 있어서 흔히 오류를 범하기 쉬운 것 중 하나가 장관내 가스상이다. 이들을 감별하는데 있어 소위 말하는 'clean and dirty shadow'(그림 3-10, 11)가 많은 도움이 된다. 그림 3-10, 11에서와 같이 담석의 후방에 생기는 음향음영은 담석의 바로 아래에서 뚜렷하게 보이는데 이

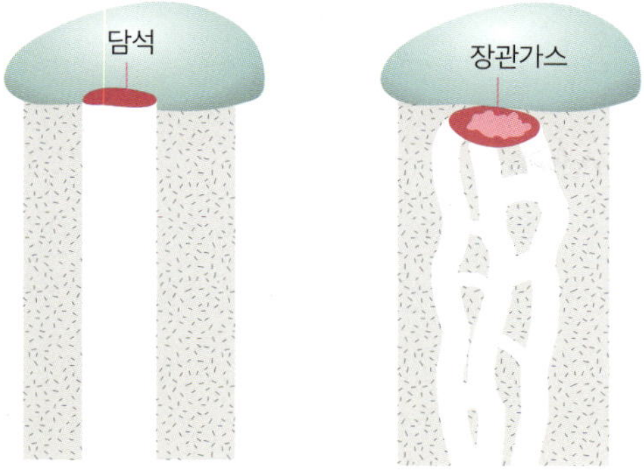


a b

그림 3-10. 담석과 장관가스와의 감별
a. clean shadow, b. dirty shadow

를 'clean shadow'라 한다. 이에 반해 가스에 의한 경우는 장관내 가스의 바로 아래에서 선명치 않은 음영을 나타내는데 이를 'dirty shadow'라 한다.

## 바. 담낭담석의 진단에 있어 체위변화의 중요성

담낭담석을 의심할 때 환자의 체위를 앙와위 supine position 에서 좌측와위 left lateral decubitus position 또는 우전사위 right anterior oblique position 로 바꾸어 가면서 초음파검사를 시행해야 한다. 경우에 따라 환자를 앉히거나 세운 상태에서 검사를 하기도 한다. 이렇게 함으로써 담낭경부에 숨어있는 담석이 보이기도 하고 용종과 담석의 감별에도 도움이 된다. 특히 음향음영이 잘 나타나지 않는 작은 담석의 검사를 할 때에 체위변화를 시키면 작은 담석들이 한곳에 뭉쳐 음향음영이 나타나서 쉽게 진단 내릴 수 있다.

마찬가지로 담낭후벽에 얇은 층을 이루는 작은 담석들은 담낭벽 자체와 구분이 안 되어 오진하는 수가 있는데(그림 3-12), 이는 담낭벽 자체의 높은 반사나 담낭 주위에 인접된 장관내 가스에 의해 방

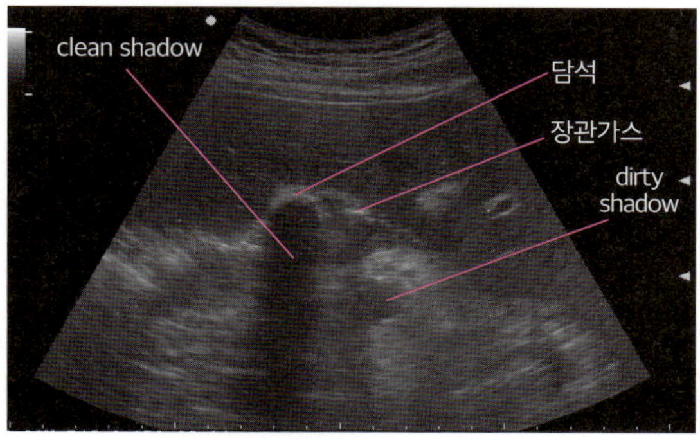


a

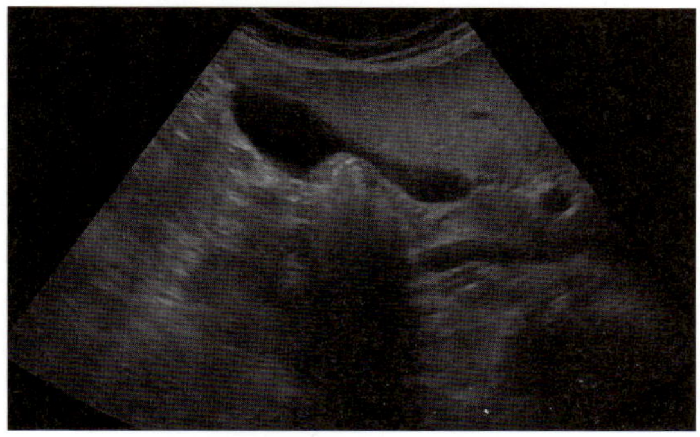

b

그림 3-11. 수축된 담낭 내의 담석(a)과 장관가스(b)

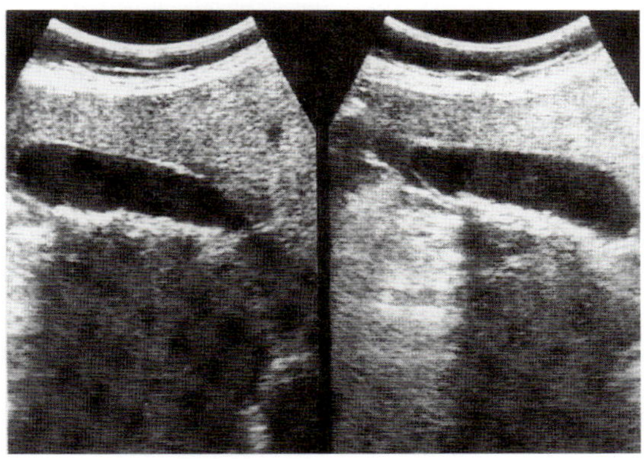

a b

그림 3-12. 담낭후벽에 얇은 층을 이루는 작은 담석상
a. 담낭후벽에 얇게 층을 이루어 담낭벽과 담석의 구분이 뚜렷하지 않음.
b. 체위변동이나 시간이 지나면 미소담석들이 약간 두껍게 층을 이루어 담석상이 뚜렷해지며 후방음영도 뚜렷이 나타난다.

해를 받기 때문이다. 이 경우에도 체위를 변화시키면 담낭내강을 지나면서 부유하는 담석을 관찰할 수 있고, 이들 작은 담석들이 한데 뭉쳐 후부 음향음영이 뚜렷해져서 진단에 도움이 될 수 있다.

드물게는 부유담석들이 담낭전벽에 부유하여 담낭내강이 잘 보이지 않게 되는데 이 경우에도 환자 체위를 변화시켜보면 부유담석이 움직이는 것을 관찰할 수 있어 쉽게 진단을 내릴 수 있다.

## 사. 초음파검사상 담낭이 보이지 않는 경우

① 수축된 담낭 내에 담석이 충만된 경우 stony gall bladder (그림 3-13)

② 환자가 금식하지 않은 상태

③ 담낭관 상부의 담도 폐쇄

④ 선천적 무담낭증 congenital agenesis of gall bladder

⑤ 담낭이 아주 작은 경우나 수기상 오류

⑥ 담낭적출술 후 상태 postcholecystectomy state

이는 수축된 담낭에 담석이 꽉 차있기 때문인데, 이때는 담석의 전면에서 생기는 그림자 때문에 담낭내강이 보이지 않고 가느다란 무에코의 공간으로 분리된 두 줄의 궁상 arc 에코와 그 후방에 음향음영을 나타내는 특이한 초음파상을 관찰할 수 있다. 상층에 있는 궁상에코는 담낭벽에 의한 것이고, 하층의 궁상에코는 담석에 의한 것이며 그 사이의 무에코 공간은 담즙에 의해 생긴 초음파상이다(그림 3-13). 이를 소위 'double arc shadow 징후' 또는 'WES(W Wall, E, Echo of the stone, S, Shadow) 삼주징 triad'이라 표현하기도 한다.

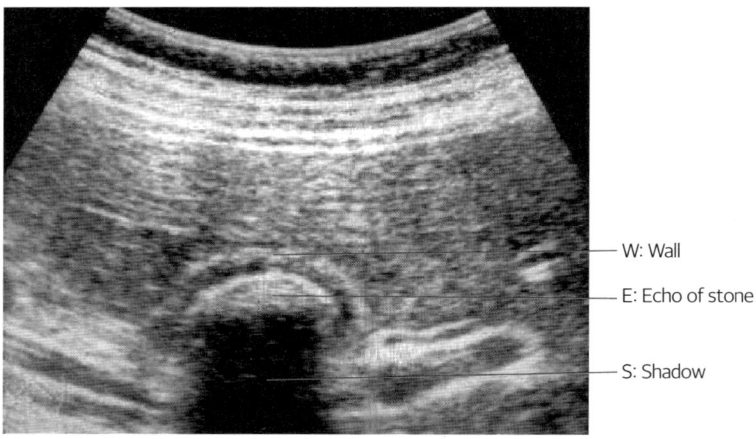


그림 3-13. Stony gall bladder double arc shadow 징후, WES 삼주징

# 급성담낭염 Acute cholecystitis

Case 02

대표증례

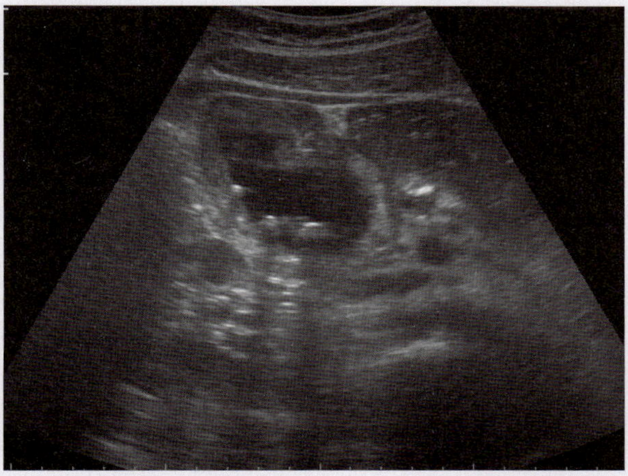

그림 3-14. 급성담낭염
담낭벽의 비후와 다발성 담석이 보임.

## 급성담낭염의 초음파소견상 특징

① 담낭 내 담석이 동반(그림 3-14)
② 담낭이 팽만되고 커짐(장경이 9cm 이상, 단경이 4cm 이상)
③ 담낭벽이 두꺼워짐(3mm 이상)(그림 3-14).
④ 3층구조를 보이기도 함(그림 3-15)
⑤ 담낭 주위의 액체상
주위: 농양이나 삼출액의 저류 등 병변이 진행한 급성담낭염의 소견을 보임.
⑥ 부수 소견으로는 초음파탐촉자로 누르면 담낭 부위의 압통 ultrasonic Murphy sign 을 보임

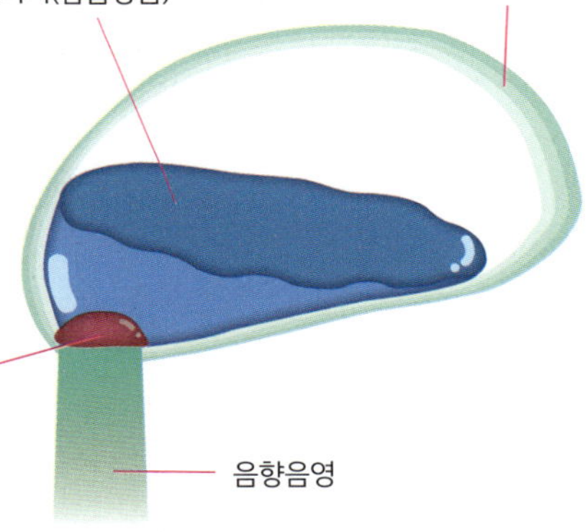


그림 3-15. 급성담낭염
담낭경부에 담석이 박히면 담낭벽은 두꺼워지고 3층구조로 된다.

Case 03

# 만성담낭염 Chronic cholecystitis

### 대표증례

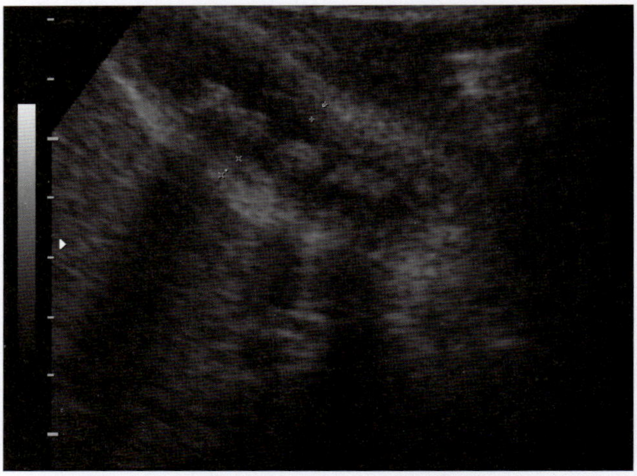

그림 3-16. 만성담낭염
담낭내강이 위축되어 있고 벽이 두꺼워져 있으며 다수의 담석이 보임.

## 만성담낭염의 초음파소견상 특징

① 담낭벽의 비후(비교적 불균일), 벽에코는 증가(3층구조는 보이지 않음)

② 담낭 내에 담석

③ 담낭내강의 위축

# 담낭용종 Gall bladder polyp

Case 04

대표증례

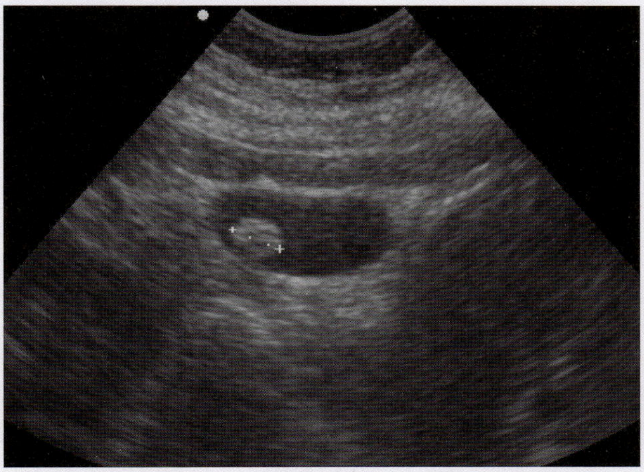

그림 3-17. 담낭용종
담낭 내에 작은 융기성 종괴가 벽에 보이고 음향음영이 동반되어 있지 않다.

## 가. 담낭용종의 초음파소견상 특징

① 담낭벽의 작은 융기성 종괴 모양의 초음파상(그림 3-17, 18)

② 고에코에서 등에코의 융기성 작은 종괴 모양 초음파상

③ 음향음영이 없다(그림 3-17, 18).

④ 체위변화를 시켜도 용종의 위치가 변하지 않는다.

⑤ 크기가 10mm를 넘는 경우 담낭암과의 감별을 요함

## 나. 콜레스테롤 용종과 선종성 용종의 감별

① 콜레스테롤 용종이 비교적 많고 크기가 10mm 미만으로 다발성인 경우가 많다(그림 3-20).

② 콜레스테롤 용종은 유경성으로 뽕나무 열매 모양이나, 유두상인 경우가 많다(그림 3-20).

③ 선종성 용종은 콜레스테롤 폴립보다도 에코가 낮고 크기가 좀 더 크며, 유두상 또는 편평 융기상인 경우가 많다.

## 다. 감별이 필요한 질환

① 작은 담낭결석: 음향음영이 있고 체위변화에 따라 담석의 위치가 변함

② 담낭암: 담낭벽에 융기성 병변의 크기가 15mm 이상의 것은 담낭암의 가능성이 있음. 종양의 표면이 불균일하고 융기성 병변은 담낭벽에서 넓은 저변을 보임.

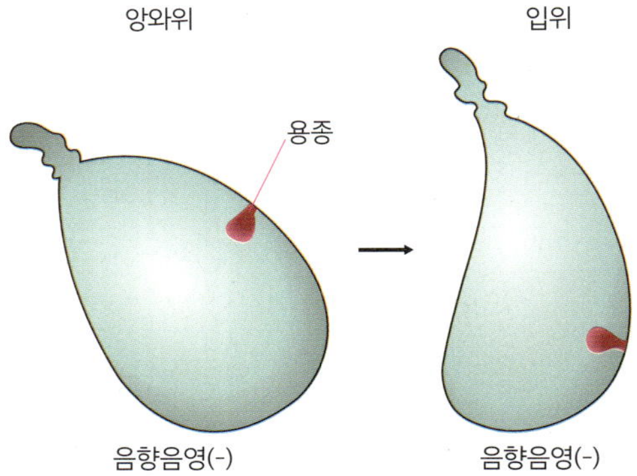


a

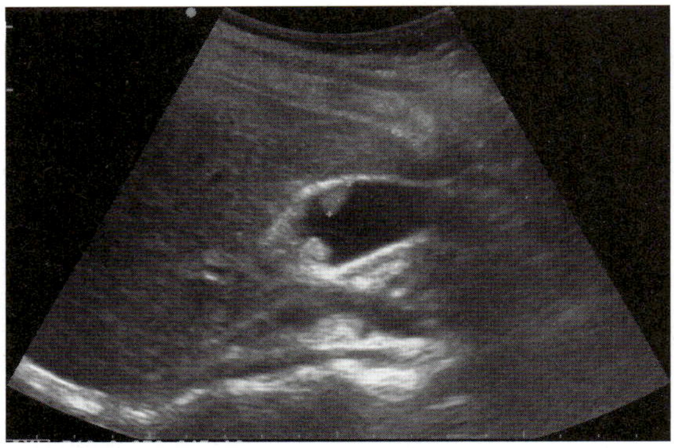

b

그림 3-18. 담낭용종의 초음파상

a. 체위를 변화시켜도 용종의 위치는 변하지 않는다.
b. 담낭용종: 다발성 용종이 체위변화에도 변화가 없다. 담낭벽 상부에 용종이 부착된 상태를 보임.

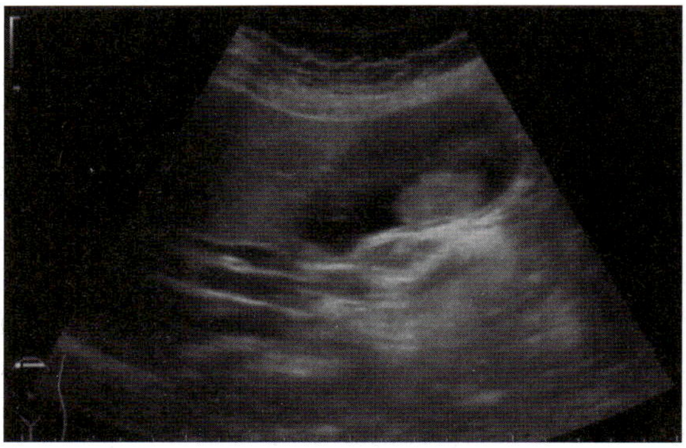

a. 복부초음파상

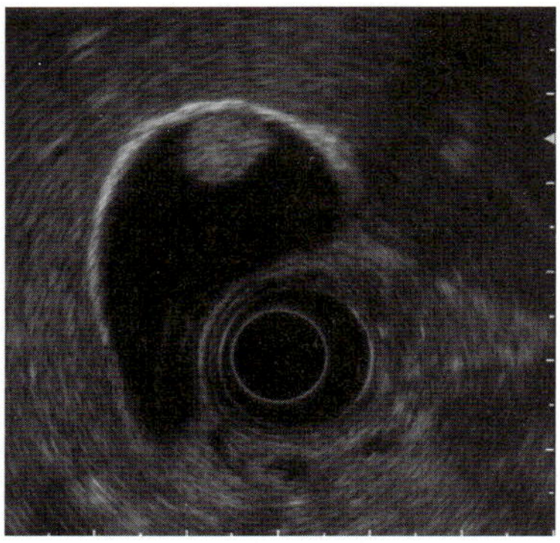

b. 초음파내시경상

그림 3-19. 선종성 용종의 초음파상

용종의 모양이 비교적 매끈하며 균일한 내부에코의 종괴소견을 보인다.

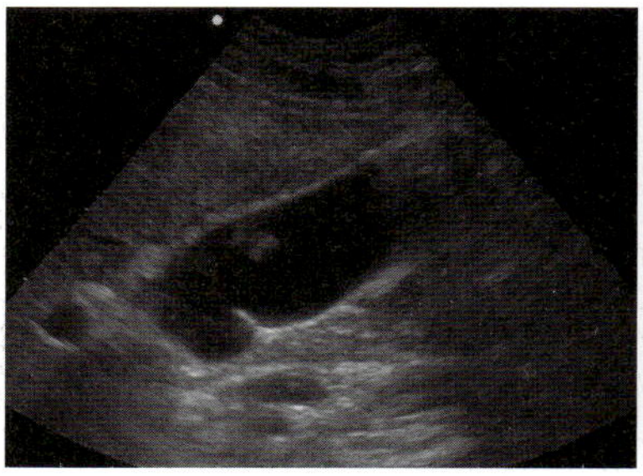

a

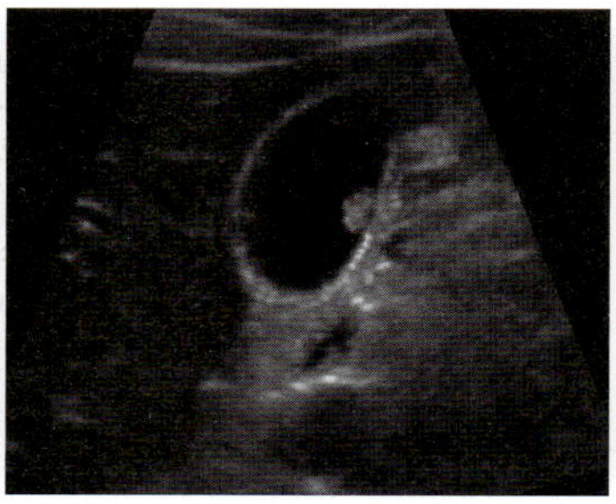

b

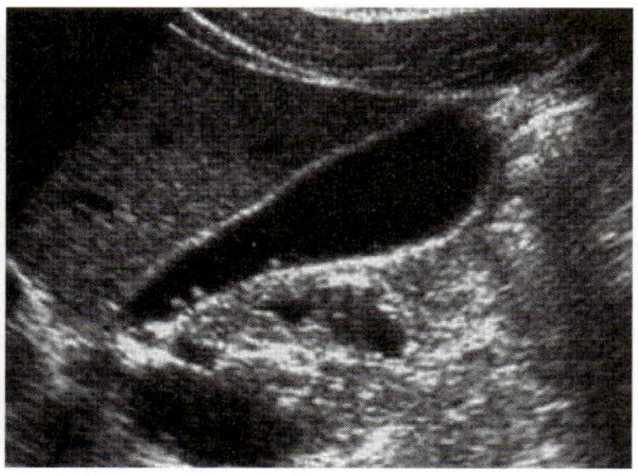

c

그림 3-20. 콜레스테롤 용종의 특징적인 초음파상

a, b. 담낭의 모양이 양딸기 모양으로 표면이 과립상으로 유원형이며 고에코로 관찰된다.
c. 다발성으로 여러 개의 작은 용종이 후부 음향음영이 없이 담낭벽에 부착되어 있다.

## Keynote 3-1. 담낭용종양 병변의 추적관찰 및 치료방침

용종의 감별진단에 있어 순수하게 초음파영상만으로 감별할 수 있으면 이상적이나 현재로는 초음파영상만으로는 감별진단이 곤란한 경우가 많기 때문에 용종의 크기에 따라 치료 및 경과관찰을 정하게 된다.

담낭용종양 병변의 크기에 대한 양악성은, 10mm 이하에서도 암이 존재하고 10mm 이상에서도 양성 병변이 보이기 때문에 확정적인 진단 근거는 없다. 그러나 통계적으로 보면 5mm 미만에서는 95.4%가 양성 병변이고, 16mm 이상에서는 암이 61%를 차지하므로 15mm 이상을 악성으로 대응하는 것이 타당하다는 보고도 있지만 5mm 미만의 암도 존재하는 것을 잊어서는 안 된다. 따라서 1cm 이하에서는 경과관찰을 하며 3개월 후 재검을 한다. 1~2cm인 경우는 생검을 실시하고 2cm 이상은 암을 의심하는 것이 좋다고 주장하는 사람도 있다.

연구자와 임상가에 따라 다르지만 우선 5mm 미만은 매 1년에 1회의 검사, 5~8mm 이하는 6개월 후 재검하고 변화가 없으면 그 후는 년 1회로 검사한다. 8mm 이상의 용종성 병변은 EUS 상 콜레스테롤 용종으로 진단되면 년 1회의 재검을 한다.

그러나 콜레스테롤 용종이라고 진단하기 어려운 경우에는 6개월마다 재검을 한다. 한편 수술의 적응증으로는 ① 초음파영상을 충분히 고려하여 직경이 10mm 이상으로 EUS 상 콜레스테롤 용종으로 진단되지 않은 것, ② 경과관찰 중 직경이 3mm 이상 확실히 커진 경우에는 수술을 시행하도록 하나 가능한 한 불필요한 수술을 피하도록 노력해야 한다.

표 3-1. 담낭용종의 초음파 추적 검사

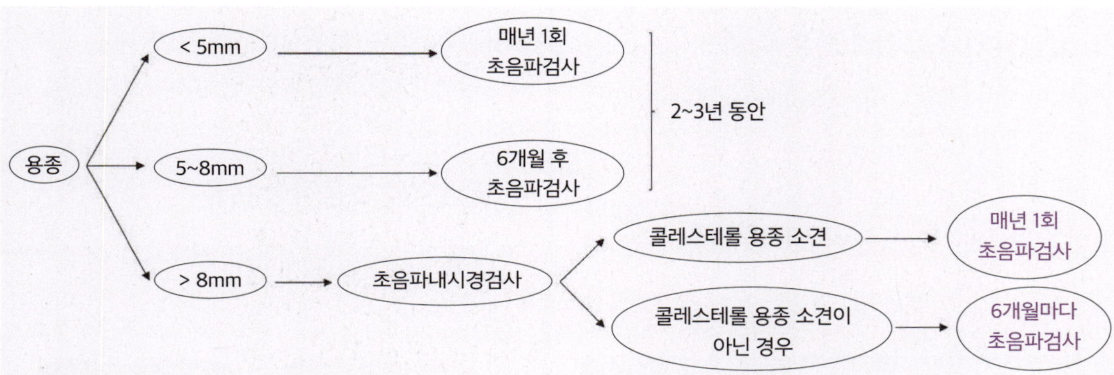


표 3-2. 담낭 절제수술을 고려해야 하는 조건

| |
|---|
| ① 용종 크기가 15mm 이상 |
| ② 숫자가 1개이고 융기성 병변이 담낭벽에서 넓은 기저부를 보이는 경우 |
| ③ 담석이 동반되어 있는 경우 |
| ④ 정기적 초음파검사상 갑자기 크기의 변화를 보이는 경우 |
| ⑤ 50세 이상인 경우 |
| ⑥ 초음파내시경검사상 용종이 간실질에코와 비교하여 등에코나 저에코를 보이거나 분엽상을 보이거나 용종 내부에 저에코를 보이는 경우 |

Case 05

# 담낭암 Gall bladder cancer

대표증례

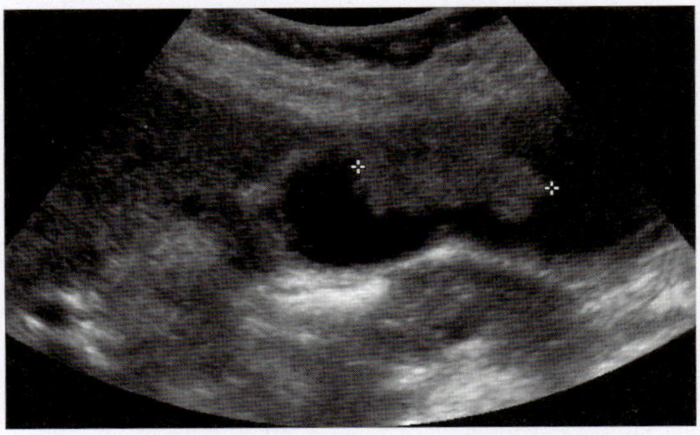

그림 3-21. 담낭암의 초음파상
담낭벽 일부에 큰 종괴가 부착되어 있고 벽비후를 보임.

## 가. 담낭암의 초음파소견상 특징

① 담낭벽의 일부 또는 전체적인 비후(그림 3-21)
② 담낭점막면의 불균일한 상
③ 담낭벽의 비후 부분의 에코상의 저하
④ 간과 담낭 변연과의 불분명한 경계(그림 3-24)
⑤ 담관협착 또는 확장상(고도의 진행 예)
⑥ 담낭내강으로 돌출한 융기상(그림 3-21, 25)

## 나. 담낭암의 초음파상 분류

담낭암의 초음파상 분류에 관해서는 여러 가지

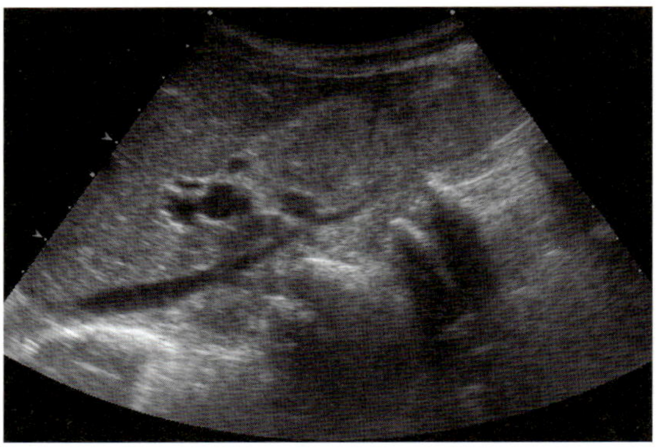

그림 3-22. 담낭암(제 I형)

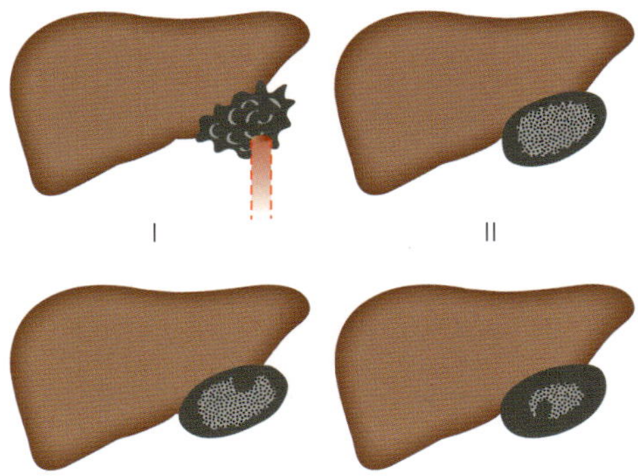


그림 3-23. 담낭암의 초음파상 분류(Yeh의 분류)

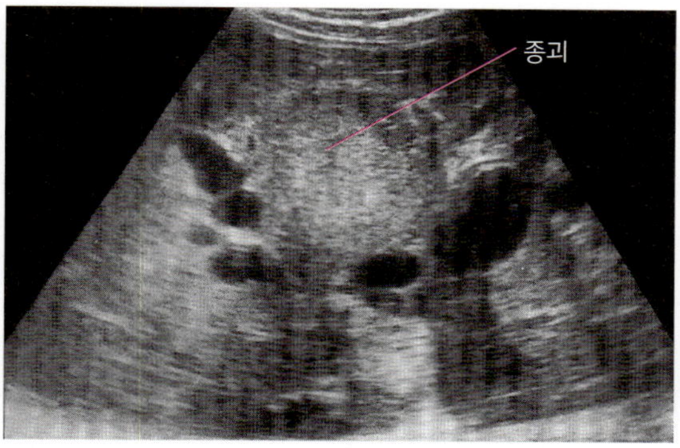


그림 3-24. 담낭암(제 I b형)
담낭의 내강은 관찰되지 않고 담낭벽의 변연 부위가 불명료하여 충실성 종괴(solid mass)로 차있다.

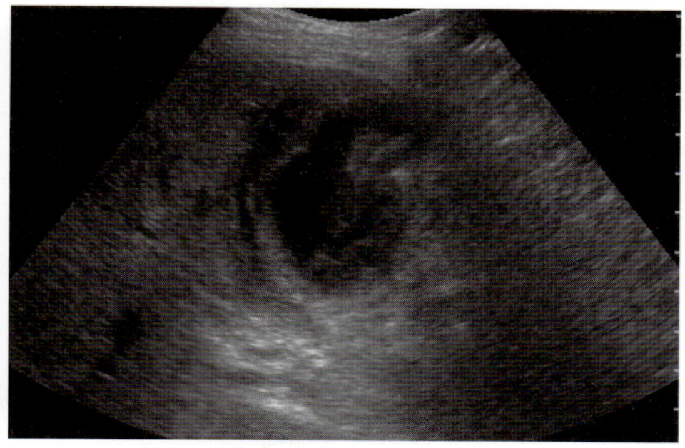

그림 3-25. 담낭암(제 II 형)
담낭의 내강 내로 돌출하는 용종 양상의 융기성 종괴로 관찰되며 담낭벽비후소견을 보인다.

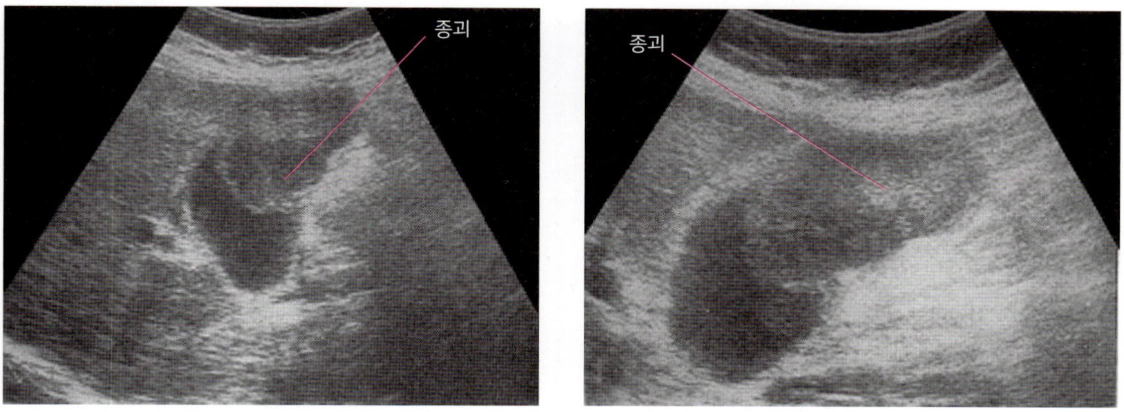


a b

그림 3-26. 담낭암(제 III 형)
a, b. 불균일한 고에코의 경계를 갖는 저에코성 종괴가 담낭벽의 일부를 차지하고 있으며 담낭내강으로 자라는 양상을 보인다.

보고된 문헌이 있지만 가장 잘 알려진 Yeh의 분류(6)를 보면 다음과 같다(그림 3-23). 즉, 주병변으로 종괴가 담낭내강을 점유한 제 Ⅰ형(담낭 내에 미만성의 약한 에코로 점유된 경우를 Ⅰa, Ⅰa에 추가해서 중심부에 강한 에코를 동반한 경우를 Ⅰb)(그림 3-22, 24), 종양이 담낭벽을 침윤하여 담낭벽비후를 보이는 제 Ⅱ형(그림 3-25), 작은 융기성 종괴를 나타내는 제 Ⅲ형(그림 3-26)과, Ⅱ형과 Ⅲ형이 혼합되어 있는 Ⅳ형(그림 3-27)으로 분류하고 있다.

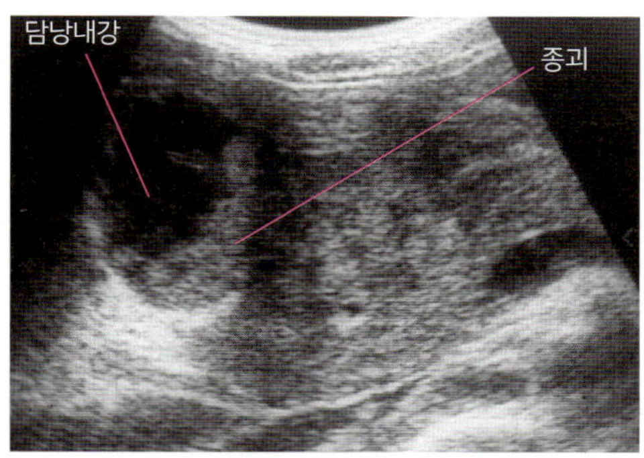


그림 3-27. 담낭암(혼합형)(제Ⅳ형)
담낭내강은 좁아져 있고 담낭벽의 비후와 함께 비후된 담낭벽 후부로 간과의 경계가 불명확한 담낭종괴가 관찰된다.

Case 06

# 담낭 선근종증 Gall bladder adenomyomatosis

## 대표증례

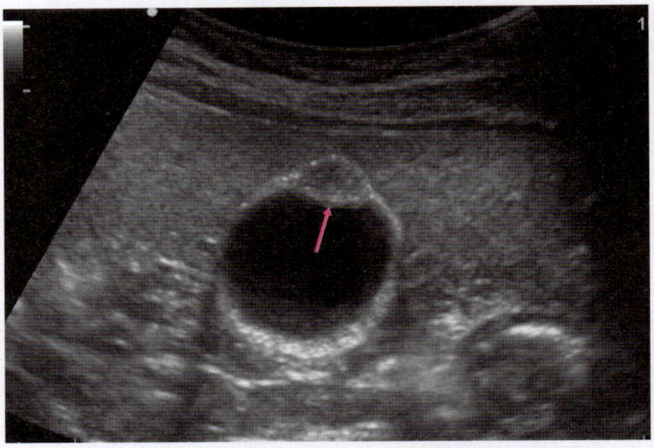

그림 3-28. 담낭 선근종증
담낭벽의 부분적 비후(→)를 보임.

## 가. 담낭 선근종증의 초음파소견상 특징

① 담낭벽비후, 부분(그림 3-28) 또는 전체적(그림 3-32, 33)

② 비후된 벽내에 보이는 무에코 또는 저에코의 작은 원형 주머니 형상이 보임. 담낭벽 내에 게실형성 Rokitansky Aschoff sinus, RAS (그림 3-29)

③ 다수의 혜성꼬리 징후 comet tail sign (그림 3-34)가 보임. 초음파의 해상력으로는 RAS를 직접 관찰할 수 없지만 RAS 내에 담석이 생긴 경우, 담석에 의해 강한 에코를 나타내게 되고 그 후방에 혜성꼬리 징후가 나타남.

④ 담낭내강이 분절상으로 변형을 보이기도 함(그림 3-29~32).

## 나. 담낭 선근종증의 분류

Jutras(4) 등은 generalized, segmental, fundal과 같이 3가지 형태로, Aguirre(5) 등은 generalized, annular, segmental, fundal과 같이 4가지 형태로 분류하였다. 그러나 윤상형 annular type 은 분절형 segmental type 의 초기단계로 간주하여 미만형 generalized type , 분절형 segmental type , 저부형 fundal type 의 3가지로 분류(그림 3-32)되는 것이 많이 쓰이고 있다.

이를 자세히 살펴보면 담낭벽비후의 특징에 따라 담낭의 전벽이 광범위하게 비후된 미만형 또는 광범위형 generalized or diffuse type , 병변이 일부에 국한되어 담낭벽이 전주성으로 비후되어 있고 반월상이나 삼각형상으로 비후되어 병변이 담낭벽의 양측에 보

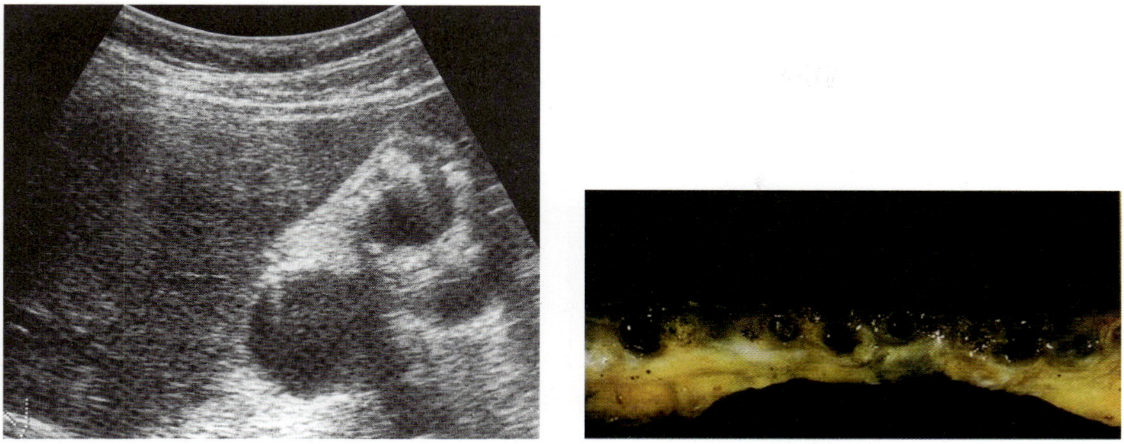

a b

그림 3-29. 담낭 선근종증의 단면상

a. 초음파상: 분절형으로 담낭내강 중심부가 좁아 보이며 담낭벽에 RAS 내 담석에 의한 혜성꼬리 징후 소견이 보인다.
b. 적출표본: 담낭벽에 다수의 RAS와 그 내에 다수의 콜레스테롤 담석이 박혀있다.

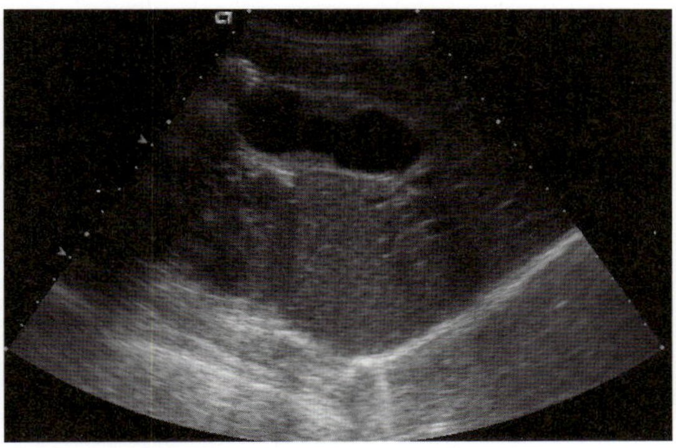

그림 3-30. 담낭 선근종증(분절형, Jutras b1)

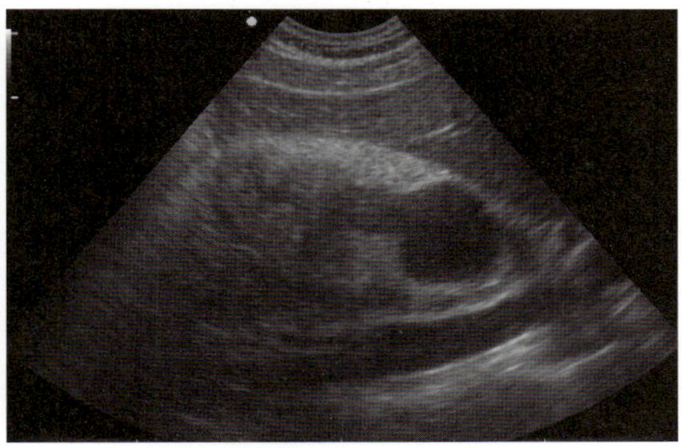

그림 3-31. 담낭 선근종증(분절형, Jutras b2)

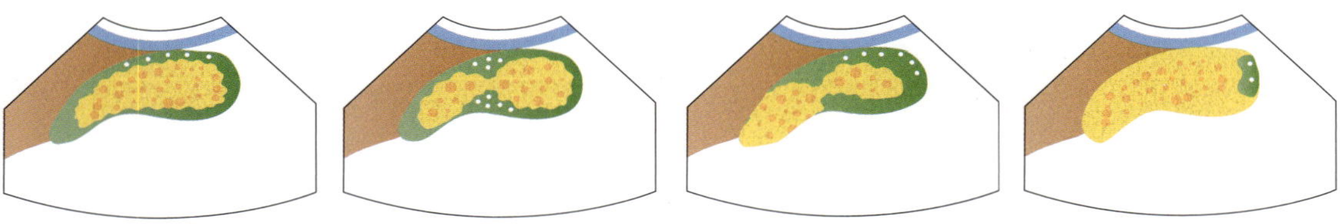

a b c d

그림 3-32. Jutras에 의한 담낭 선근종증의 분류

a. 미만형: 담낭벽이 광범위하게 전체적으로 두꺼워져 있고(그림 3-33), 담낭벽 내에 낭종상의 작은 원형 모양을 보이고 혜성꼬리 징후가 나타남.
b, c. 분절형: 부분적으로 비후되어 삼각형 모양이나 반월형으로 돌출(그림 2-30, 31).
d. 국소(저부)형: 저부에 국한되어 비후됨(그림 3-28).

이는 분절형 또는 윤상형 segmental or annular type, 병변이 담낭저부에 국한되어 있는 국소형 또는 저부형 localized or fundal type으로 구분된다.

그림 3-28에서는 병변이 담낭저부에 존재하는 저부형으로 이러한 유형이 가장 흔하게 발견되며, 그림 3-33은 담낭벽 전체가 광범위하게 비후된 미만형의 담낭 선근종증이고, 그림 3-30은 담낭체부에 비후된 벽이 양측에서 담낭내강에 돌출하고 있는 분절형의 담낭 선근종증이다.

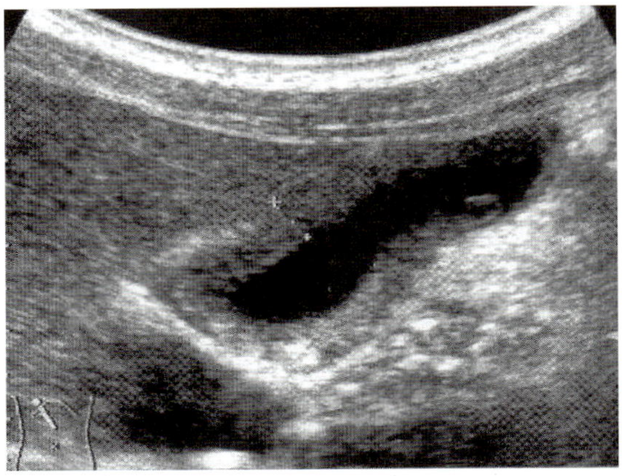

그림 3-33. 담낭 선근종증(미만형, 그림 3-32 a)

## Keynote 3-2. 혜성꼬리 징후

담낭의 점막에 콜레스테롤 에스터 cholesterol ester의 침착이 생기는 경우가 있다. 그림 3-34에서처럼 작은 담석이 담낭벽에 존재하는 경우 초음파소견상 담낭의 전벽에 가늘고 긴 반향을 보이는데 그 모양이 혜성 comet의 꼬리 모양을 닮아서 '혜성꼬리 징후 comet tail sign' 또는 'comet like echo', 'comet like appearance' 등으로 표현한다(그림 3-34). 이러한 현상은 초음파검사상 관찰되는 허상의 일종으로, 담낭벽내의 미세한 담석에 의해 반향허상이 일어나게 된다. 이때 반사파의 시간차에 의하여 계단상으로 합성되어 모니터 화면에서는 혜성의 꼬리 모양처럼 보이게 된다.

일반적으로 초음파검사상 나타나는 허상들은 초음파진단 상 오류를 범하게 하는데, 반향에 의한 허상은 오히려 진단에 도움을 주는 허상의 하나라 할 수 있다.

한편 담낭내강에 허상이 보이면 기종성 담낭염(미세공기방울 microbubble), 담도장관 문합술 biliary enteric anastomosis, 또는 담도장관 누공 fistula이나 부유 콜레스테롤 담석 floating cholesterol calculi 등을 생각할 수 있다.

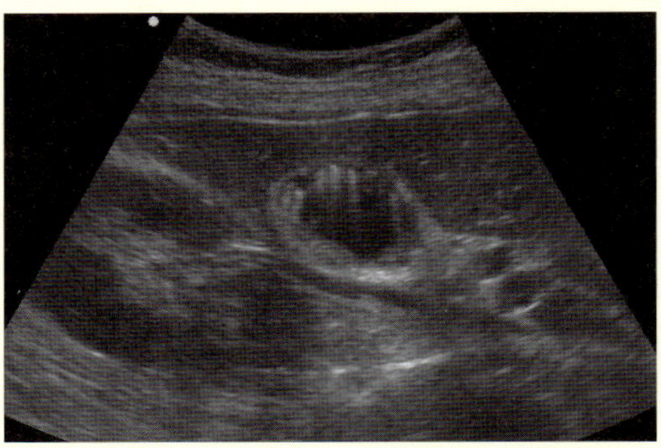

그림 3-34. 혜성꼬리 징후

표 3-3. 담낭의 초음파검사 시 혜성꼬리 징후가 보이는 경우

| |
|---|
| ① 담낭벽내 콜레스테롤 담석(intramural cholesterol stone) |
| ② 기종성 담낭염(emphysematous cholecystitis) |
| ③ 담낭벽내 게실(intramural diverticulum) |
| ④ 담낭벽내 미세농양(microabscess) |
| ⑤ 담낭 선근종증(adenomyomatosis) |
| ⑥ 외과적 금속클립 |

## 다. 담낭 선근종증과 감별이 필요한 질환

① 담낭점막 과형성 mucosal hyperplasia : 담낭 전체의 벽 비후를 보임(그림 3-35).

② 담낭암: 담낭벽 내로 결절상이나 유두상의 종괴가 돌출되어 보임

③ 담낭염: 담낭벽비후가 전체적이면서 다소 불균일한 비후를 보이며 RAS는 보이지 않음.

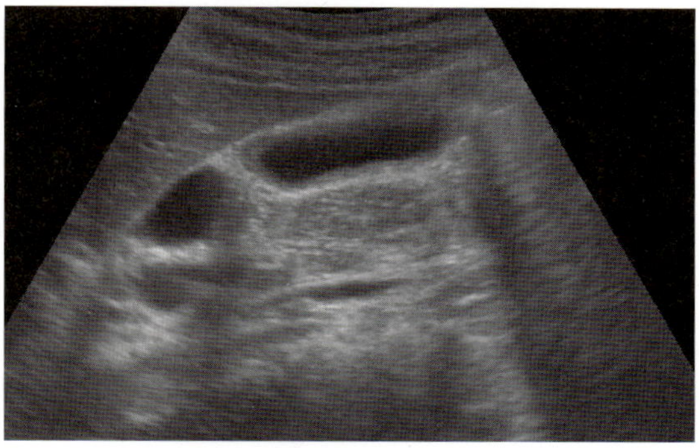

그림 3-35. 담낭점막 과형성으로 담낭벽이 전체적으로 비후를 보인다.

### Keynote 3-3. 담낭벽비후

담낭벽의 비후에는 2가지의 초음파 양상이 나타나는데 첫째는 줄무늬 모양의 비후 striated wall thickening 로 여러 개의 불규칙적이고 비연속적인 저에코와 고에코의 띠들이 나타난다(그림 3-36). 이 소견은 급성담낭염 환자의 약 62% 정도에서 관찰되며 급성담낭염이 없는 환자에서는 전혀 관찰되지 않는다. 둘째로 '달무리 징후 halo sign' 또는 3층구조의 벽비후로, 이는 두 가닥의 고에코띠 band 사이에 한 가닥의 전주성인 연속적 저에코 영역이 관찰되는 소견이다. 이 경우에는 초음파상 담낭 내에 다른 이상소견이 동반되지 않을 때는 비염증성 벽비후의 가능성이 높다. 연구 보고에 의하면 줄무늬 모양의 벽비후가 반드시 급성담낭염의 특이한 소견이라고는 할 수 없다는 주장도 있다.

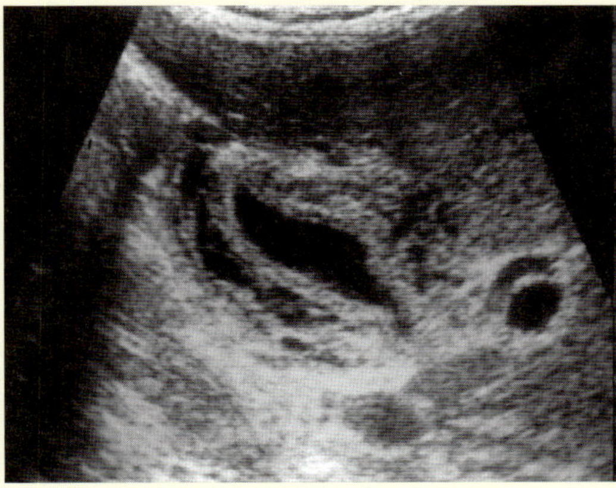

a

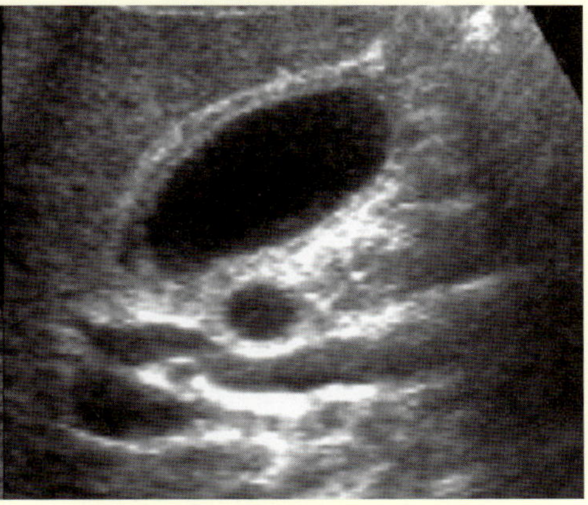

b

그림 3-36. 담낭벽비후
a. 급성담낭염(울체성)에서 벽비후를 보임, b. 간기능이 회복되면서 담낭벽의 두께는 정상으로 회복되었다.

담낭벽이 4mm 이상으로 비후소견을 보이는 예는 급성 담낭염 이외에도 표 3-4에서와 같이 여러 가지 다른 병태에서도 관찰된다. 대표적으로 간염, 복수(그림 3-37), 알코올성 간질환, 저단백혈증, 저알부민혈증, 심부전증, 전신성 정맥성 고혈압 systemic venous hypertension, 다발성골수종 등에서 담낭벽의 비후가 관찰되며, 정상적으로 담낭내강의 수축과 담낭벽의 비후소견이 나타날 수 있다. 간염의 경우 바이러스가 담도계로 배출되어 경한 담낭 주위 염증을 유발하기도 하며, 급성간염 시 초기에는 심한 담낭벽의 비후 및 담낭내강이 수축을 보이다가 간기능이 회복됨에 따라 정상소견을 나타내기도 한다. 가끔 담낭벽이 불균일하게 비후되고 담낭내강이 심하게 좁아진 경우에 담낭암으로 오진하는 경우가 있으므로 주의를 요한다.

담낭벽의 비후는 저알부민혈증과 밀접한 상관관계가 있으며, 한 연구에 의하면 복수가 있는 모든 환자에서 담낭벽의 비후가 동반되어 있었다고 한다. 복수가 발생하면서 혈장내 교질 삼투압 plasma colloid oncotic pressure 과 문맥압이 담낭벽의 비후에 영향을 미칠 수 있다.

표 3-4. 담낭벽비후의 원인

| | |
|---|---|
| **생리적** | 식후(postprandial) 상태 |
| **담낭의 염증성 질환** | 급성담낭염, 만성담낭염, 경화성 담관염, 후천성 면역결핍증, 크론병(Crohn's disease) |
| **담낭의 비염증성 질환** | 선근종증(adenomyomatosis), 담낭암, 백혈병, 다발성골수종 |
| **담낭벽의 부종** | 복수(간경변증), 저알부민혈증, 심부전증, 문맥고혈압, 신부전증, 악성 림프관 폐쇄 / 림프종 |
| **담낭 주위의 염증성 질환** | 급성 바이러스성 간염, 알코올성 간염, 급성췌장염, 담낭 주위농양,<br>간담도계 주혈흡충증(hepatobiliary schistosomiasis) |

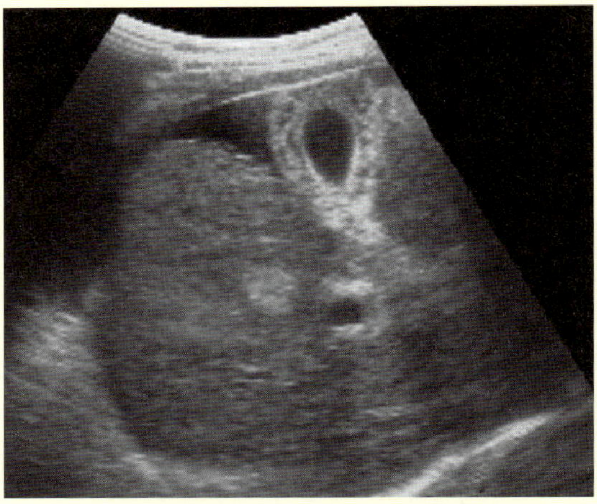

그림 3-37. 간경변증 환자에서 심한 복수 동반 예로 담낭벽비후를 보인다.

# 담즙앙금 Biliary sludge

Case 07

대표증례

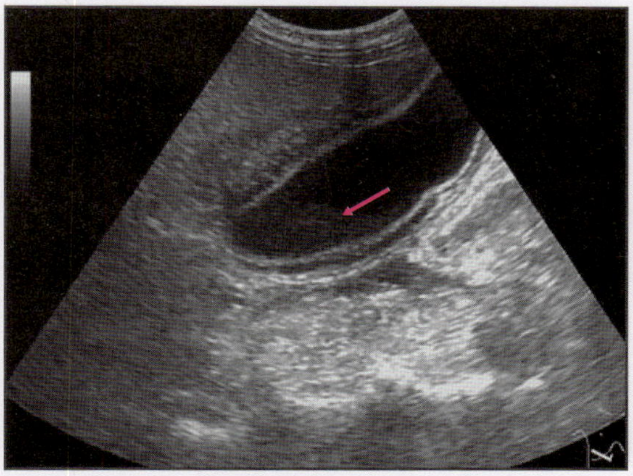

a

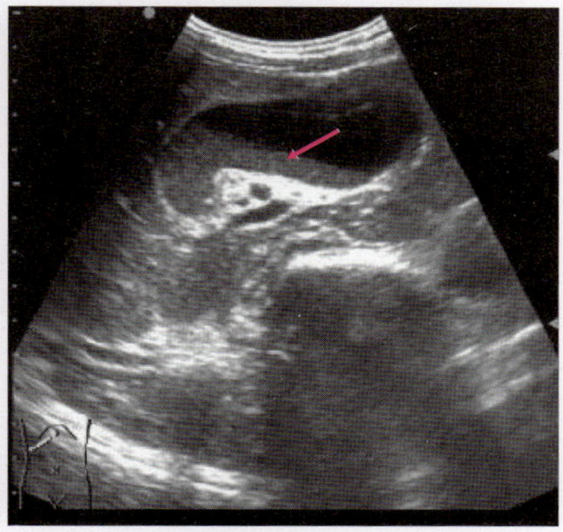

b

그림 3-38. 담즙앙금(→)
담낭 내에 수평면을 이루는 미세한 에코 덩어리가 보임.

폐쇄성 황달이나 담석증의 경우, 담낭 내에 수평면을 형성하는 미세한 이상 에코를 보이는 경우가 있는데 이를 'sludge' 또는 'viscid bile'이라 한다(그림 3-38). 담즙앙금(혹은 echogenic bile)은 담즙 내에 콜레스테롤 결정체나 칼슘빌리루빈 과립 calcium bilirubinate granule이 존재하기 때문에 에코를 발생하게 되며 담즙앙금이 나타나는 경우는 아래와 같다.

## 가. 담낭 내 담즙앙금이 나타나는 경우

① 장기간 금식에 의한 담즙울체
② 수술 후 장기간의 정맥내 영양공급
③ 장기간 지속된 간외담도 폐색
④ 급만성 담낭염
⑤ 담낭수종 등과 같이 장기간 지속된 담낭관 폐색
⑥ 혈담증 hemobilia
⑦ 담낭축농 empyema of gall bladder

## 나. 담즙앙금의 초음파소견상 특징

담즙앙금은 주로 폐쇄성 황달, 간질환, 고농도 영양주입법 hyperalimentation, 패혈증 등에서 보인다. 담즙앙금은 음향음영을 동반하지 않으며 환자의 체위를 변화시키면 이동하는데 수 분이 걸리고 다시 수평면을 이루게 된다. 한편 작은 미소담석의 경우는 체위에 따라 즉시 이동이 일어난다.

앙금은 항시 수평면을 이루는 것은 아니고 경우에 따라 담즙앙금공 sludge ball (그림 3-39, 41) 모양으

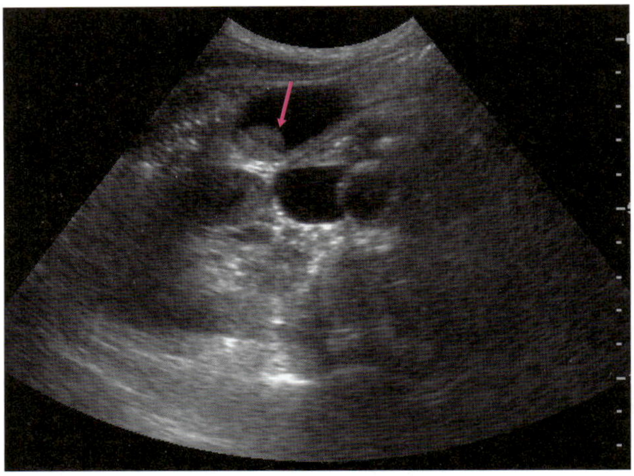

그림 3-39. 담낭 내 담즙앙금공(→)

로 나타나며 이 경우에는 용종이나 음향음영이 동반되지 않은 담석, 담낭암과의 감별을 요한다.

## 다. 감별이 필요한 경우

담낭 내 담즙앙금은 그림 3-40, 41과 같이 여러 모양이 있으므로 다른 질환과의 감별에 유의해야 한다. 또한, 그림 3-42와 같이 앙금 내에 담석이 뚜렷하게 보이는 경우도 있으나 때로는 그림 3-43과 같이 담즙앙금에 의하여 담석이 잘 나타나지 않는 경우도 있으므로 잘 관찰해야 한다.

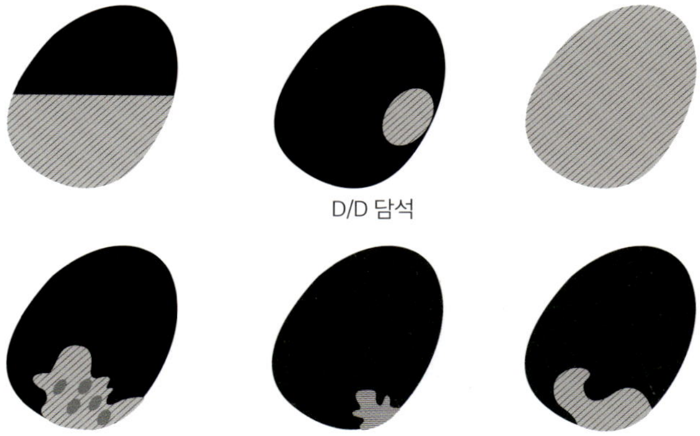


그림 3-40. 다른 담낭질환과 감별해야 하는 담낭 내 담즙앙금의 다양한 초음파상

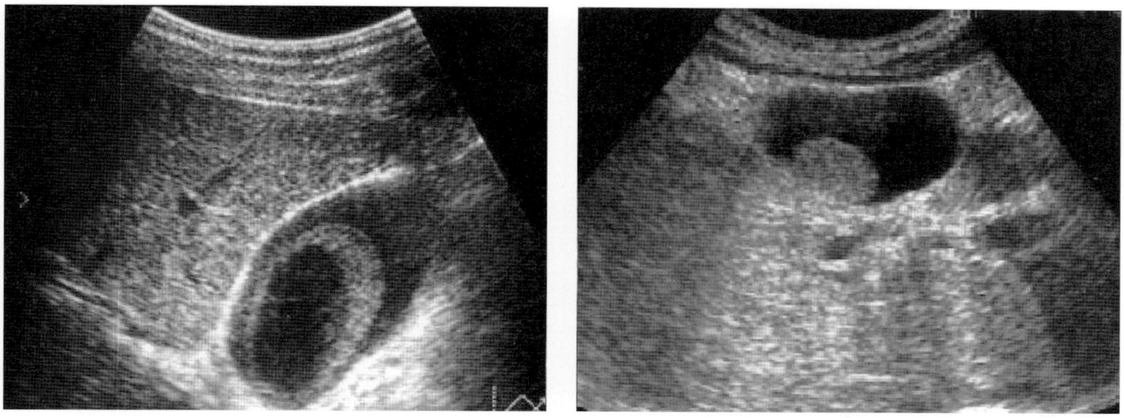

a b

그림 3-41. 담낭 내 담즙앙금

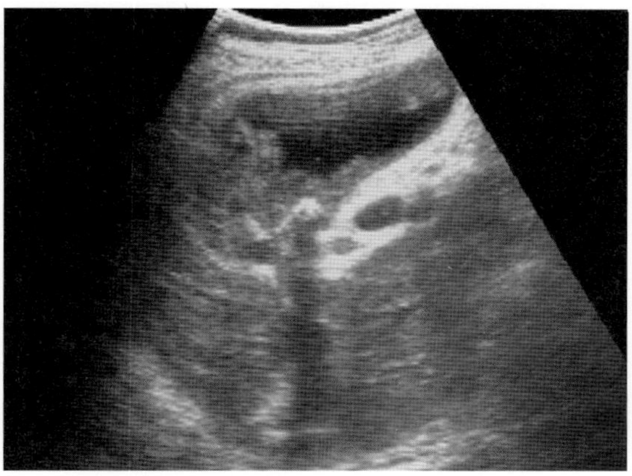

그림 3-42. 담즙앙금에 동반된 작은 담석

담즙앙금에 의해 작은 담석이 잘 관찰되지 않거나 소홀히 해서 놓치는 수가 있다.

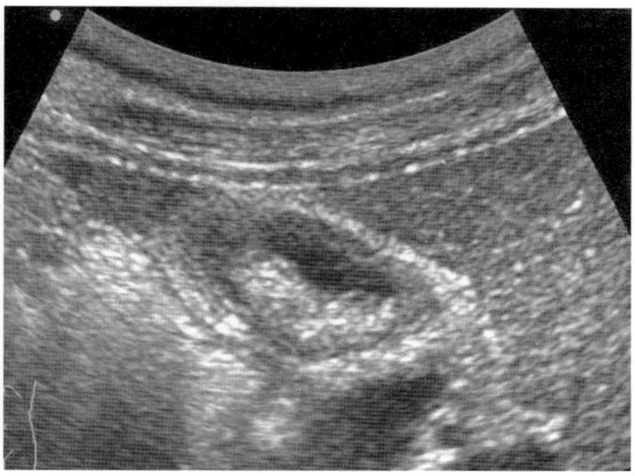

그림 3-43. 담즙앙금에 의해 잘 나타나지 않는 담석

담즙앙금 내에 모래알 같은 작은 담석이 섞여있다.

Case 08

# 담낭천공 Gall bladder perforation

대표증례

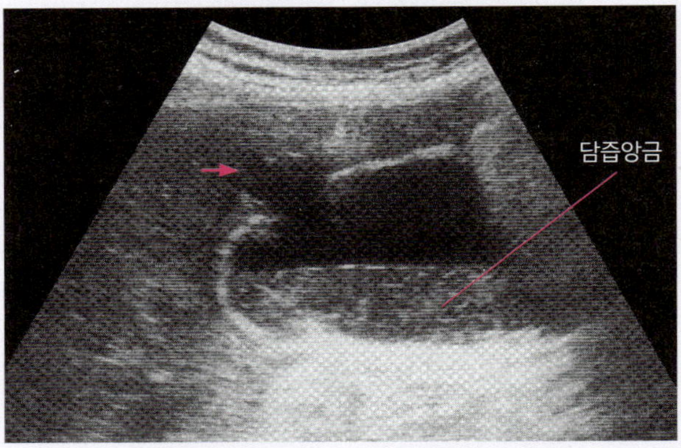


그림 3-44. 담낭천공(hole 징후: →)
담낭에 담즙앙금이 차 있고 천공된 담낭벽(→)이 관찰된다.

## 가. 담낭천공의 초음파소견상 특징

담낭 주위에 경계가 명확한 저에코의 띠가 보이거나, 담낭 주위로 다수의 경계가 불명확한 불규칙적인 저에코성 종괴양상 등 여러 가지 형태로 나타난다.

## 나. 담낭천공의 기타 초음파소견

① 무에코에서 혼합에코의 종괴
② 담낭담석
③ 거친 에코 혹은 음향음영이 없는 부유물
④ 담낭벽의 비후
⑤ 담낭확장
⑥ 담관확장

천공된 부위의 초음파상은 고무풍선이 터져 구멍이 나 있는 양상으로 천공 진단에 매우 특징적인 소견으로 이를 'hole 징후'(그림 3-44)라 표현한다.

Chapter

# 4

# 담관

## Bile duct

Essential

**Abdominal Ultrasound**

Case 01

# 총담관담석 Choledocholithiasis

## 대표증례

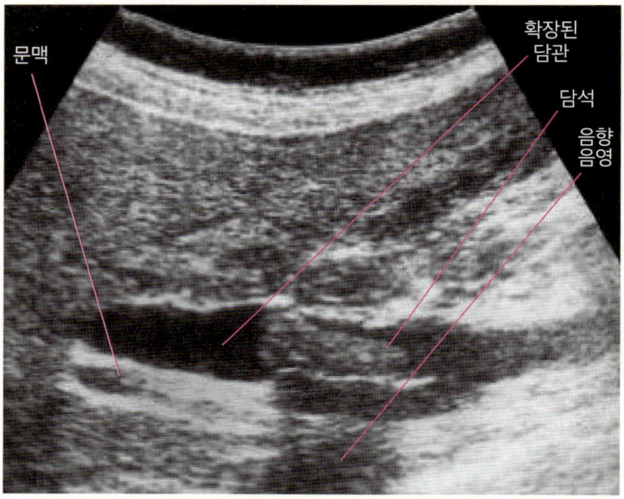


**그림 4-1.** 총담관담석에 의한 간외담관의 확장
총담관에 음향음영을 동반하는 담석이 관찰되고 이로 인한 총담관의 확장소견이 보인다(엽총 징후).

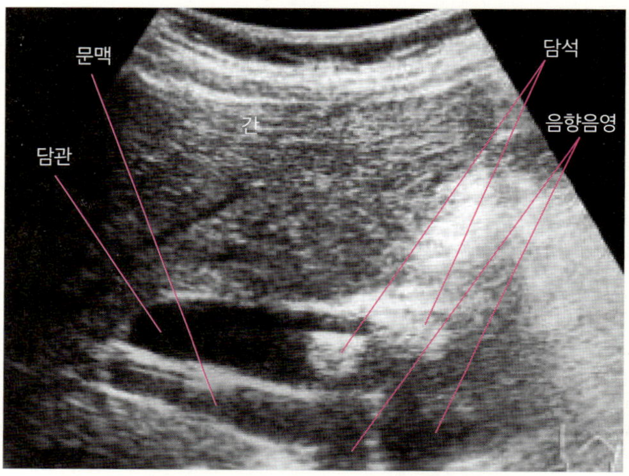


**그림 4-2.** 총담관담석에 의한 간외담관의 확장
2개의 총담관담석이 보인다.

## 가. 총담관담석의 초음파소견상 특징 (그림 4-1~4)

① 총담관 내에 담석이 보임, 담석을 나타내는 고에코상으로 음향음영을 동반함.

② 총담관의 확장소견: 직경이 8mm 이상의 총담관 확장소견을 보임. 때로는 담낭에서 빠져나온 작은 담석에 의한 경우, 총담관확장이 보이지 않는 예도 있음.

③ 그 외 담석이 관찰되지 않고 간외, 간내담관의 확장소견을 시사하는 엽총 징후shotgun sign 나 평행관 징후parallel channel sign 가 관찰되기도 함.

## 나. 담관담석의 초음파상 진단이 어려운 이유

• 해부학적으로 담낭에 비하여 총담관이 더 심부

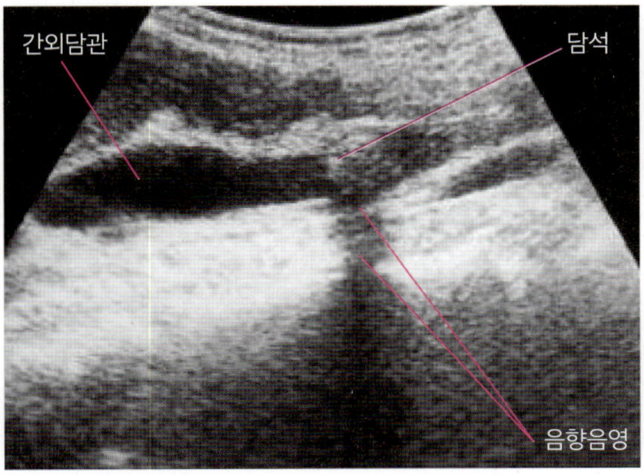


그림 4-3. 총담관담석
총담관 내에 후방음향음영을 동반한 강한 에코가 관찰되며 그 상부의 담관은 심하게 확장되어 있다.

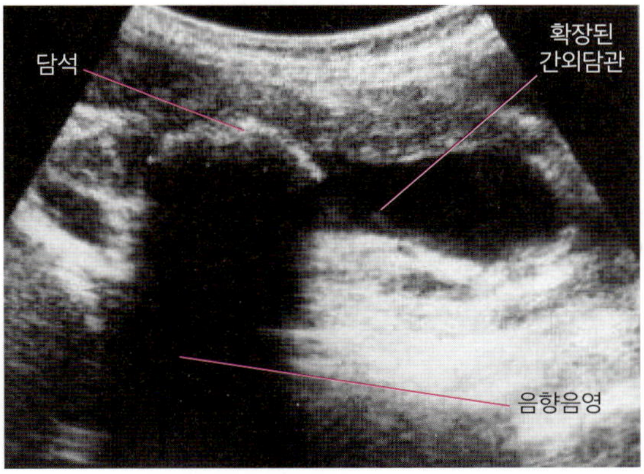


그림 4-4. 원위부 총담관담석
상복부 종단스캔상 총담관에 후방음향음영를 동반한 담석이 잘 관찰된다.

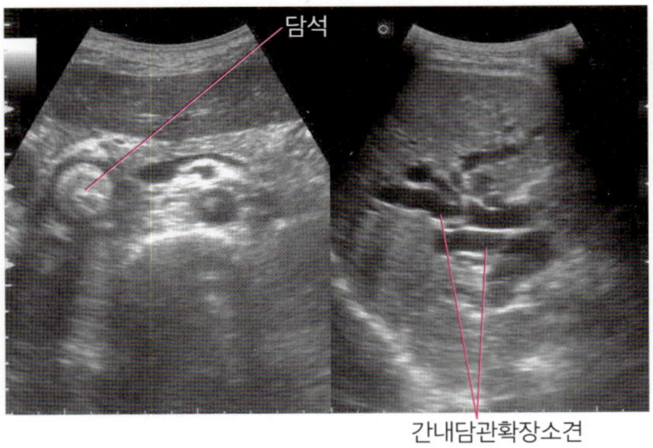


a. 심와부 횡단스캔, 원위부 간외담관담석

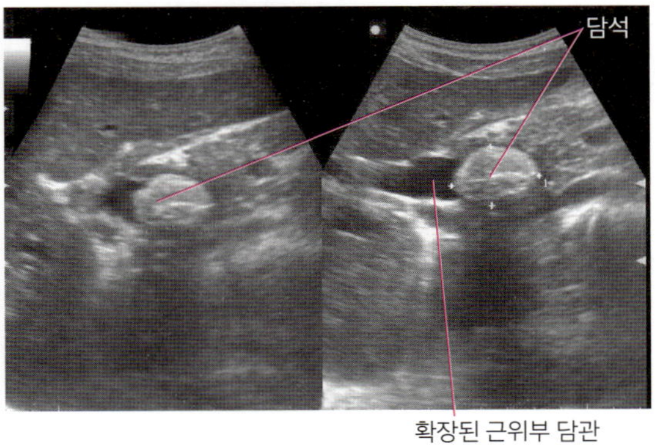


b. 우전사위 스캔, 근위부 간외담관 내에 담석이 보임.

그림 4-5. 원위부 간외담관담석

에 위치
- 순간적으로 장관내 가스에 의해 방해를 받아 연속적인 담석의 관찰이 힘듦
- 담관의 만곡부에서 초음파음속의 반사와 굴절이 유발
- 담관이 탐촉자의 적절한 집속 범위를 벗어나 위치
- 담석주위에 담즙이 적게 존재(특히 담관의 확장이 없는 경우)

## 다. 간외담관담석 진단 향상을 위한 스캔방법

- 좌, 우전사위 left/right anterior oblique position 에서 스캔하여 본다.
- 반좌위 semierect position 에서 스캔하여 본다.
- Trendelenburg 자세에서 스캔하여 본다.
- 음수법: 생수 600~900cc 음수: 의심 시에는 추적 초음파검사 또는 다른 영상진단 검사를 추가한다.

### Keynote 4-1. 초음파검사 중 담관 병변 안 놓치기

· 담관은 앙와위에서 잘 보이지 않으면 좌측와위 Lt. decubitus position 에서 꼭 확인하도록 한다.
· 탐촉자의 압박 또는 환자 위치의 변화로 장내 가스를 밀어내도록 한다.
· 담관확장이 있는 경우 췌장두부에 들어가는 것을 끝까지 확인하면 원위부 총담관 distal CBD 병변이 관찰될 수 있다.
· 담관확장이 있는 경우에는 간내담관에서 췌장 부위 담관까지 전부를 확인한다.

### Keynote 4-2. 간내담관과 문맥의 초음파상 주행하는 위치관계

우선, 우측간내담관은 그림 4-6과 같이 문맥의 복측을 나란히 주행하다가 우전구역지 right anterior segmental branch of portal vein 의 중간 부위에서 주행의 방향이 문맥의 배측으로 바뀌어, 문맥의 전상지 anterior branch of portal vein 부위에 이르러서는 완전히 문맥의 배측을 주행한다. 한편, 좌측간내담관은 그림 4-7에서와 같이 문맥의 수평부 horizontal portion of portal vein 를 따라 복측으로 주행하다 문맥의 제부 umbilical portion of portal vein 에 다다르면 그림 4-8에서와 같이 문맥의 외측지 lateral branch of portal vein 의 상지 superior branch 와 하지 inferior branch 사이로 끼어들어 가듯이 주행하게 된다. 따라서 복측에서 보았을 때 이 부위는 문맥-담관-담관-문맥의 위치관계로 나타나게 된다(그림 4-9). 이와 같은 담관과 문맥을 구분하여 정확히 담관을 천자하여 경피경간적담도조영술 percutaneous transhepatic cholangiogram 을 시행하고자 할 때 초음파상 해부학적 지식을 필수적으로 알아야 한다.

간십이지장인대 hepatoduodenal ligament 부위(간문부 직하방, 췌장두부 직상방)에서 초음파스캔을 하면 문맥은 하대정맥의 바로 전방에 위치하며, 총담관은 문맥의 전외측 anterolateral 으로 주행한다(그림 4-10). 이보다 약간 아래쪽에서 스캔해 보면 총담관은 췌장두부를 지나면서 약간 후방으로 주행하게 된다. 이 총담관의 말단 부위는 췌장의 구상돌기 uncinate process 부위의 상장간막정맥 superior mesenteric vein, SMV 하부에서 횡단스캔시 잘 관찰된다(그림 4-11).

종단스캔으로 관찰하면 총담관은 전방에서 후방으로 주행하는데 이러한 소견으로 상장간막정맥과 총담관을 감별할 수 있다. 상장간막정맥은 약간 왼쪽으로 비교적 수평으로 주행한다. 담낭관은 그 크기가 매우 작기 때문에 초음파상 관찰하기가 힘들다.

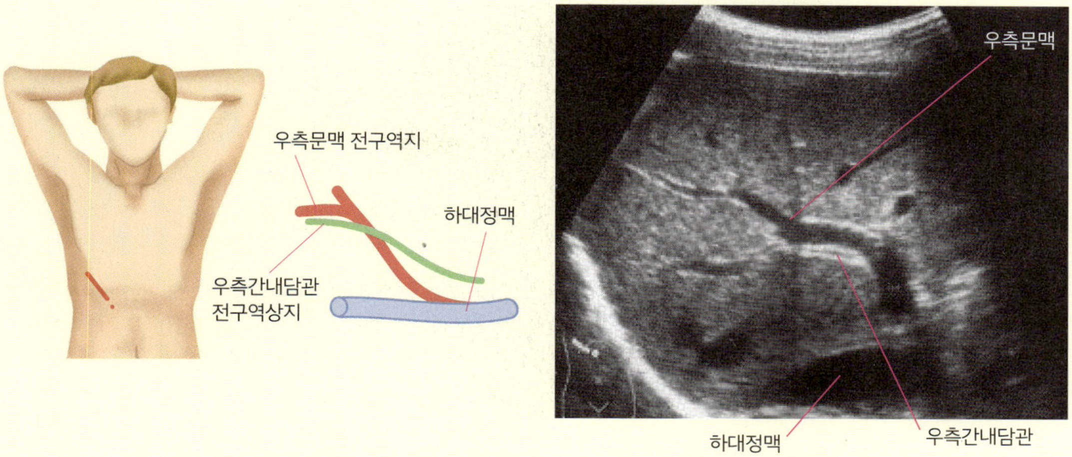


**그림 4-6.** 우늑간스캔

문맥 전구역지를 찾으려면 흡기보다 호기상태에서 스캔하도록 한다.

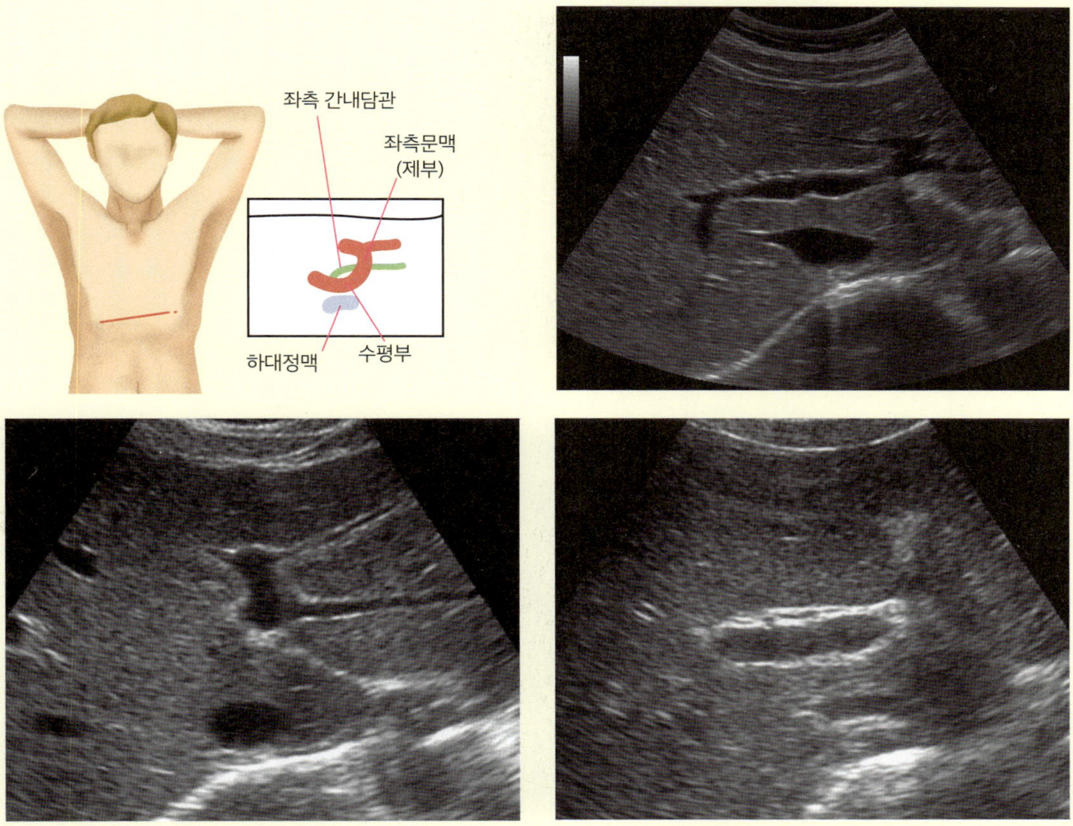


**그림 4-7.** 우늑간스캔

문맥 전구역지를 찾으려면 흡기보다 호기상태에서 스캔하도록 한다.

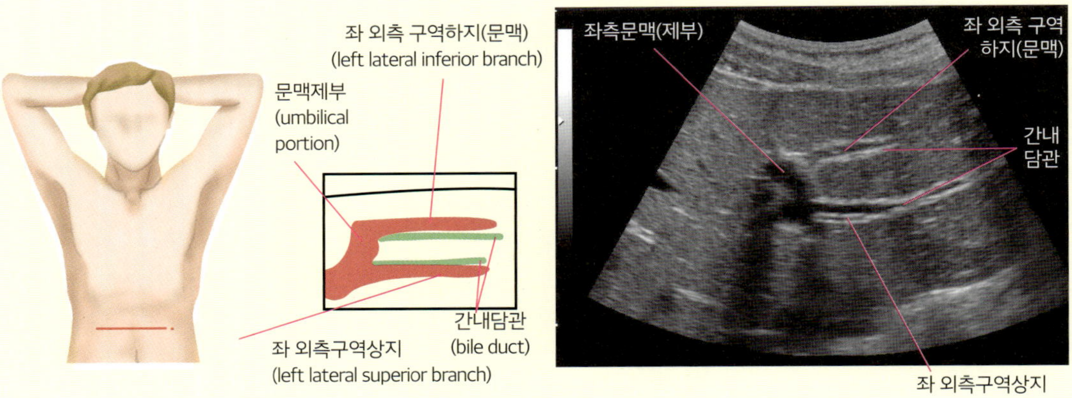


그림 4-8. 우늑간스캔

문맥 전구역지를 찾으려면 흡기보다 호기상태에서 스캔한다.

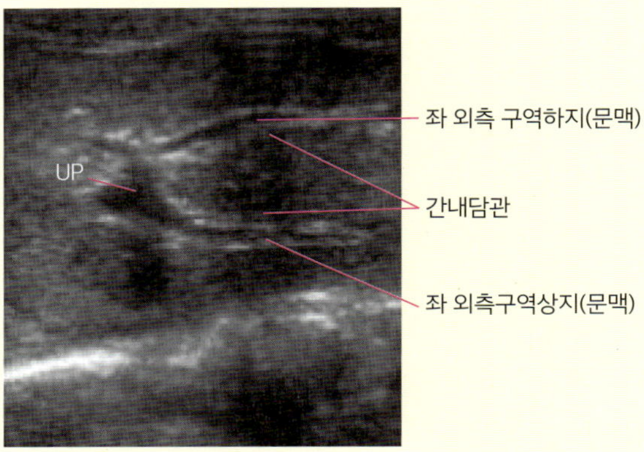


그림 4-9. 좌측 간내담관과 문맥과의 관계

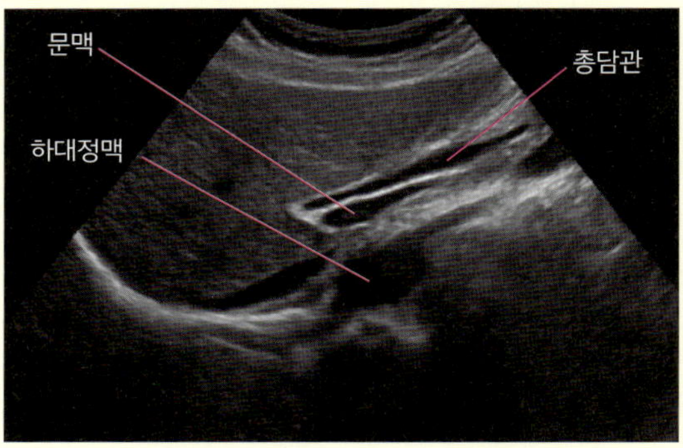


그림 4-10. 총담관, 문맥, 하대정맥과의 위치관계

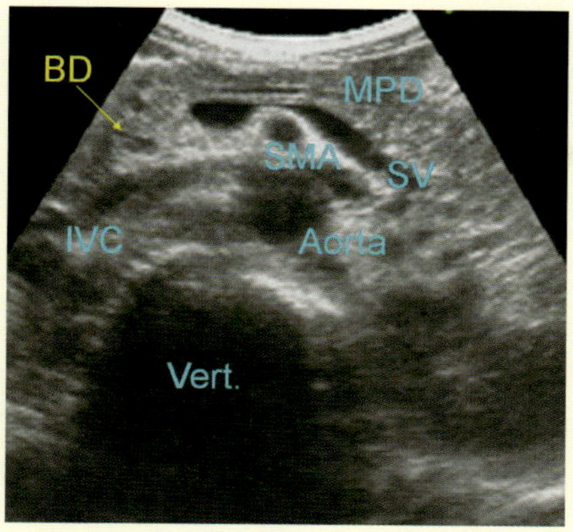


a. 췌장 구상돌기 부위의 상장간정맥 하부에서 횡단스캔시 잘 관찰할 수 있다.

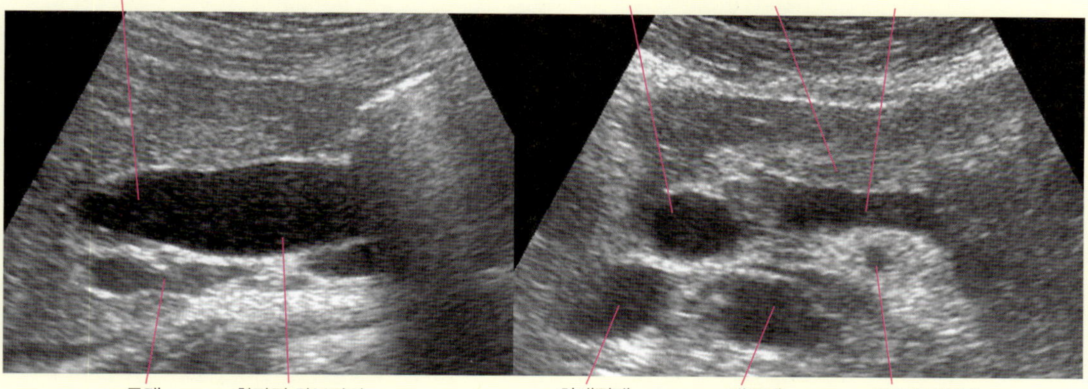


b. 원위부 총담관확장의 초음파상

그림 4-11. 원위부 총담관의 초음파상
췌장(MPD), 비정맥(SV), 대동맥(aorta), 상장간막동맥(SMA), 확장된 하부담관(BD), 하대정맥(IVC)

## Keynote 4-3. 담관확장과 폐쇄성 황달

폐쇄성 황달에서 확장된 담관은 인접하고 있는 문맥과 나란히 초음파상 2개의 관상구조로 나타나는데, 이를 평행관 징후 parallel channel sign (그림 4-12, 13)라 한다. 최근 초음파진단장치의 분해능이 높아짐에 따라 정상의 담관에서도 이와 같은 소견이 나타날 수 있으나 담관이 확장되면 모양과 정도에 따라 표 4-1에서와 같이 엽총 징후 shotgun sign (그림 4-14, 15), 다관 징후 too many tube sign (그림 4-16) 등으로 표현하기도 한다.

평행관 징후라는 것은 경도에서 중등도의 폐쇄성 황달을 의미하며 좌우의 주 간내담관이 이와 나란히 주행하는 문맥의 좌우 가지와 함께 2개의 평행한 관상구조를 보이는 경우를 말하고 있다. 그러나 요즈음에는 더욱 가는 간내담관이 문맥과 동등하게, 또는 그 이상으로 확장되어 있는 경우에도 평행관 징후 양성으로 말하기도 한다.

문맥과 나란히 지나가는 2중의 관상구조, 특히 간외담관과 문맥과의 2중 구조를 엽총 징후라고 한다. 간내담관 2차 분지에서 말초담관까지의 정상 간내담관이 문맥분지보다도 가는 관상구조로 보이는 경우도 있지만 이것이 비정상적인 담관확장을 의미하지는 않는다(그림 4-17). 초음파 검사상 간외담관 직경의 정상 상한치를 4~7mm까지로 보고, 직경이 7mm를 넘는 경우를 담관확장으로, 11mm 이상은 폐쇄성 병변의 존재를 강하게 의심할 수 있는데 이를 소위 'seven eleven rule'이라 한다. 저자는 통상 간외담관의 직경이 9mm 이상일 때 담관확장이 있는 것으로 판단하고 있다.

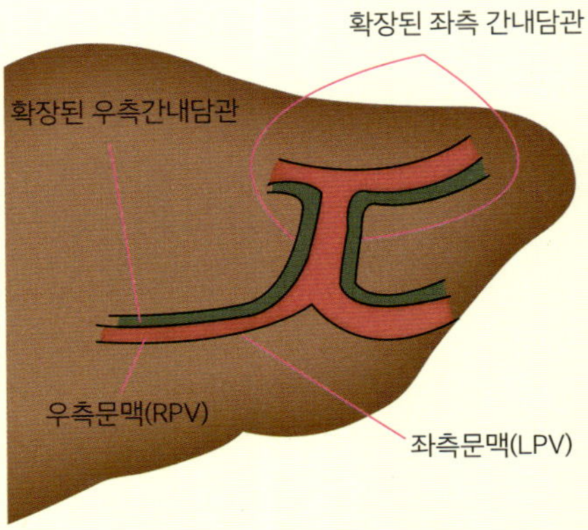


그림 4-12. 평행관 징후

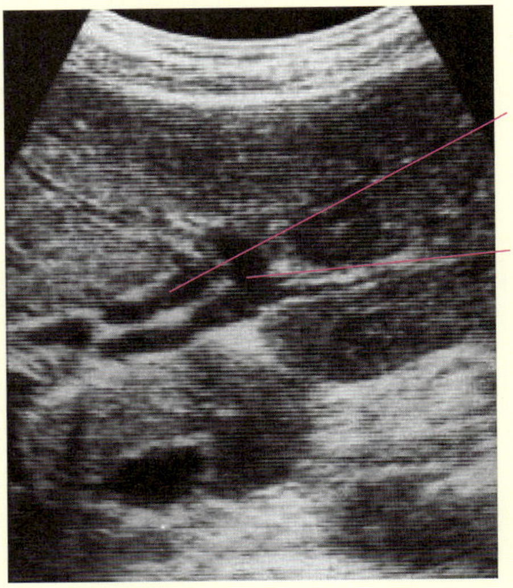


그림 4-13. 평행관 징후
수평부 간내담관의 확장소견이 관찰된다.

표 4-1. 담관확장의 초음파상 특징

① 간외담관 총담관 직경은 7mm 이상
(담낭 기능이 좋지 않은 경우는 7~10mm까지 정상)

② 간내담관 통상의 경우 정상 간내담관은 잘 보이지 않음.
- 확장이 되면 간내 관상구조의 수가 증가됨.

③ 담관의 확장이 증가함에 따라 아래와 같은 징후(sign)가 나타남.
- 평행관 징후(parallel channel sign)
- 2연발총(double barrel), 엽총 징후(shotgun sign)
- 다관 징후(too many tube sign) 말초 부위
- 사슴뿔 또는 별 모양의 관들(antler or stellate formation of tubes); 간문부 부위
- 확장된 담관 후방에코의 증강

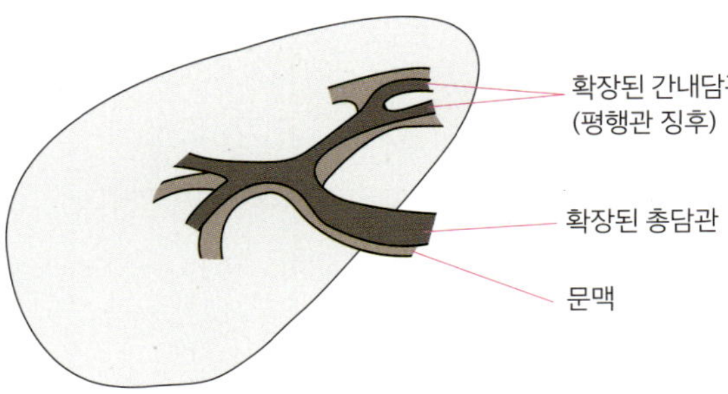

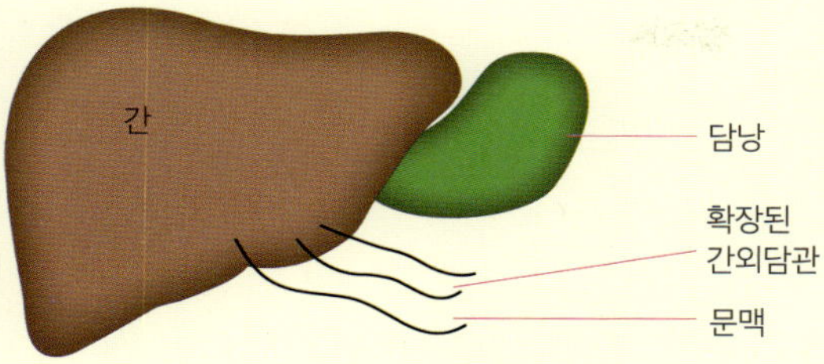


**그림 4-14.** 엽총 징후

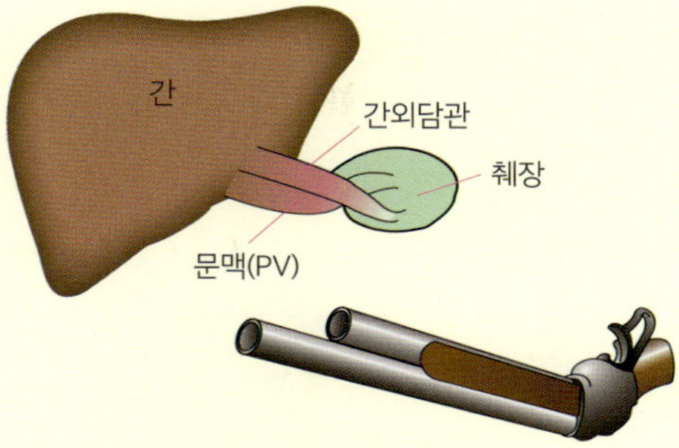


**그림 4-15.** 엽총 징후
확장된 간외담관과 문맥이 나란히 주행하여 엽총 모양으로 보인다.

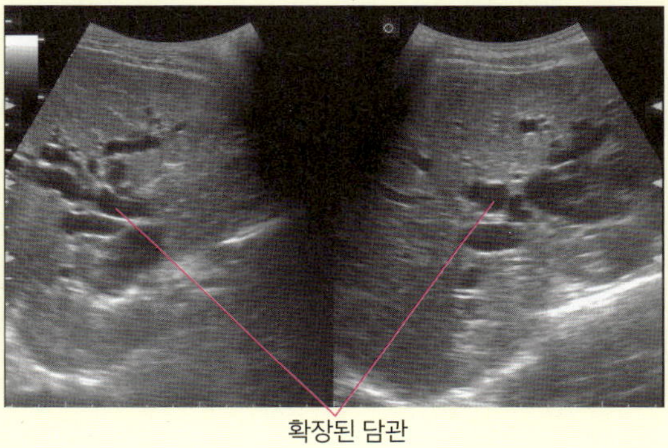


**그림 4-16.** 다관 징후
간내담관이 심하게 확장되어 마치 여러 개의 관상구조물이 혼재해 있는 양상이다.

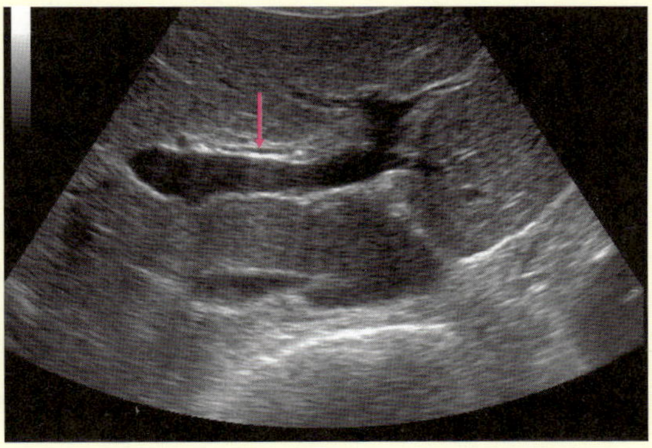

**그림 4-17.** 정상 간내담관
정상에서도 자세히 관찰하면 좌측문맥수평부 부위의 간내담관(→)을 관찰할 수 있다.

Case 02

# 간내담관담석 Intrahepatic bile duct stone

**대표증례**

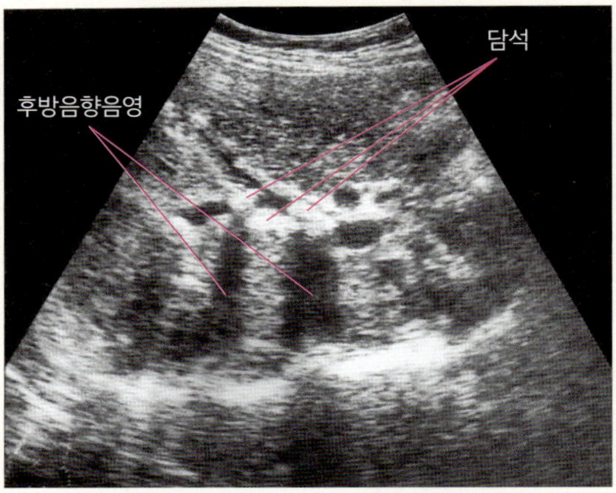


그림 4-18. 간내담관담석
간내에 후방음향음영을 동반한 강한 에코가 관찰되며 그 주변의 말초담관은 확장소견을 보인다.

## 가. 간내담관담석의 임상적 특징

① 간내담관담석의 빈도는 전체 담석증 환자의 10~15%를 차지한다.

② 간내담관담석은 양측담관에 위치하거나 한쪽 담관에만 있는 경우도 있다. 이때 왼쪽 담관이 오른쪽 담관보다 담석이 잘 발생한다.

③ 초음파소견상 후방음향음영을 동반한 강한 에코와 담관확장을 동반하나 담낭담석에 비해 명확하고 강한 에코를 나타내는 경우는 드물다. 50%에서는 주위 말초담관확장이 분명치 않다.

④ 담석의 진단율은 87~96.4% 정도로 비교적 높다.

## 나. 간내담관담석의 초음파소견상 특징

① 담석상과 음향음영: 확장된 간내담관 내에 담석상이 보이고 후방에 고에코, 연이어 음향음영이 나타남.

② 말초담관확장소견을 보임.

③ 담석은 3가지 형태로 보일 수 있다.

- 후부 음향음영을 동반하는 고에코 덩어리로 담석주위 담관의 확장(그림 4-19).
- 후부 음향음영을 동반하는 고에코 덩어리로 상부 담관만 확장(그림 4-20).
- 후부 음향음영을 동반하는 고에코 덩어리만 보이고 주위 담관확장이 없는 경우(그림 4-21c).

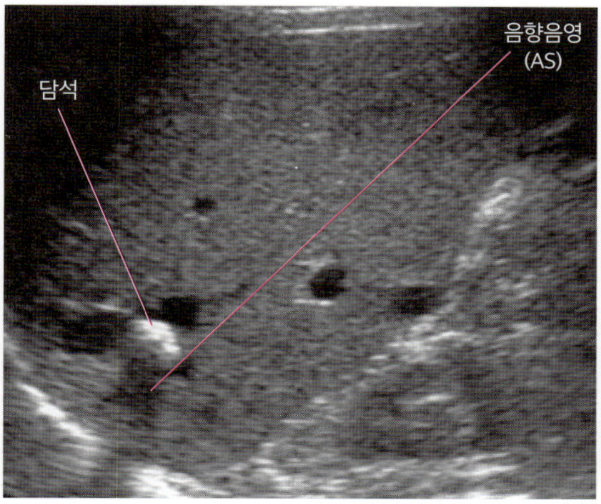


**그림 4-19.** 간내담관담석

간내담관의 확장과 함께 확장된 담관 내에 음향음영(AS)을 동반하는 담석(S)이 관찰된다.

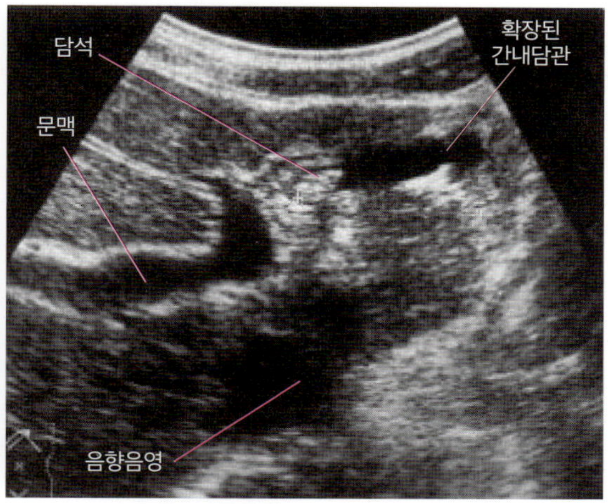


**그림 4-20.** 간내담관담석

좌엽 외측하구역(S3)의 간내담관이 확장되어 있으며 내부에 고에코의 담석이 관찰된다.

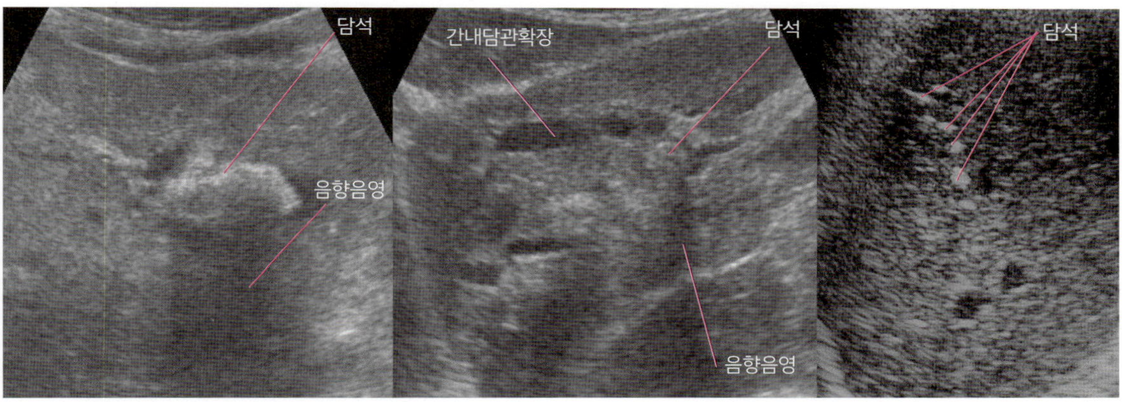


a b c

**그림 4-21.** 간내담관담석의 다양한 초음파상

Case 03

# 간외담관암 Extrahepatic bile duct cancer

### 대표증례

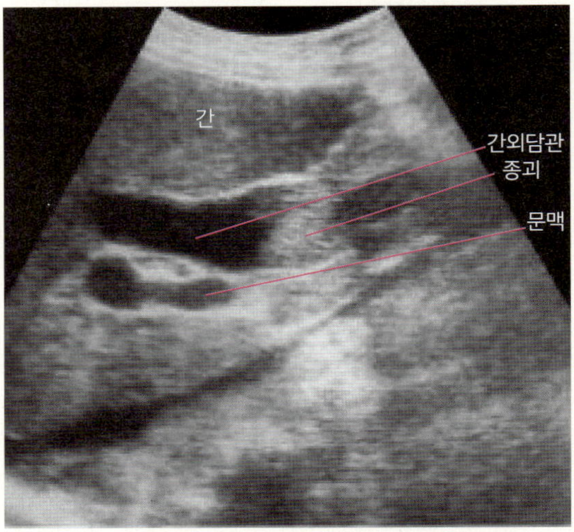


그림 4-22. 담관암

원위부 총담관에 고형성의 종괴가 관찰되며 그 상부의 총담관은 심한 확장을 보인다.

## 가. 담관암의 초음파소견상 특징

① 정상 췌장소견과 심한 담관폐색

② 부분적 담관협착 또는 급격한 담관폐색

③ 담관을 침범한 종괴소견

④ 종괴에서 생긴 불규칙하고 지저분한 음향음영

⑤ 담관내 연부조직 에코 soft tissue echo 함유

⑥ 담관을 지나는 띠 모양의 에코 echogenic bands

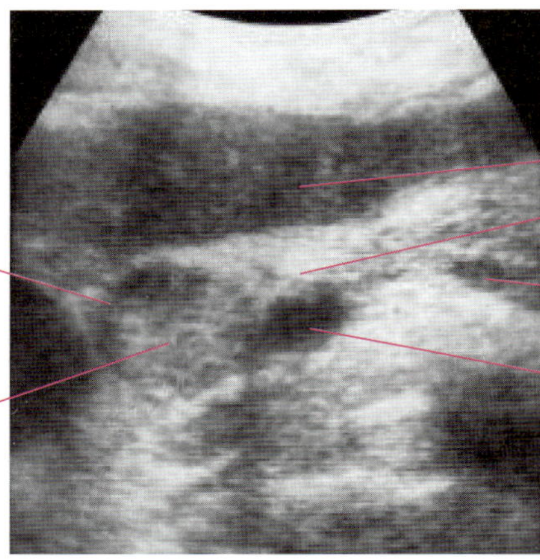


그림 4-23. 원위부 담관암

상복부 횡단스캔상 췌장두부에 가까운 총담관 원위부에 내강을 거의 막고 있는 고형종괴가 관찰된다.

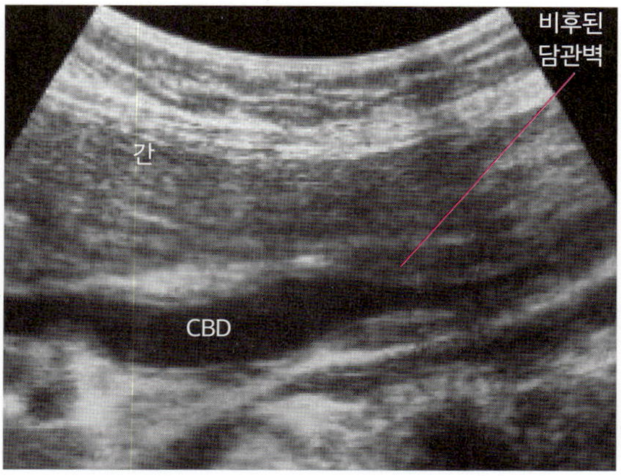


**그림 4-24.** 침윤형 담관암
담관벽의 비후소견이 관찰된다.

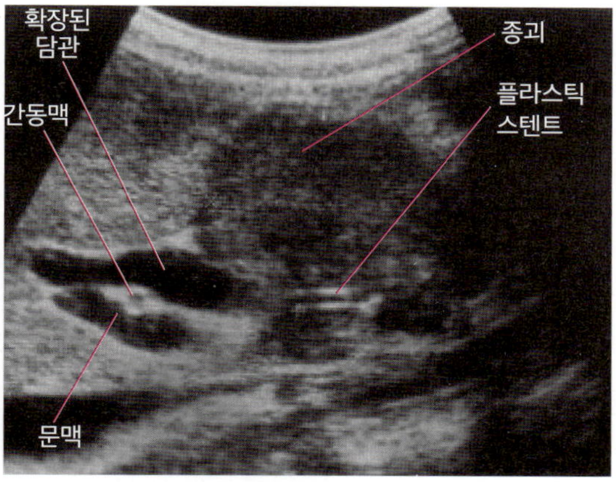


**그림 4-25.** 담관암에서 총담관배액관의 초음파상
배액관이 총담관 종괴사이에 파묻힌 두줄의 고에코로 보이며 상부 담관의 확장소견을 보인다. 배액관 기능이 좋지 않음을 알 수 있다.

Case 04

## Klatskin 암 Klatskin cancer

**대표증례**

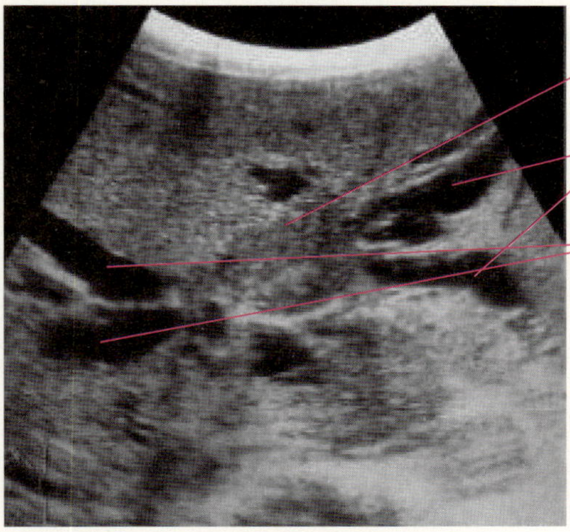


**그림 4-26.** Klatskin 암
좌우 간내담관이 심하게 확장되어 있으나 상호 연결이 되어 있지 않으며 간문부에 저에코의 종괴가 관찰된다.

### 가. Klatskin 암의 초음파소견상 특징

① 간내담관은 확장되었으나 간외담관은 확장되지 않음.

② 확장된 우측과 좌측의 간내담관의 연결이 없음.

③ 고형종괴소견이 간문부에 보이기도 함.

Case 05

# 담도기종 Pneumobilia

대표증례

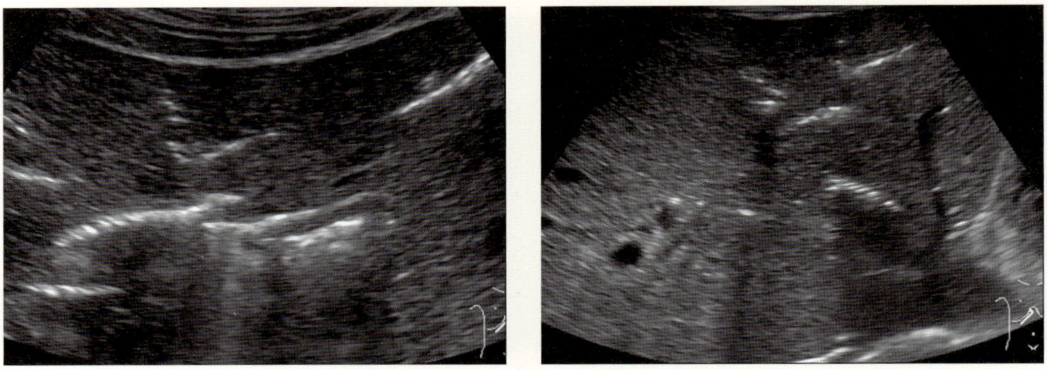

그림 4-27. 간내담도기종
간내담도를 따라 불규칙한 나뭇가지 모양의 선상, 강한 에코(a, b)를 보임.

## 가. 담도기종의 초음파소견상 특징

① 간내담도를 따라 불규칙한 나뭇가지 모양의 선상 또는 점상, 강한 에코를 보임.
② 음향음영은 선명치 않음.
③ 체위변화에 따라 강한 에코가 간내담관을 따라 움직임을 보이기도 함(일명 UFO 징후라고 표현하기도 한다).

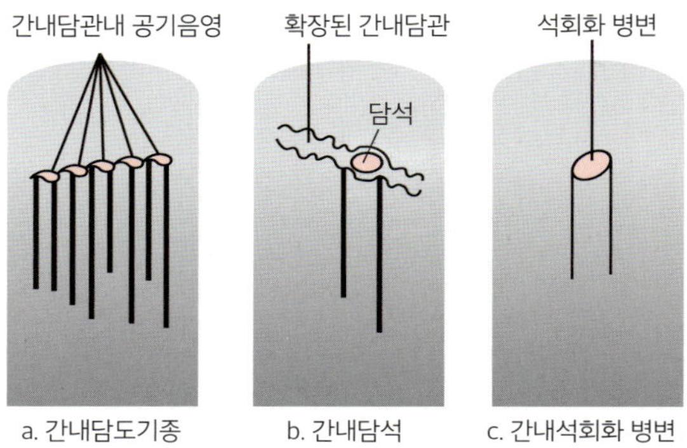


그림 4-28. 간내에 국소성으로 관찰되는 강한 에코성 병변의 감별진단

## 나. 감별이 필요한 질환

① 간내담관담석증
② 간내석회화 병변

초음파상으로는 간내에 불규칙한 나뭇가지 모양의 강한 에코를 나타내나 이때의 음향음영은 선명치 않다(그림 4-28a). 간혹, 어느 단면에서 음향음영이 나타났다가도 단면을 바꾸면 선명한 음향음영이 나타나지 않는다(그림 4-29a). 이런 점이 석회화 병소 calcified lesion (그림 4-28c, 29b)나 간내담석 intrahepatic duct stone (그림 4-28b, 29c)의 초음파상과 다르

다. 강한 에코가 선상으로 연속하고 있지만 자세히 관찰하면 증강된 미세한 에코가 계단상으로 연속되어 있으며 체위를 바꾸면 증강된 에코의 이동을 관찰할 수 있다(그림 4-29a, 30). 담도기종은 담도계와 소화관과의 누공 fistula 의 존재를 의미하는 중요한 소견으로, 이러한 소견이 보이면 진단을 확인하기 위해 복부 단순 X-선 검사나 상부위장관조영술을 시행하는 것이 좋다.

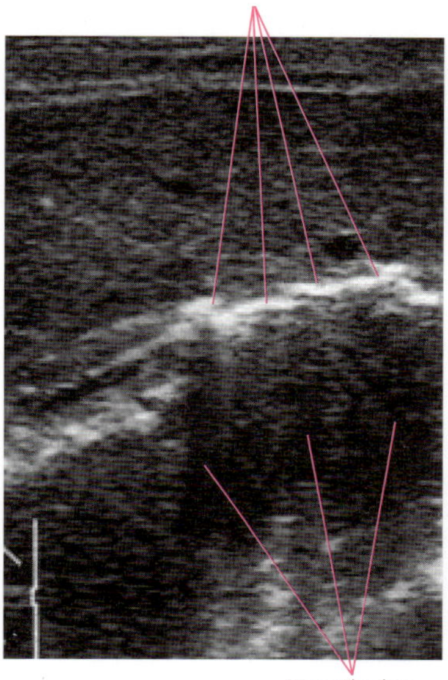


a. 담도기종, 강한 에코가 계단상으로 보이며 체위에 따른 에코의 이동을 관찰할 수 있다.

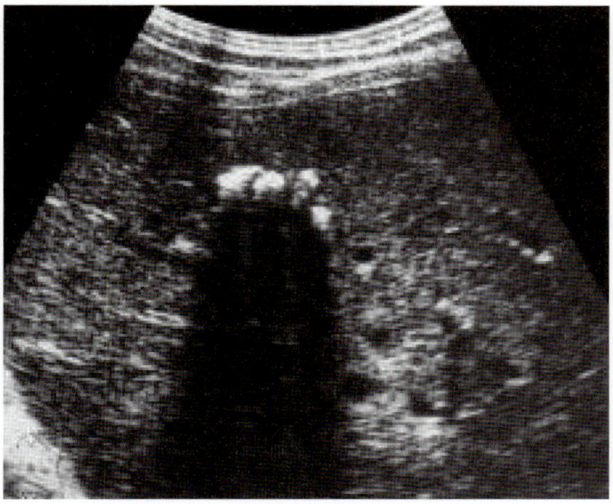

b. 간내석회화 병소로 담관의 확장소견이 없다.

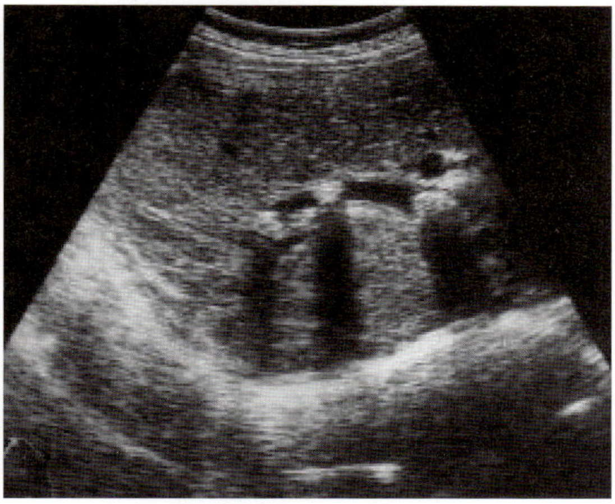

c. 간내담관담석으로 담관의 확장소견이 있다.

그림 4-29. 간내 에코성 병변의 감별

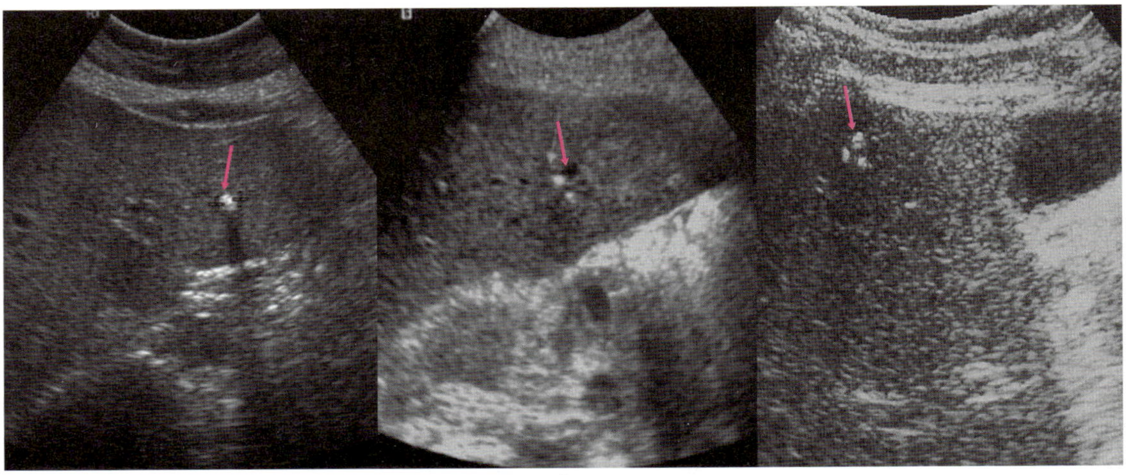

a　　　　b　　　　c

그림 4-30. 간내석회화 병소(→)의 다양한 초음파상

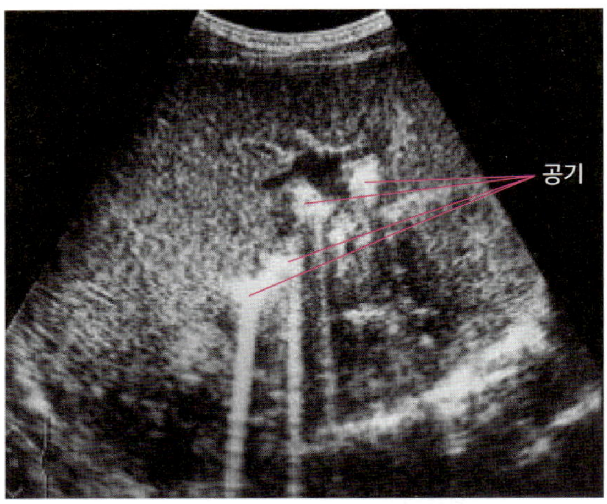


그림 4-31. 담도기종
체위에 따른 에코의 이동을 관찰할 수 있다.

Case 06

# 간디스토마증 Clonorchiasis

대표증례

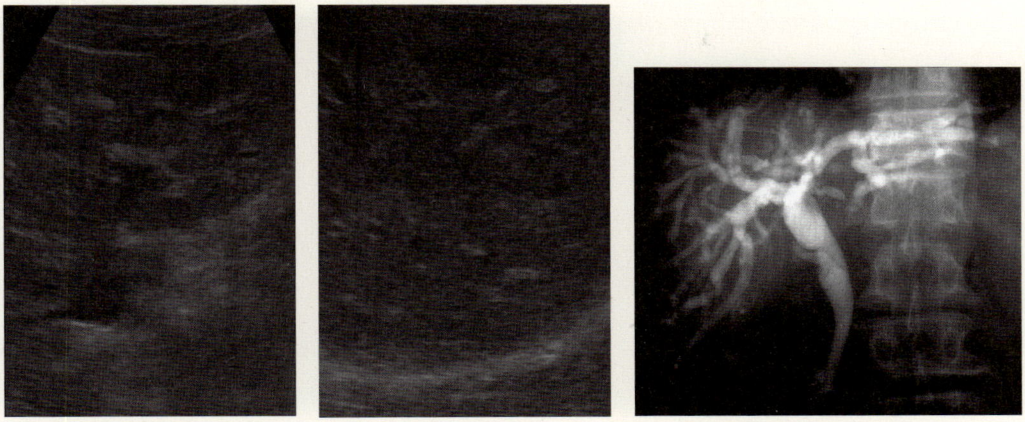

a. 초음파상　　b. 초음파상　　c. ERCP상

그림 4-32. 간디스토마증

담관 주위의 섬유화로 담관벽이 고에코를 보이며(a, b) ERCP상 말단 담관에 다소 확장소견(c)을 보이며 누더기와 같이 불명확한 확장을 보인다.

## 가. 간디스토마증의 특징(그림 4-32)

간디스토마증은 담관의 확장과 담석 유발, 담관 주위의 섬유화를 초래할 수 있으며 이러한 소견은 감염의 후기 단계에서 관찰된다.

담관의 전반적인 확장소견은 총간관이나 총담관 폐색이 있는 경우에 나타나며, 폐색이 있는 경우에는 담관암의 합병 유무를 잘 살펴보아야 한다.

Case 07

# 선천성 담관확장증 Congenital dilatation of bile duct

## 대표증례

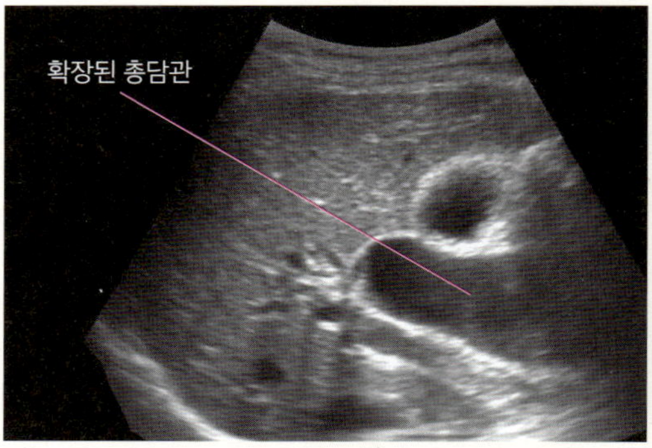


a. 초음파상

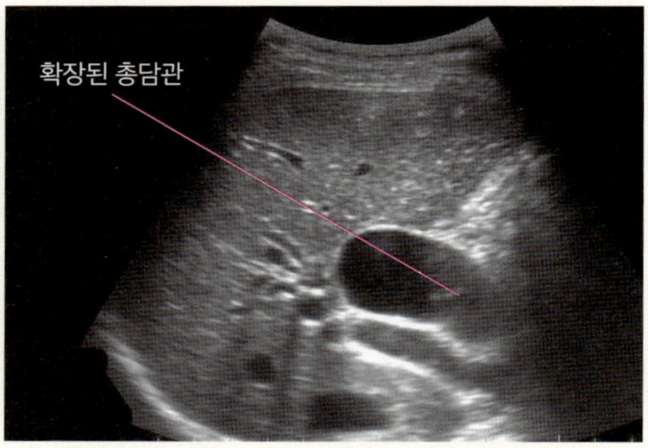


b. 초음파상

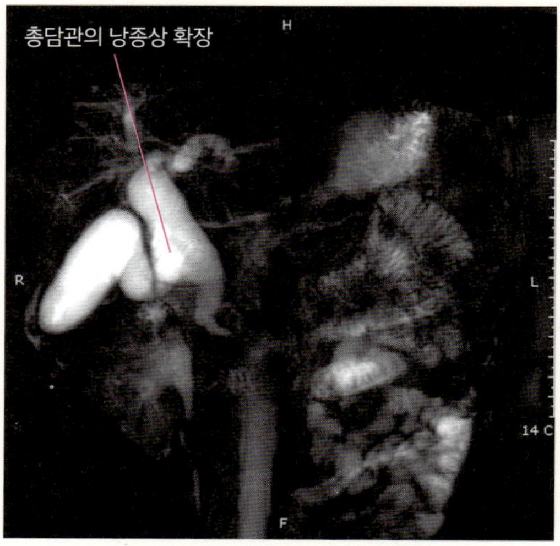


c. MRI상

그림 4-33. 담관낭종
총담관이 낭종상의 심한 확장을 보이며 간내담관으로 급격히 이행함을 보여준다.

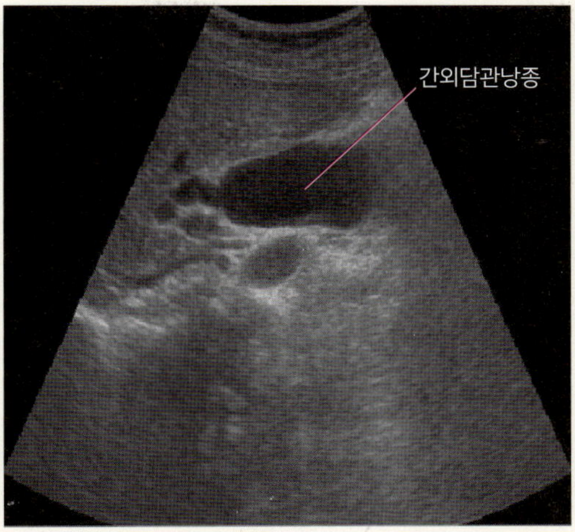


그림 4-34. 담관낭종
간외담관이 낭종상 확장을 보임.

## 가. 담관낭종의 초음파소견상 특징

간외담관이 낭종상으로 확장이 뚜렷하고 말단 부위는 U자형의 폐쇄상을 보이거나 급격하게 좁아지는 것을 볼 수 있으며(그림 4-34), 간문부에서 간내담관 내로 갑자기 좁아지거나 간내담관이 다소 확장된 소견을 보이는 경우도 많다.

① 간외담관의 확장(방추상 또는 낭종상)
② 낭종 모양으로 확장, 담석이나 담관암이 동반되는 경우가 있다.

Chapter

# 5

# 비장

# Spleen

Case 01

# 비장종대 Splenomegaly

**대표증례**

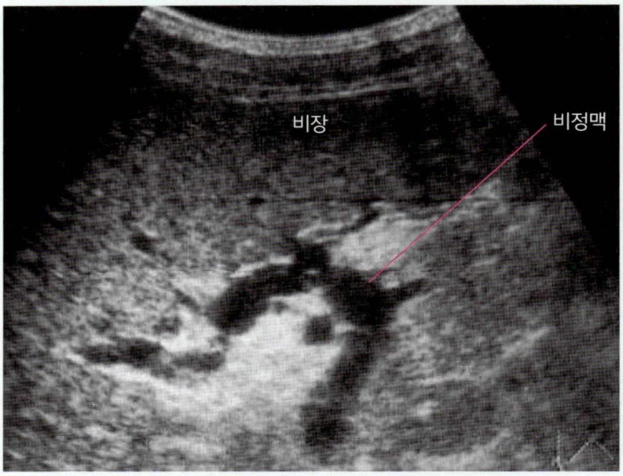


그림 5-1. 비장종대의 초음파상
비정맥의 확장이 동반되어 있다.

## 가. 비장종대의 초음파소견상 특징

비장종대의 원인은 표 5-1과 같이 다양하다. 그중 임상에서는 간경변증 같은 만성간질환에 잘 동반하기 때문에 비장의 초음파상 관찰은 만성간질환의 중요한 보조 진단방법이 될 수 있다. 그림 5-1은 비대상성 간경변증 증례로 비장종대의 초음파상이다.

표 5-1. 비장종대의 원인

| 경도, 중등도 | 중등도 |
|---|---|
| 문맥압항진증 | 백혈병 |
| 감염 | 림프종 |
| 에이즈(AIDS) | 골수섬유증(myelofibrosis) |

① 고도의 비장종대를 보이는 경우 비장의 크기가 초음파의 한 화면을 넘는다. 일반적인 만성간염에 비해 간경변증에서는 비장종대가 현저하고, 윤곽도 명료하며, 비문부도 뚜렷하게 나타나므로, 그 부위를 따라 주행하는 비정맥의 확장소견을 쉽게 파악할 수 있다.

② 비장의 실질에코도 증식성 변화를 시사하여, 내부에코가 보다 강하게 나타나는 경향이 있다. 이러한 비장종대의 소견과 함께 간우엽의 위축, 좌엽종대 등 간의 형태변화나 변연부의 둔화 등이 동시에 관찰되거나, 문맥압항진 상태를 반영하는 문맥계 혈관의 확장소견과 측부혈행로 collateral circulation 등의 소견을 증명함으로써, 간경변증은 초음파검사로 쉽고 정확하게 진단 내릴 수 있다.

③ 원발성 간암 예에서도 간경변증과 같이 비장종대를 관찰할 수 있다.

## 나. 비장의 크기 및 측정방법

비장의 크기를 초음파상으로 측정하는 방법에 관하여 많은 연구가 진행되어 왔다. 비장의 크기 측정방법으로는 비장계수 splenic index, SI 가 있는데 이는 SI = a × b로 a는 횡단경(cm), b는 종단경(cm)(a, b는 비장의 최대 단면상에서 측정)을 나타낸다. 이때 SI는 0등급(grade 0) 0~30cm$^2$, Ⅰ등급(grade Ⅰ) 31~60cm$^2$, Ⅱ등급(grade Ⅱ) 61~90cm$^2$, Ⅲ등급(grade Ⅲ) 91~120cm$^2$, Ⅳ등급(grade Ⅳ) 120cm$^2$ 이상으로 건강인 100명의 평균치는 12.59 ± 5.06cm$^2$라 하였다. 등급에 따른 비장의 무게는 0등급 0~120g, Ⅰ등급 121~190g, Ⅱ등급 191~260g, Ⅲ등급 261~330g, Ⅳ등급 330g 이상이다. 0등급과 Ⅰ등급은 비장이 촉지되지 않고, Ⅱ등급은 촉지될 수도 촉지되지 않을 수도 있으며, Ⅲ, Ⅳ등급은 비장이 촉지된다. 이 방법에서 비장무게와 SI의 좋은 상관관계를 보여준다.

비장의 크기는 또한 다음과 같은 공식으로도 측정할 수 있다(그림 5-2).

$$S = 0.9 \times a \times b$$

S: 단면적(cm$^2$)
a: 비문부를 지나는 비장의 최대 길이(cm)
b: 비문부에서 a에 직각을 이루는 단경(cm)

1994년 대한초음파의학회의 연구과제 결과보고(3)에 의하면 비장의 종단스캔에서 가장 긴 길이를 측정했을 때(그림 5-3) 20대에서 60대까지의 정상 성인에서 남자가 8.89±0.18cm, 여자가 8.39±0.33cm로 보고하고 있다.

끝으로 단순히 가장 긴 장축의 길이를 재서 12cm를 넘으면 비장종대로 보는 경우도 있다(그림 5-3). 실제로 초음파검사상 비장의 크기가 초음파화면의 한 화면을 넘으면 비장종대를 의심할 수 있다.

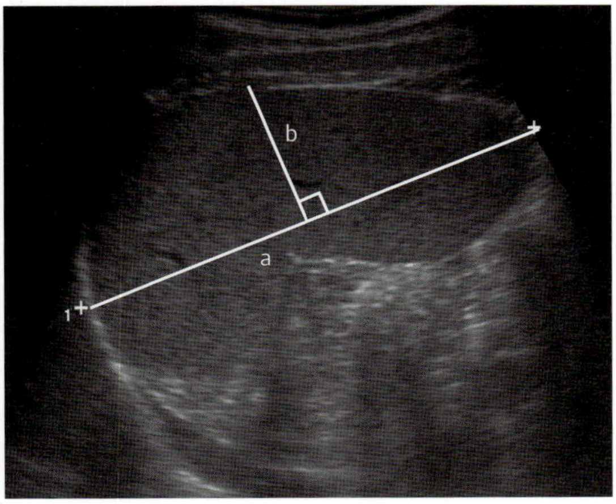


그림 5-2. 비장의 크기 측정방법

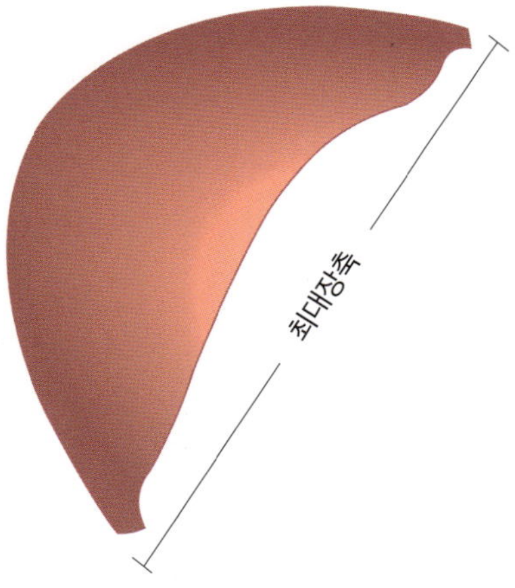


그림 5-3. 비장의 종단길이

Case 02

# 비장낭종 Splenic cyst

### 대표증례

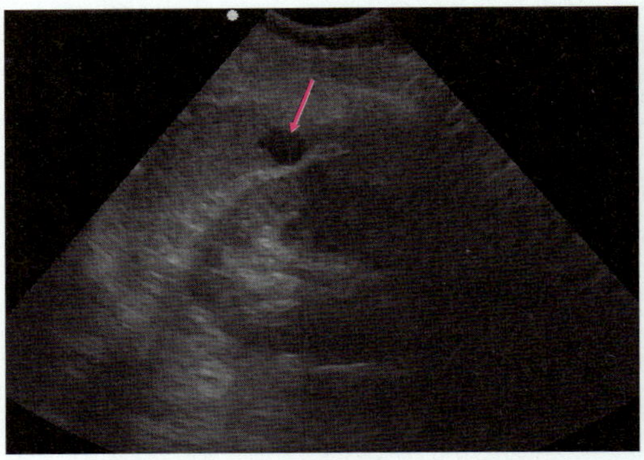

a. 단발성 비장낭종(→)

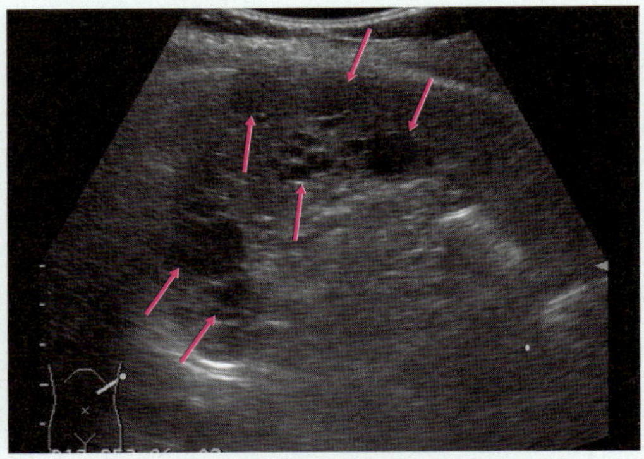

b. 다발성 비장낭종(→)

그림 5-4. 비장낭종

## 비장낭종의 초음파소견상 특징

선천성 낭종은 초음파상 특징적인 낭종 모양을 나타낸다(그림 5-4, 표 5-2). 대부분의 낭성질환은 고유 낭벽이 없는 오래된 외상성 혈종의 액화괴사된 잔유물들이다. 낭종은 여러 개로 이루어질 수 있고 기생충성 낭종도 간에서처럼 낭종의 성숙도에 따라 다양한 모양이 나타내며 간혹 낭종벽에 석회화가 보인다.

표 5-2. 비장낭종의 초음파소견

- 모양은 원형 혹은 난원형
- 다발성 비장낭종: 비장에 다수의 다발성 낭종이 관찰됨
- 내부는 무에코
- 낭종벽에코 및 경계는 명료, 평활
- 후부에코의 증강

# 비장농양 Splenic abscess

대표증례

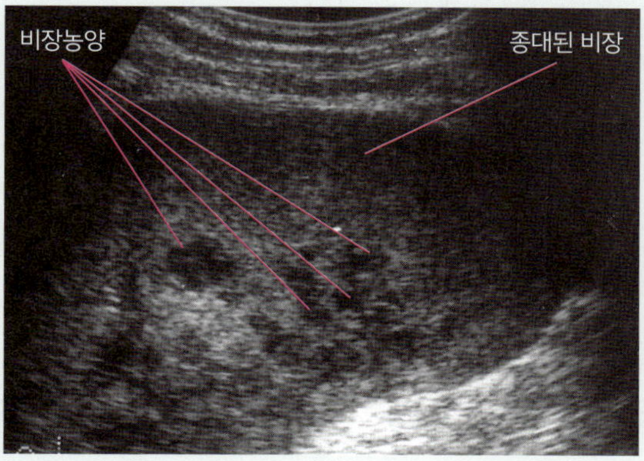


그림 5-5. 비장농양
비장 내부에 비교적 경계가 불균일한 다수의 저에코성 병변들이 관찰된다.

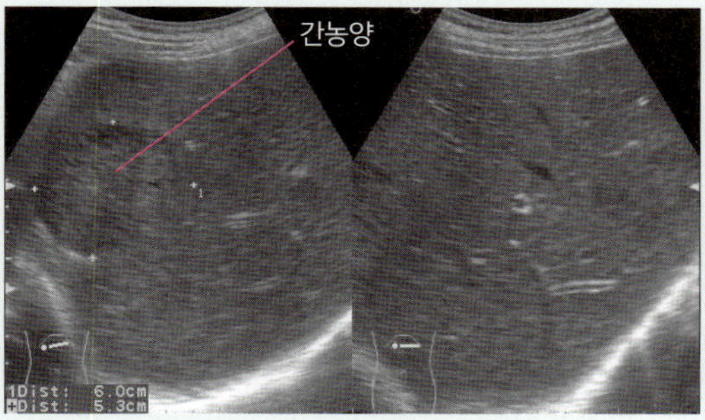


a. 간농양

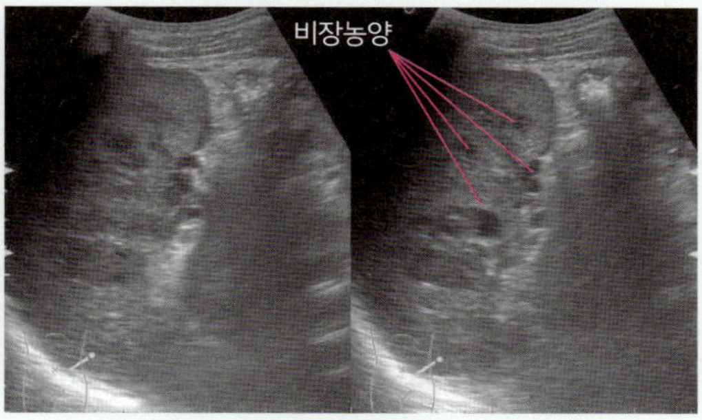


b. 비장농양

그림 5-6. 결핵에 의한 간 및 비장농양

## 비장농양의 초음파소견상 특징

① 비장농양은 통증성 비장종대를 보인다.

② 초음파상 한 개 또는 여러 개의 비장 내 농양강을 보이는데(그림 5-5) 그 내용물이나 미세방울 microbubbles의 함유여부에 따라 농양은 저에코 또는 고에코를 보이게 된다(그림 5-6).

③ 고에코의 물질이 농양강 바닥에 가라앉아 있으면 이는 농양 찌꺼기로 볼 수 있다. 만약 농양강 내의 상부에 고에코부분이 있으면 이는 공기방울 air bubble을 의미한다.

④ 정확한 진단은 초음파영상하 천자 및 배농으로서 가능하다.

Case 04

# 비장경색과 혈종 Splenic infarction and hematoma

**대표증례**

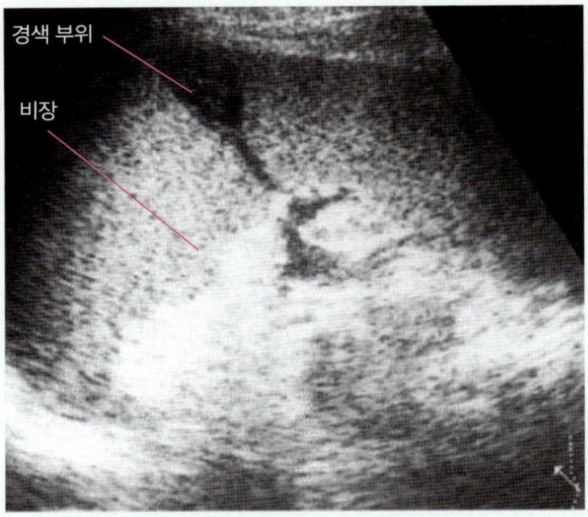


그림 5-7. 비동맥 혈전에 의한 비장경색
비동맥이 혈전에 의해 폐쇄되어 있으며 비장에는 이로 인한 쐐기 모양 저에코의 경색소견이 관찰된다.

## 가. 비장경색의 초음파소견상 특징

① 피막하 혈종은 비장경색을 합병할 수 있으며 혈액 질환이 있는 환자의 비장에서 흔하다. 또한 동맥 및 정맥의 허혈 ischemia 로 혈관 자체에 의한 경색도 있다(그림 5-7). 특히 비장정맥의 혈전으로 오는 비장경색이 급성췌장염의 전형적인 합병증이다.

② 경색이 오래되면 쐐기 모양의 고에코 영역을 보이기도 한다(표 5-3).

표 5-3. 비장경색의 초음파소견

- 쐐기 모양의 저에코 영역을 보임
- 쐐기 모양의 점상 고에코 영역
- 비장 변연부에 잘 생김

## 나. 피막하 혈종의 초음파소견상 특징 (그림 5-8, 9)

① 간의 피막하 혈종에서처럼 항상 복수와 감별해 주어야 한다.

② 복강 내 혈종 hemoperitoneum 과 동반되는 경우도 있으므로 비장 주위에 액체저류가 있는가를 잘 관찰해야 한다.

③ 피막하 혈종과 복강 내 액체저류의 가장 좋은 감별점은 체위를 변화시켜 액체의 움직임을 관찰하는 점이다.

④ 피막하 혈종은 변화가 없으나 복강 내 액체는 바로 변화를 보인다.

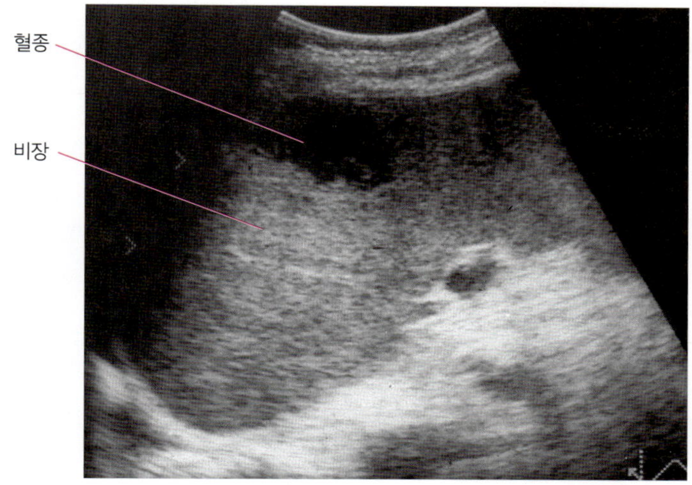


그림 5-8. 비장의 피막하 혈종

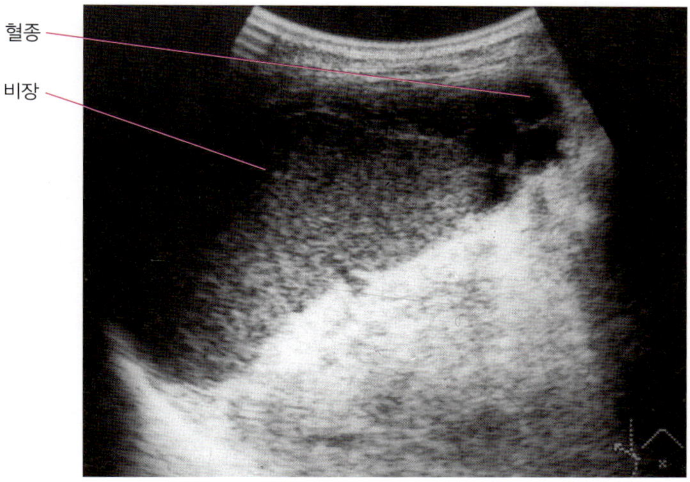


그림 5-9. 비장의 피막하 혈종

Case 05

# 비장 악성림프종 Splenic malignant lymphoma

대표증례

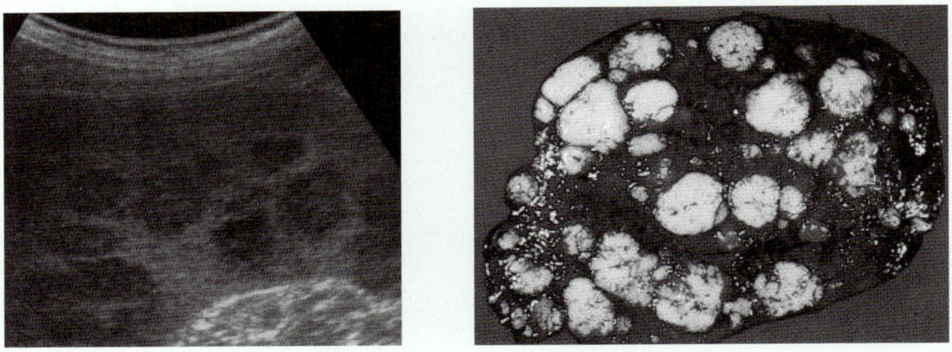

a b

그림 5-10. 악성림프종의 비장 초음파상
a. 초음파상 다발성 불균일한 저에코성 종괴소견이 관찰, b. 적출표본

## 비장 악성림프종의 초음파소견상 특징

비장은 림프종의 흔한 침범 장소이다. 림프종을 가지면 환자의 30~40%에서 발견 당시 비장이 침범되어 있다. 림프종에서 국소적으로 비장침범이 있을 경우 전형적으로 초음파상 저에코소견을 보이지만(그림 5-10) 국소적 고에코부분을 보이는 예도 있다.

최근 보고에 의하면 대부분의 악성 림프계 종양은 저에코소견을 보이고 고에코양상은 드물다고 한다. 림프종과 연관된 몇 가지 비장의 초음파소견을 살펴보면(표 5-4),

① 미만성 침윤(전비장에 걸쳐 다수의 작은 결절들로 차있음)이 호지킨 림프종과 저악성도의 비호지킨 림프종의 특징이며,

② 중간크기(3cm 이하)의 소결절은 저악성도 림프종의 특징이다.

표 5-4. 악성림프종의 초음파소견

- 비장종대소견
- 내부에코는 균일
- 저에코의 다발성 종괴
- 표적 모양의 에코
- 경계는 약간 불명확함

③ 3cm 이상의 큰 결절은 고악성도 림프종의 특징이며,

④ 고악성도의 비호지킨 림프종은 경계가 뚜렷한 국소적 병변을 보인다.

⑤ 미만성과 국소성 병변을 보이는 호지킨 림프종도 있고,

⑥ 호지킨 림프종과 비호지킨 림프종 환자에서 초음파상 비장에 병변을 보이는 모든 환자에서 복부 림프종을 동반하고 있다.

Case 06

# Gamna-Gandy 결절 Gamna-Gandy body

**대표증례**

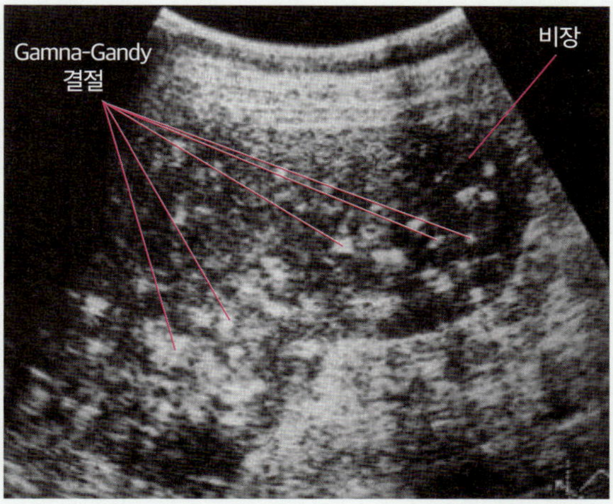


그림 5-11. Gamna-Gandy 결절
음향음영을 동반하지 않는 고에코성의 점상에코가 비장 내에 미만성으로 관찰된다.

## 가. Gamna-Gandy 결절의 초음파소견상 특징 (표 5-5)

① 미만성의 음향음영을 동반하지 않으면서 고에코 점상에코가 비장비대 소견과 함께 보이는 것이 특징이며 대부분 복부초음파상 결절의 크기는 1mm이다(그림 5-11).

② 특히 간경변증 환자에 있어서 Gamna-Gandy 결절은 약 12.9%에서 나타난다.

③ 복부초음파검사상 Gamna-Gandy 결절과 감별해야 할 질환으로는 비장에 석회화를 초래하는 질환으로 특히, 비장결핵에서 나타나는 석회화는 Gamna-Gandy 결절과 유사한 소견을 보이지만 Gamna-Gandy 결절보다 크기가 약간 크고에코가 더 높으면서 음향음영의 분포가 거칠게 나타난다. 또한 오래 지속된 히스토플라스마증 histoplasmosis, 톡소플라스마증 toxoplasmosis, 낭미충증 cysticercosis 등에서 나타나는 석회화와도 감별해야 한다.

표 5-5. Gamna-Gandy 결절의 초음파소견

- 비장종대를 동반
- 산재되는 점상 고에코소견
- 음향음영을 동반하지 않음

## 나. Gamna-Gandy 결절의 임상적 특징

① Gamna-Gandy 결절은 비장피질이나 실질내 혈

액의 울혈과 출혈로 인한 hemosiderin의 침착과 지속적인 석회화 과정을 통해 청갈색의 소결절을 형성하는 것을 말하며, 이러한 Gamna-Gandy 결절이 보이는 경우는 울혈성 비장비대를 초래하는 질환, 간경변증, 특발성 문맥항진증 idiopathic portal hypertension, Banti 증후군, 유전성 구상적혈구증 hereditary spherocytosis, 심부전증, 복강 내 염증, 위암 또는 췌장암의 이차성 문맥전이 등에서 보일 수 있다.

② Gamna-Gandy 결절이 생기는 병리조직학적 기전으로는 울혈성 비장비대가 오래 지속되면 비장 내 동양혈관 sinusoid 에서 혈액세포가 오래 머물게 되므로 동양혈관에 있는 대식세포 macrophage 에 의해서 적혈구가 탐식되게 되어 철 iron 과 칼슘이 교원질 collagen 과 작용하여 조직화 organization 되면서 Gamna-Gandy 결절이 형성된다.

Case 07

## 비장 석회화 Splenic calcification

**대표증례**

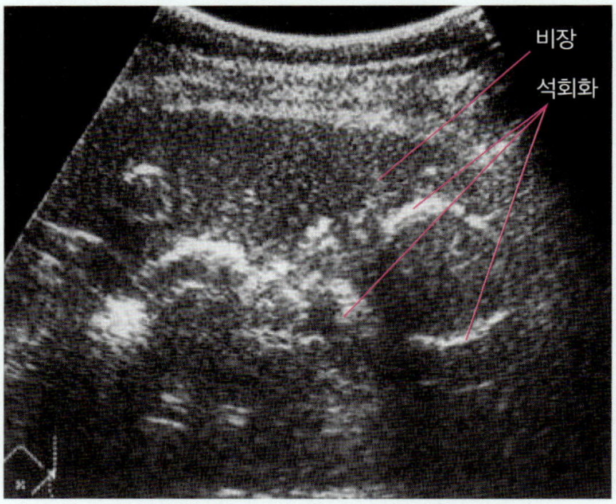


그림 5-12. 비장결핵에 의한 석회화

## 비장 석회화의 초음파소견상 특징

① 여러 질환의 만성적 경과 및 합병증 등으로 산재된 점상의 석회화 병변을 보일 수 있다(표 5-6).

② 대표적인 질환은 결핵(그림 5-12)이며, 그 외

표 5-6. 비장 내 석회화의 초음파상 특징

| |
|---|
| · 점상의 강한 에코상을 보임 |
| · 다발성 때로는 단발성 |
| · 음향음영을 동반함 |

히스토플라스마증이나 톡소플라스마증등에서 도 석회화가 관찰된다. 낭미충증에서는 매우 드물다.

③ 문맥압항진증이 있는 환자에서 점상 석회화를 보이는 경우는 Gamna-Gandy 결절이다. 이들은 출혈의 후유증들이다. 조직학적 검사상 이러한 점상 석회화 부위에는 철, 칼슘, 섬유소 fibrin 등을 보인다.

Case 08

## 비장 주위의 가성액체음영 Perisplenic pseudo-fluid collection

대표증례

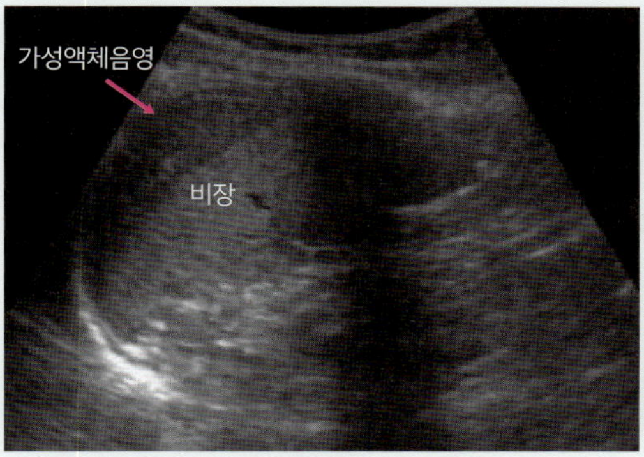


a. 초음파상

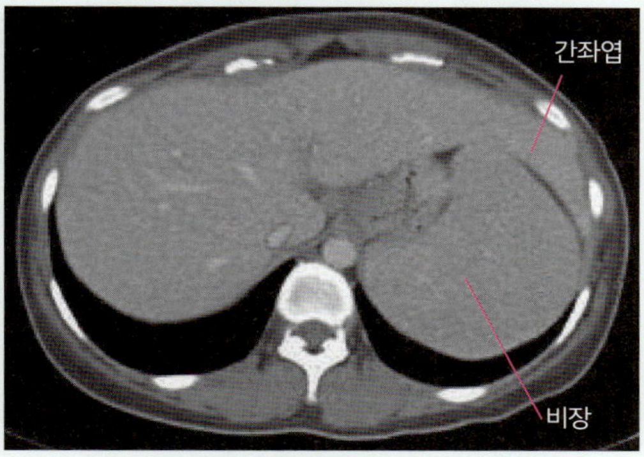


b. CT상

그림 5-13. 비장 주위의 가성액체음영

비장 주위에 마치 복수와 같은 가성액체음영이 관찰되는데 이는 에코가 높은 비장과 정상 간장의 실질에코정도에 차이가 있고, 체격이 마른 젊은 여자나 아이들에서 관찰된다.

a. 간좌엽이 커져서 비장의 좌상 부위로 연장(→)되어 있다. 간이 비장보다 낮은 에코소견을 보인다.

b. 간좌엽이 비장의 앞쪽 상 측에까지 연장(→)되어 보인다.

### 비장 주위의 가성액체음영의 초음파소견상 특징

① 초음파상 비장 주위에 액체가 고인 것처럼 보이는 함정이다(그림 5-13).

② 그 원인은 간좌엽이 길게 좌측으로 연장되어 간의 에코의 지방간이 동반된 증례에서는 간의 에코가 증가되어 상대적으로 비장에코가 더 낮은 에코소견을 보이기도 한다.

③ 이것은 드문 정상 변이 중의 하나로 비장의 종단면 스캔에서 좌횡격막하의 비장 상부에 간좌엽의 일부가 비장보다 상대적으로 저에코의 반월형 구조를 보여 횡격막하 액체저류로 혼동하기 쉽다(그림 5-13a).

④ 간좌엽 에코와 비장을 정확히 구별하기 위해서는 얕은 호흡을 시키면서 비장과 이것이 미끄러져 움직이는 것을 확인하면 된다.

Case 09

# 부비장 Accessory spleen

## 대표증례

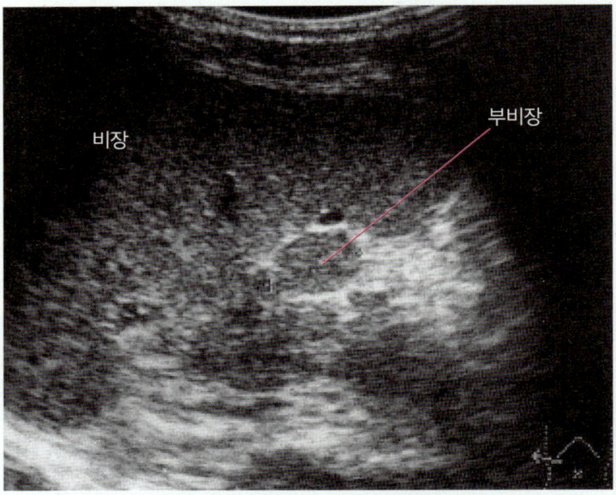


**그림 5-14.** 부비장의 초음파상
난원형으로 비장과 같은 에코를 갖는 구조물이 비문부에 관찰된다.

### 가. 부비장의 초음파소견상 특징(표 5-7)

① 부비장은 분리되어 있던 비장조직이 융합되지 않고 남아 발생하는 것으로 흔히 비문부, 인대, 비장혈관을 따라 보인다(그림 5-14).

② 부비장의 모양은 원형 혹은 난원형으로 크기가 직경 1.0~1.5cm 정도이고 드물게 4cm 정도로 큰 것도 있다.

③ 에코는 비장과 동일한 에코수준이며, 가끔 췌장, 부신 또는 후복막강의 종양으로 오인할 수 있다.

④ 부비장은 비장절제술 이후에 보상성 비대를 일으켜 복강 내 종괴로 보일 수 있으며(그림 5-15), 이 경우 다른 종양과 감별이 힘들 수 있으나 초음파상 그 모양, 위치, 그리고 무엇보다도 비장혈관을 발견하면 부비장임을 감별할 수 있다.

⑤ 감별이 힘들 경우에는 조영증강 CT를 시행하면 비장과 부비장이 같은 양상으로 조영증강됨을 관찰할 수 있다.

표 5-7. 부비장의 초음파소견

- 모양은 원형 혹은 난원형
- 비장과 동등한 에코수준
- 변연은 평활한 에코
- 크기는 1~1.5cm

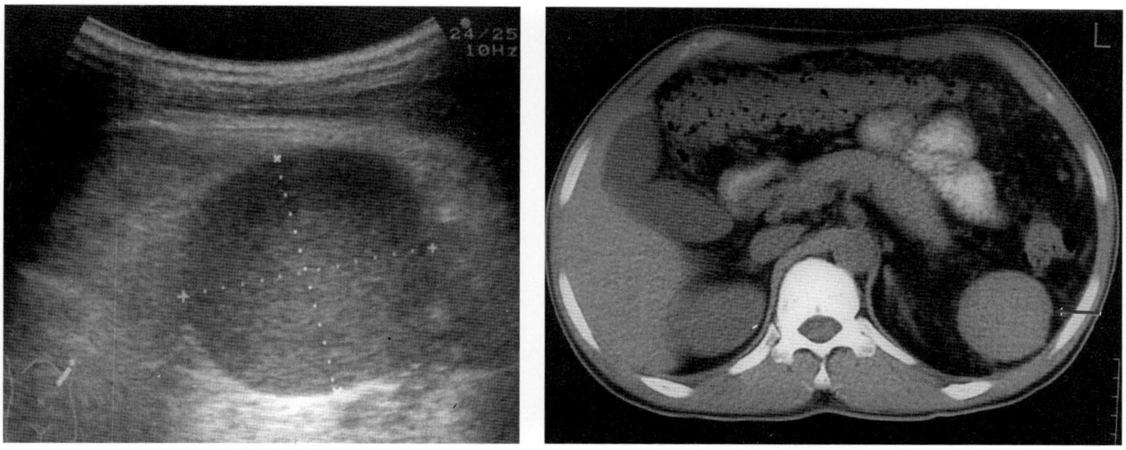


a. 초음파상　　　　　　　　　　　　b. CT상(→)

그림 5-15. 부비장의 보상성 비대

Chapter

# 6

# 췌장

## Pancreas

Essential

**Abdominal Ultrasound**

Case 01

# 급성췌장염 Acute pancreatitis

## 대표증례

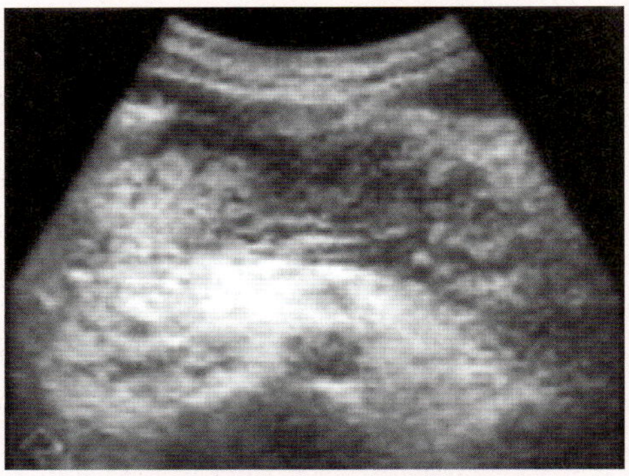

그림 6-1. 급성췌장염
췌장은 종창되어 있고, 췌장실질에코의 강도가 부분적으로 낮은 저에코소견을 보임.

### 급성췌장염의 초음파소견상 특징(표 6-1)

① 급성췌장염의 초음파소견: 급성췌장염의 병리적 변화는 염증에 의한 췌장의 세포침윤과 부종으로 종창을 일으키고 심하면 출혈, 괴사, 낭포형성 등을 보이는데, 실제로 이들 변화중 초음파상으로 흔히 볼 수 있는 소견은 종창이다. 이런 경우 전체적으로 췌장의 두께가 두꺼워지고 췌장실질에코의 강도가 저하되며 췌관의 평활한 확장을 동반하기도 한다.

② 췌장염 환자의 약 30%에서는 초음파상 정상소

표 6-1. 급성췌장염의 초음파상 특징

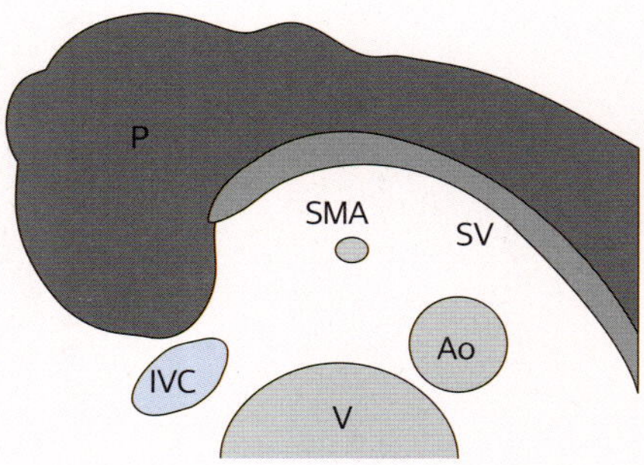


1. 췌장의 전체적 크기의 확대(전후경: 두부 25mm, 체부-미부 20mm 이상)
2. 췌장의 변연은 비교적 평활함
3. 췌장의 실질에코는 감소된 경향
4. 췌관은 경도의 확장소견을 보이기도 함
5. 소화관내 가스, 복수, 담낭종대 등 주변장기의 변화를 동반하는 경우가 많음

SMA: 상장간막동맥, Ao: 복부대동맥, SV: 비정맥, V: 척추, IVC: 하대정맥, P: 췌장

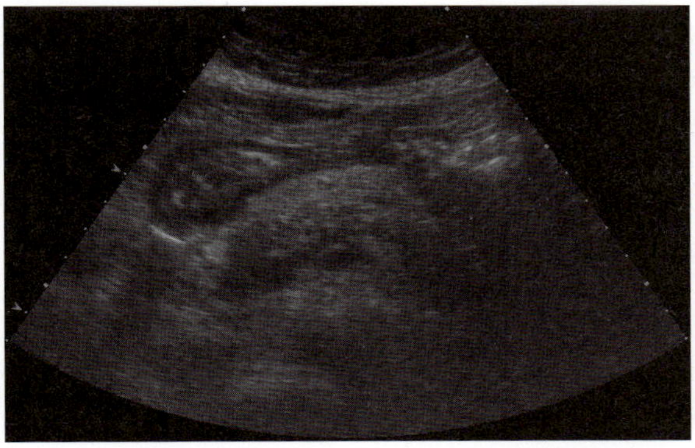

a

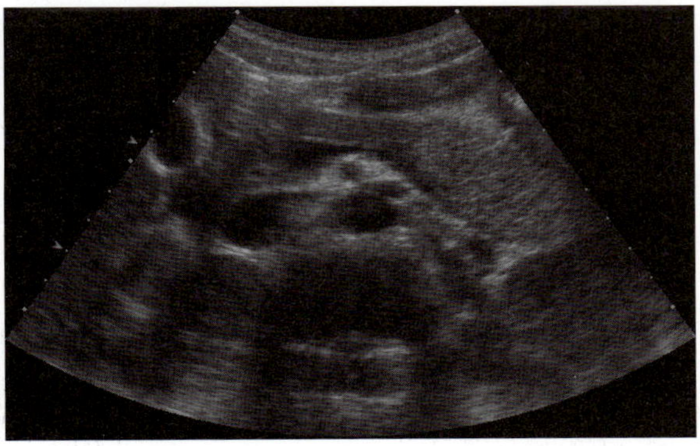

b

그림 6-2. **급성췌장염**
췌장두부(a), 췌장미부(b)가 미만성으로 커져 있는 소견을 보임.

견을 보이며 반수에서 췌장의 크기가 미만성으로 커지게 되는데(그림 6-2) 이 중 30%는 부분적으로 크기가 커지거나 정상적인 에코양상의 소실이 동반된다.

③ 에코양상은 저에코에서 무에코소견을 보이기도 하고 간실질에코보다 다소 저에코를 보인다.

④ 에코양상은 대부분의 증례에서 간실질과 동등한 수준의 에코를 보인다.

Case 02

# 만성췌장염 Chronic pancreatitis

### 대표증례

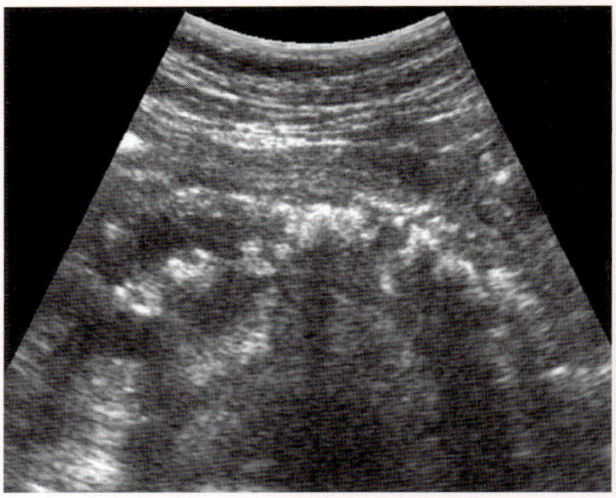

a. 초음파상

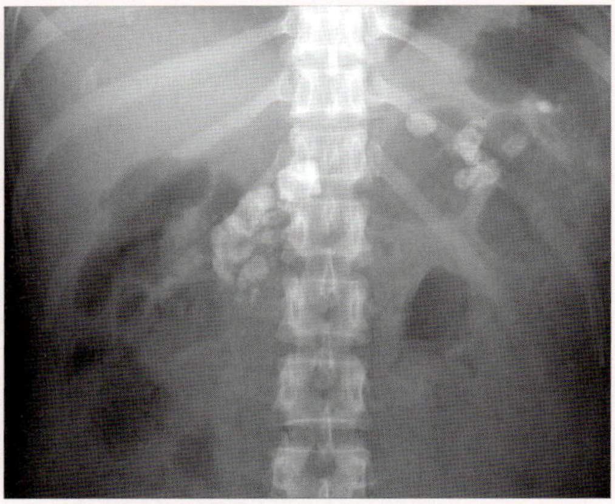

b. 단순복부 X-선 촬영상

그림 6-3. 췌관결석을 동반한 만성췌장염
주췌관이 심하게 확장되어 있으며 체부의 주췌관에 음향음영을 동반한 결석이 관찰된다. 췌장실질은 소실되어 거의 관찰되지 않는다.

## 만성췌장염의 초음파소견상 특징(표 6-2)

① 만성췌장염의 초음파상 변화를 보면 섬유화, 지방변성 등으로 췌장실질의 에코가 증가되어 있다. 때로는 초음파상 이러한 이유 때문에 췌장을 싸고 있는 후복막 지방과 구분이 되지 않아 췌장 자체를 확인하기가 힘들 때도 있다.

② 췌장은 부분적 혹은 전반적으로 커져(30%)있고 변연은 불균일한 모양(45% 정도)을 보인다.

표 6-2. 만성췌장염의 초음파소견상 특징

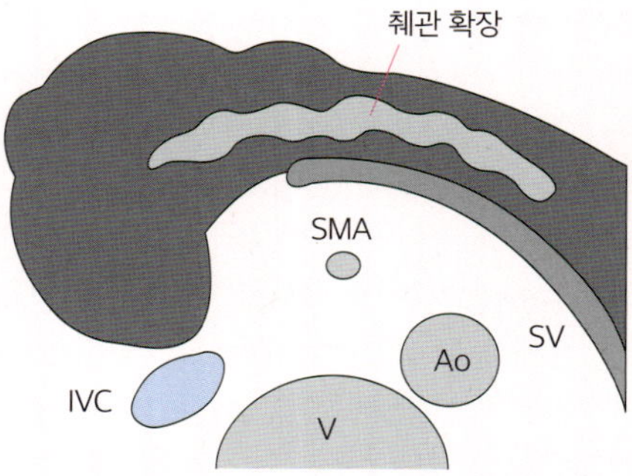


IVC: 하대정맥, SMA: 상장간막동맥, Ao: 복부대동맥, SV: 비정맥, V: 척추

1. 췌장의 종대 또는 위축 소견(종괴 형성형 췌장염에서는 국소적 종대를 보임)
2. 췌장변연은 비교적 불균일함
3. 췌장실질의 에코는 증강된 경우가 많음
4. 췌석 또는 췌관의 확장소견을 보이는 경우가 많음
   · 췌장의 크기감소(부분적 부종과 위축)
   · 결절상 에코양상(nodular echotexture)
   · 부분적인 돌출된 불규칙적인 췌장변연
   · 후복막강 정맥의 혈전이나 변형
   · 췌관의 확장 및 변형
   · 가성낭종 형성
   · 담도의 확장

③ 석회화, 췌관확장, 불균일한 췌장변연이 동반되기도 한다. 췌관은 협착, 불규칙, 확장을 보일 수 있다.

④ 췌장 석회화 소견이 있는 경우에서는 대부분 췌관확장이 동반한다(그림 6-3~5). 췌장 석회화는 초음파상 작고 높은 반향적 입자들이 보여 췌장이 점묘 모양 stippled appearance 을 보인다(그림 6-6).

⑤ 췌석과 동반되어 후방음향이 보이며 이들은 부분적 혹은 미만적 분포를 보인다. 췌관 내 결석은 췌관의 무에코구조로 둘러싸여 있기 때문에 결석의 존재 여부를 비교적 쉽게 알 수 있다.

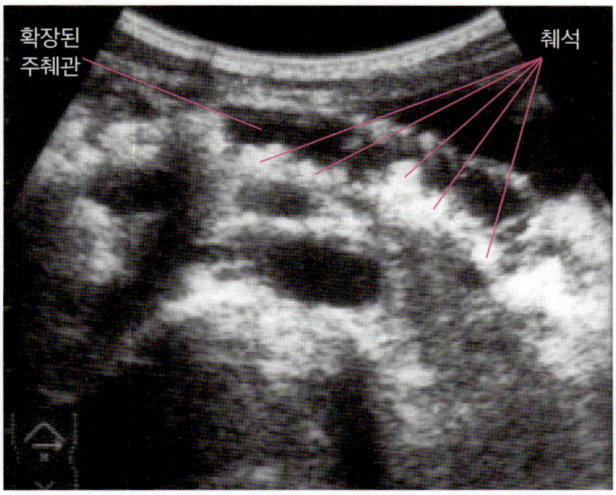


그림 6-4. 만성췌장염

주췌관이 불규칙한 심한 확장을 보이며 췌관 내에 음향음영을 동반한 결석이 관찰된다. 췌장실질은 거의 소실되어 관찰되지 않는다.

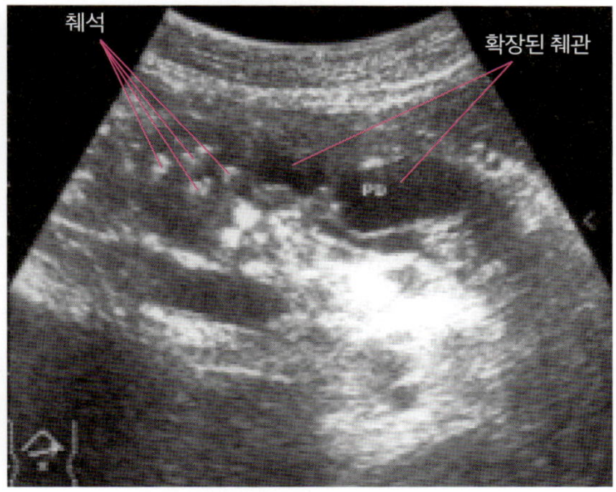


그림 6-5. 췌관결석을 동반한 만성췌장염

주췌관이 심한 확장을 보이며 두부와 음향음영을 동반한 고에코의 결석이 관찰된다.

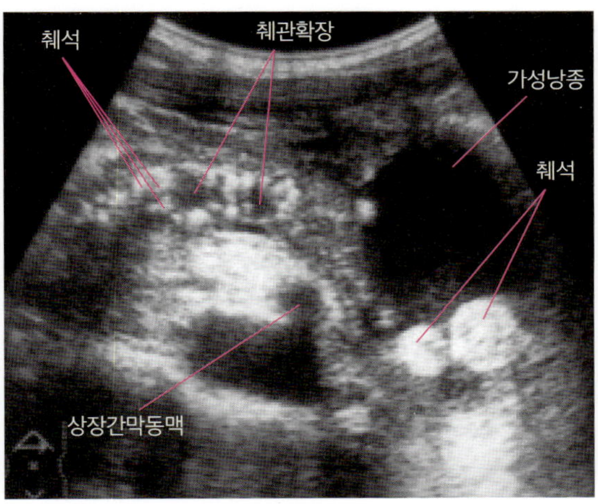


a

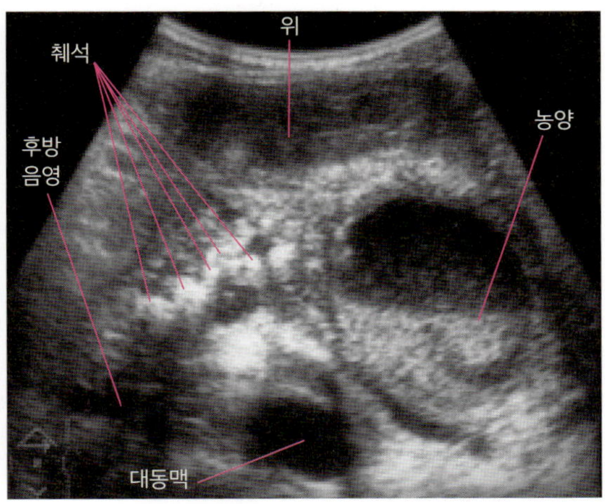


b

그림 6-6. 만성췌장염

a. 췌장두부는 국소적으로 커져 보이며 불규칙하게 확장된 주췌관 및 실질에 다수의 결석 및 석회화 소견이 관찰되고 있다. 췌장미부에는 췌석을 동반한 가성낭종이 관찰된다.

b. 주췌관에 음향음영을 동반한 다수의 결석이 관찰되며 췌장체부와 미부에는 농양이 합병되어 있다.

Case 03

# 급성췌장가성낭종 Acute pancreatic pseudocyst

대표증례

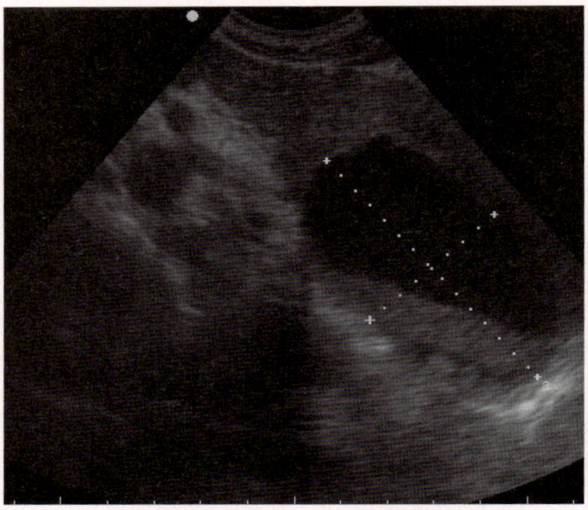

그림 6-7. 전형적인 췌장가성낭종

경계가 뚜렷한 평활한 벽을 갖는 무에코의 낭종성 병변이 미부에서 관찰되며 후방으로 음향증강이 관찰된다. 또한, 내부에 에코성 물질이 관찰, 내부에 액체 부스러기 저류면이 관찰된다.

## 급성췌장가성낭종의 초음파소견상 특징(표 6-3)

① 경계가 뚜렷한 평활한 벽과 후벽의 음향증강을 보인다(그림 6-7). 때로는 음향음영이 보이지 않는 수도 있다. 가성낭종의 초음파상 발견율은 50~92% 정도로 다양한데 이는 미부에 있는 경우에는 위 때문에 가려서 안 보이는 수가 있기 때문이다.

② 가성낭종벽은 보통 평활하며 때로는 내부에 에코성 물질이 관찰되기도 한다. 만약 액체 부스러기 저류면 fluid debris level 이 관찰될 경우(그림 6-8)

표 6-3. 췌장가성낭종의 초음파상 특징

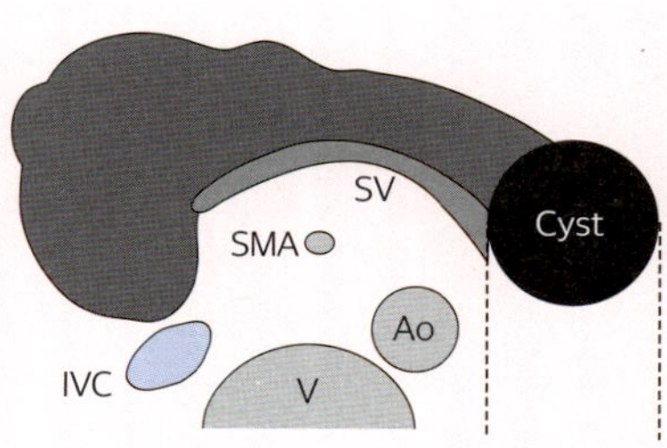


1. 내부에코가 없는 구형의 종괴
2. 평활한 낭종벽
3. 후부에코의 증강(posterior enhancement)
4. 측방음영(lateral shadow)

IVC: 하대정맥, SMA: 상장간막동맥, Ao: 복부대동맥, SV: 비정맥
V: 척추, Cyst: 낭종

에는 농양이나 출혈을 고려해야 한다.

③ 낭종의 크기와 수는 다양하며(그림 6-9, 10), 커다란 낭종은 췌장 이외의 주위장기의 낭종과 감별해야 할 필요가 있다. 이들을 감별하기 위해서는 첫째, 낭종 cyst 과 췌장의 두부 및 체부와의 연결 여부 둘째, 낭종과 비정맥 splenic vein 과의 연관관계를 확인할 필요가 있다. 따라서 낭종이 비정맥 바로 앞에 있거나 췌장의 체부와 연결되어 있으면 췌장에서 생긴 낭종으로 진단할 수 있고, 만일 낭종이 비정맥을 압박하거나 췌장을 변위시키고 있으면 췌장 이외의 장기에 생긴 낭종으로 간주해야 한다.

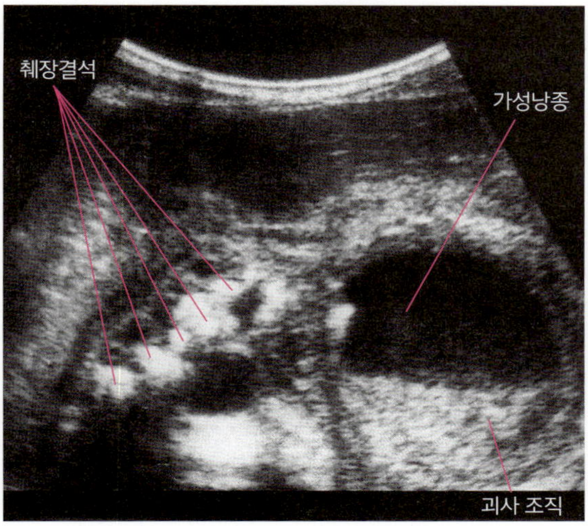


그림 6-8. 췌장가성낭종

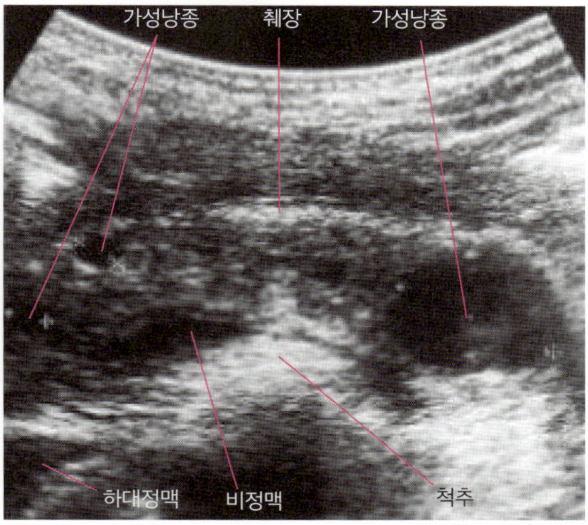


그림 6-9. 췌장가성낭종
다양한 크기의 가성낭종이 췌장 내에 다수 관찰된다.

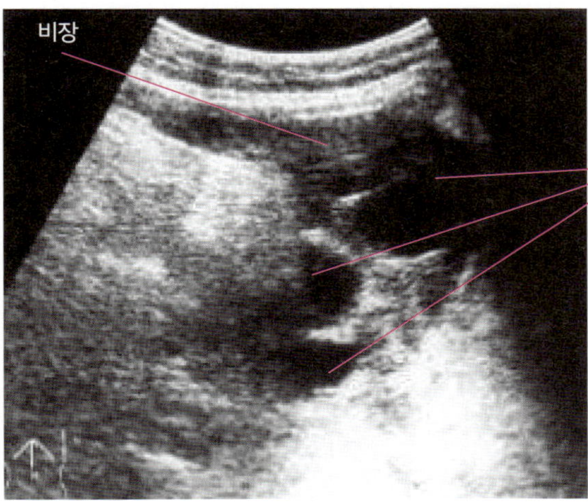


그림 6-10. 비장 내 가성낭종
비장 내에 다수의 가성낭종이 보인다.

# Case 04 종괴 형성형 췌장염 Groove pancreatitis

### 대표증례

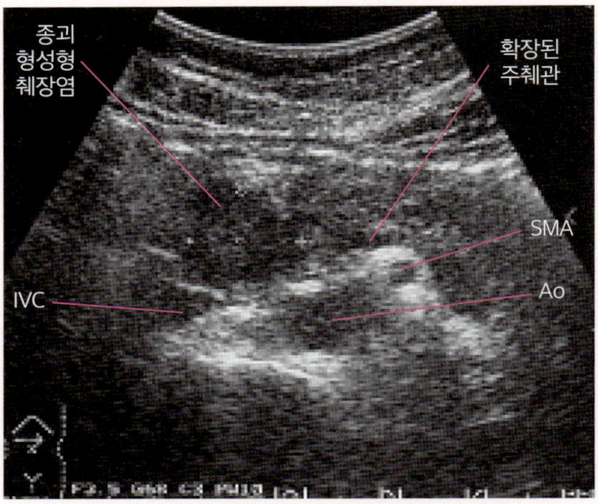


그림 6-11. 종괴 형성형 췌장염
췌장두부에 국소적으로 경계가 불분명한 저에코성 병변이 관찰된다. 췌관이 저에코성 병변내로 뚫고 들어감(자통)을 보이고 있다.

## 가. 만성췌장염의 임상적 특징

만성췌장염의 몇 가지 합병증으로는 가성낭종(20%), 정맥혈전(비정맥과 문맥)이 보이며, 부분적 종괴를 보일 경우 췌장암과 감별이 곤란하다. 초음파상 주위의 림프절이나 간전이 소견이 동반되지 않는 한 췌장암과 만성췌장염의 종괴는 감별이 불가능하다. 그러나 종괴 내에 석회화의 존재는 췌장암을 배제하는데 도움이 된다. CT 또한 이들 감별에 도움이 되지 않으므로 ERCP나 경피적 생검을 해야 한다.

이처럼 만성췌장염에서 췌장조직의 작은 부분을 침범하는 종괴 형성형 췌장염(표 6-4, 그림 6-11)을 groove pancreatitis라고 하는데 이는 십이지장과 총담관 사이에 위치한 췌장두부의 국소적인 부분만을 침범하여 국소적 섬유화를 일으키므로 종양과 동반된 기질의 섬유화와 감별이 어렵다.

## 나. 감별이 필요한 질환

췌장암: 종괴 내부에코는 불균일 저에코를 보이며 종괴 가장자리는 불균일, 종괴 꼬리쪽 췌관의 확장을 보임. 췌관자통 징후penetrating duct sign (표 6-5)가 없음.

표 6-4. 종괴 형성형 췌장염의 초음파소견

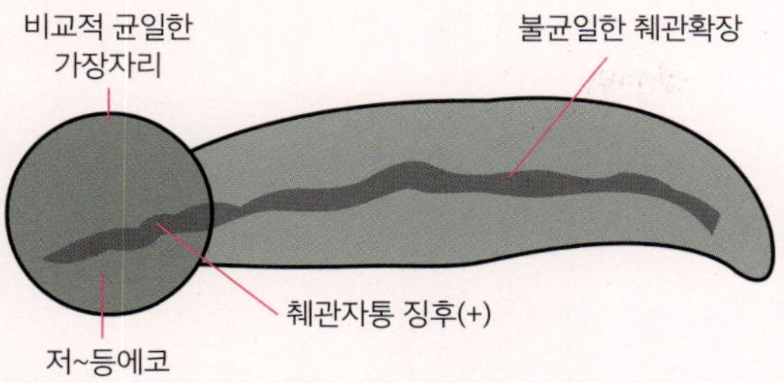


- 내부에코는 균일
- 저에코종괴
- 변연은 불규칙
- 경계는 불명확한 경우가 많음
- 췌관확장은 없거나 경도의 확장
- 췌관자통 징후(penetrating duct sign)가 있음

표 6-5. 췌장암과 종괴 형성형 췌장염

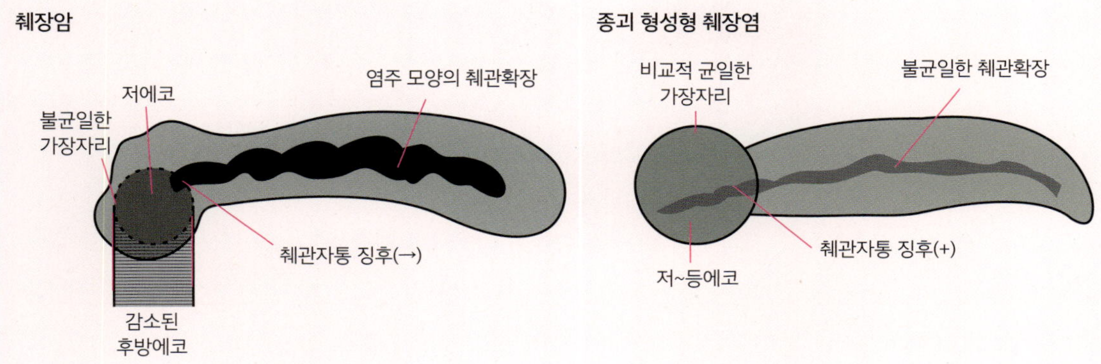

Case 05

# 괴사성 췌장염 Necrotizing pancreatitis

**대표증례**

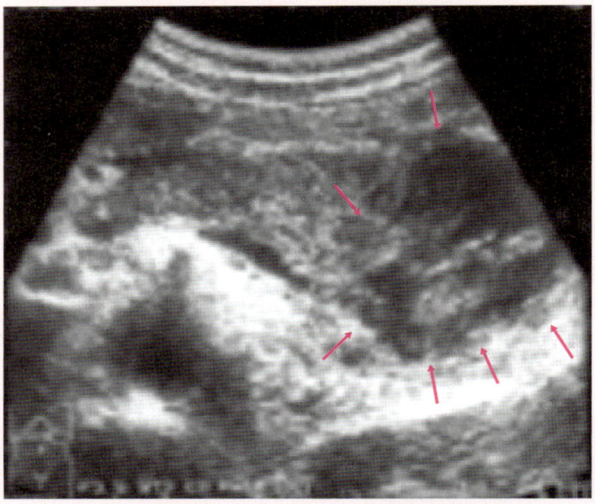

그림 6-12. 괴사성 췌장염
국소적인 췌장의 부종과 췌액의 저류(→)를 보인다.

## 가. 괴사성 췌장염의 초음파소견상 특징

① 국소적인 췌장의 괴사 및 주위 지방조직으로의 췌액 누출이 관찰되기도 한다.

② 중증의 경우에는 췌장 전체가 이질성의 종괴로 대치되어 해부학적인 구조를 알아볼 수 없을 정도가 된다.

## 나. 괴사성 췌장염의 임상적 특징

임상적으로 중증 급성췌장염 환자에서는 우선 초음파검사로 담도계를 정밀검사하여 총담관 등이 확장되어 있으면 담석증에 의한 췌장염을 고려하여 응급으로 내시경 유두괄약근절개술 endoscopic sphincterotomy, EST 을 시행하여 담석을 제거해야만 한다.

괴사성 췌장염 진행과정의 아주 초기 즉, 첫 24시간 이내에 초음파검사를 하게 되면 췌장이 정상적으로 관찰될 수 있으므로 오진에 주의해야 한다. 또한 장관 내 가스가 심하고 복부압통 등 다른 급성복증의 증상이 동반되어 있을 때에는 정확한 초음파검사가 어렵다. 이러한 경우 췌장괴사는 CT를 이용하여 진단해야 한다.

# 췌장 낭종 Pancreatic cyst

Case 06

대표증례

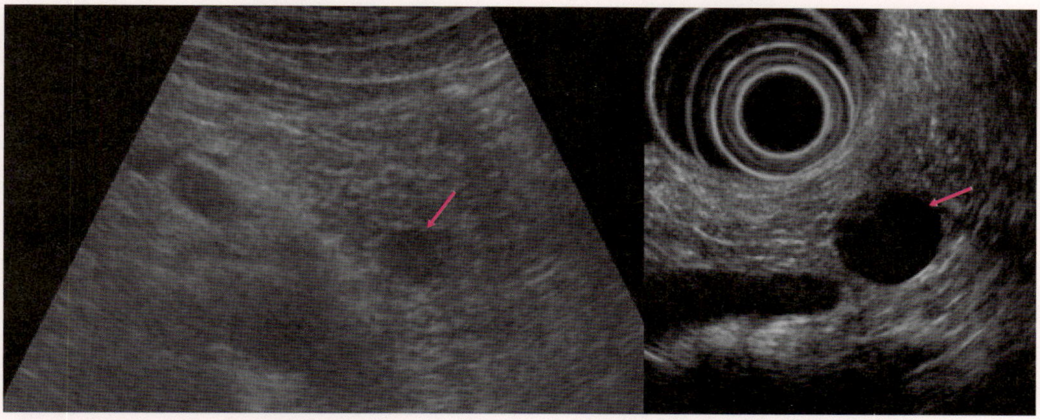

a. 복부초음파소견

b. 초음파내시경소견

그림 6-13. 췌장 낭종

췌장미부에 무에코의 원형 종괴(→)를 보임.

## 가. 췌장 낭종의 초음파소견상 특징 (그림 6-13)

① 낭종 후부에코증강을 보임(그림 6-14): 낭종은 가성낭종과 진성낭종으로 나누지만 췌장의 경우 가성낭종이 대부분이다. 가성낭종의 65~80%가 염증성이고 외상성 원인이 10~20%이다.

② 내부 무에코의 유원형 또는 원형 종괴: 경계가 선명한 낭종과 췌장미부 측 췌관의 확장은 동반하지 않음.

## 나. 낭성종양과 충실성종양의 낭성변성의 형태학적 특징

낭성췌장종양cystic pancreatic neoplasm은 비교적 드물지만 임상에서 가끔 경험하게 되므로 다른 낭성질환과 감별을 해 주어야 한다. 병리학적으로 소낭성 장액성 낭선종microcystic serous cystadenoma과 대낭성 점액성 낭선종macrocystic mucinous cystadenoma, 대낭성 점액성 낭선암macrocystic mucinous cystadenocarcinoma으로 나뉜다(그림 6-15).

소낭성 낭선종은 양성질환이며 암으로 변하지 않으므로 증상이 없으면 치료하지 않고 관찰해도 된다. 그러나 점액성 낭선종은 점액성 낭선암과 공존하거나 낭성암으로 진전될 수 있으므로 이들 점액성 낭선종이나 낭선암은 반드시 수술로 제거해 주어야 한다.

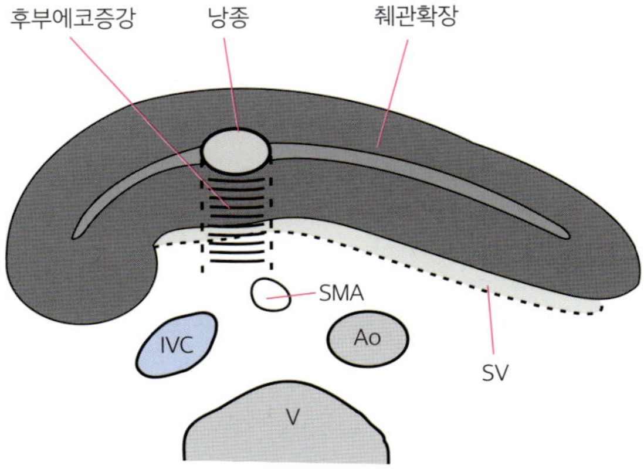


**그림 6-14.** 췌장 낭종의 후부에코증강 소견

IVC: 하대정맥, SMA: 상장간막동맥, Ao: 복부대동맥, SV: 비정맥, V: 척추

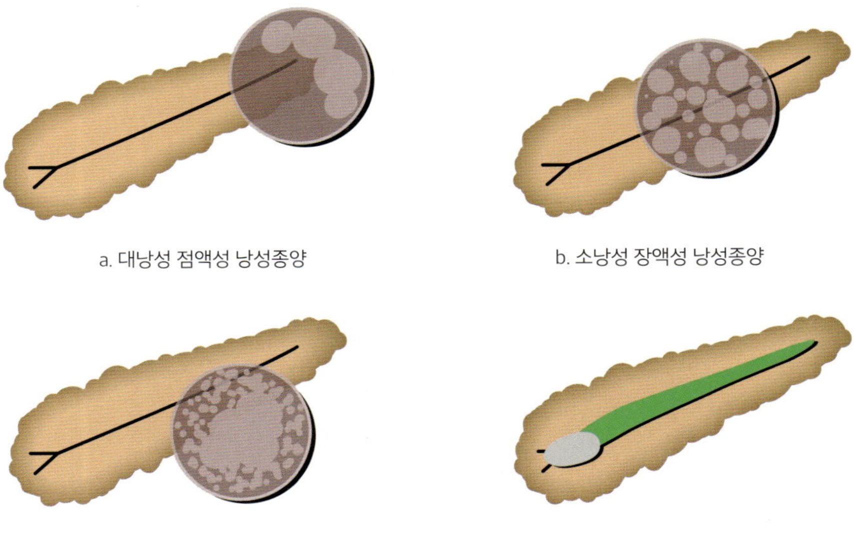


**그림 6-15.** 낭성종양과 충실성종양의 낭성변성의 형태학적 특징

# 소낭성 장액성 낭선종 Microcystic serous cystadenoma

Case 07

대표증례

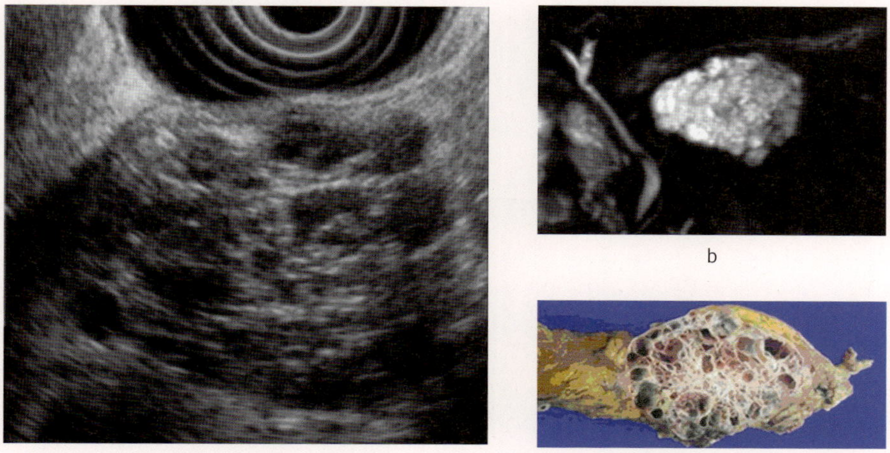

a b c

그림 6-16. 장액성 낭성종양(Courtesy of Dr.JH Moon)

a. 내시경 초음파검사상 여러 개의 소낭종이 관찰된다. b. MRCP상 여러 개의 소낭종의 집합체로 관찰되며 낭종은 주췌관과 떨어져 있다. c. 절제조직에서 마치 여러 개의 소낭종으로 구성된 벌집 모양으로 관찰된다.

## 가. 소낭성 장액성 낭선종의 초음파소견상 특징

① 벽이 얇은 수 mm 정도의 미소 낭종이 벌집 모양으로 모여있는 스펀지 모양의 다방성 유원형 낭성종양으로, 각각의 낭종 크기가 아주 작은 경우(2mm)에는 고에코의 고형종괴로 보일 수 있다.

② 작은 낭종이 집합하여 있기 때문에 작은 미세한 낭종이 무수히 관찰되며 작은 낭종이 다수 모여 있으면 고에코를 보이고, 많이 모여있지 않으면 저에코로 보인다.

③ 주로 중년여성의 췌장미부에 잘 발생한다.

④ 각각의 낭종이 커지면 분명한 무에코성 종괴로 보일 수 있다(그림 6-17).

⑤ 컬러도플러 소견상 내부 격벽에 점상의 컬러신호가 나타나며 혈류가 많은 종양임을 알 수 있다.

## 나. 소낭성 장액성 낭선종의 임상적 특징

과거에 장액성 낭선종이라고 불리웠던 본 질환은 양성질환으로 나이 많은 여성에서 호발하며 췌장 낭성종양의 약 50%를 차지한다. 이 낭선종은 대개 6개 이상의 작은 2cm 이하의 낭으로 구성되어 있고 점액을 생산하지 않으며, glycogen을 함유하는 납작한 flattened 혹은 입방형 cuboidal 세포로 덮여 있다. 위치는 주로 체부와 미부에 잘 생긴다.

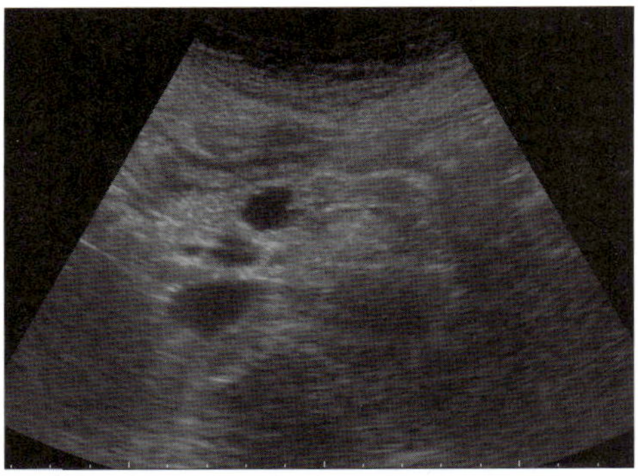

a

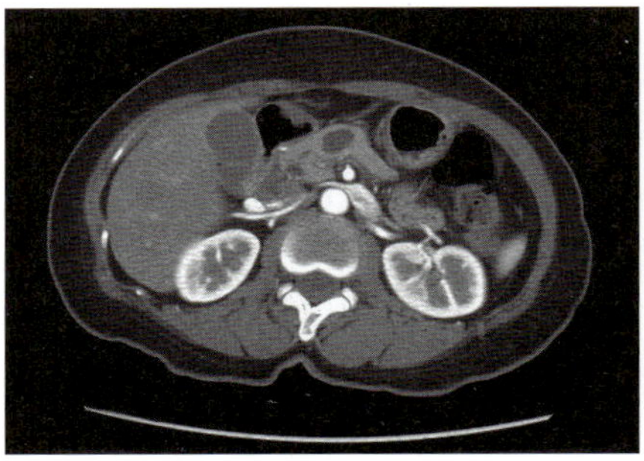

b

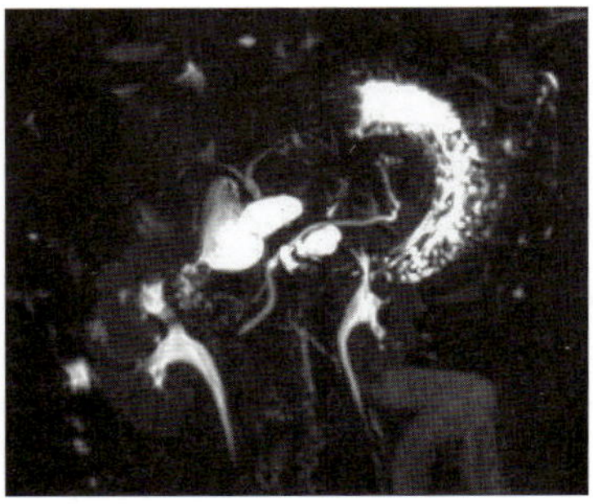

c

그림 6-17. 장액성 낭성종양

a. 1.7cm의 낭성종괴가 췌장 췌부에 보임.
b. 췌장체부에 1.7cm의 낭성종괴를 보임.
c. 췌장체부에 1.7cm 크기의 낭성종괴가 보임. 종괴는 췌관과 연결 되어 보임.

## 다. 소낭성 장액성 낭선종과 대낭성 점액성 낭선종의 감별(그림 6-18)

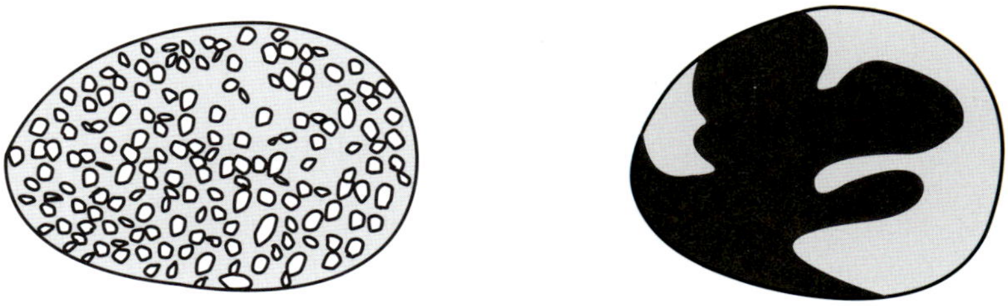

a. 소낭성 장액성 낭선종

b. 대낭성 점액성 낭선종

그림 6-18. 소낭성 장액성 낭성종과 대낭성 점액성 낭선종의 감별진단

a. 벌집 모양으로 작은 낭종으로 밀집되어 보인다. 따라서 충실성 고에코 종양으로 보이기도 한다.
b. 낭종이 커서 단방 또는 다방성 낭종을 보이며, 두꺼운 섬유성 피막을 갖고 가끔 석회화 병변이 동반된다. 큰 낭종성종양 내부로 벽쪽에서 융기성 돌출을 보인다.

# 췌장 점액성 낭성종양 Mucinous cystic neoplasm, MCN

대표증례

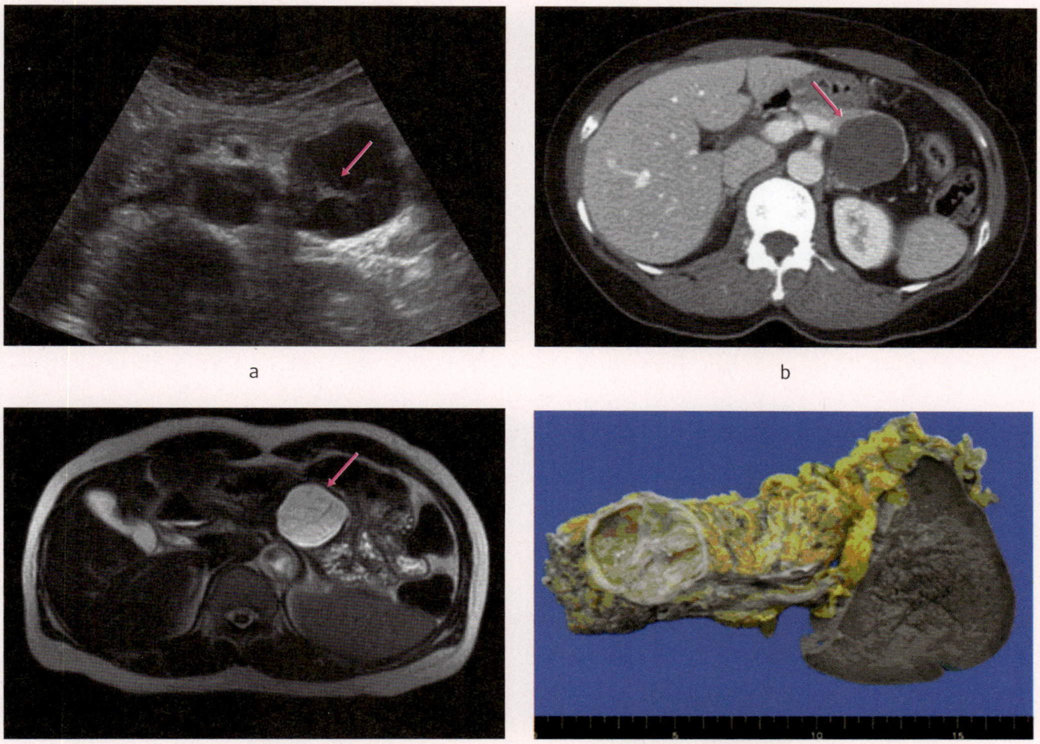

a b c d

그림 6-19. 췌장 점액성 낭선종

a. 초음파검사에서 췌장미부에 격벽(→)을 동반한 경계가 분명한 원형 낭종이 관찰되며 내부에 결절이 의심되는 부위가 관찰된다.
b. 복부 전산화 단층촬영에서 내부에 균일한 저음영을 동반한 장경 4.8cm 가량의 원형 낭종(→)이 췌장미부에서 관찰된다. 조영증강은 거의 되지 않았다.
c. 자기공명영상에서도 췌장미부에 4.5cm의 원형 낭종(→)이 관찰되며 내부에 격벽이 관찰된다.
d. 절제단면상, 내부에 점액을 가지는 4.5×4.0×2.5cm 크기의 낭선종이 관찰된다.

## 췌장 점액성 낭성종양의 초음파소견상 특징

① 점액성 낭선종 MCN 은 두꺼운 피막으로 싸여있으며 모양은 구형으로 격벽을 동반하는 종양이다.

② 단방성(그림 6-19) 또는 다방성 낭종(그림 6-20)으로 내부에코는 점액의 점조도나 출혈 등에 의한 영향을 받는다.

③ 가장자리에는 벽내낭종 intramural cyst, 낭종내강을 향해 돌출하는 낭종내 낭종 구조나 벽에 결절을 보이는 경우도 있다.

④ 낭종 전체를 둘러싸고 있는 고유의 섬유성 피막

을 갖고 있으며 다방성 낭종의 경우 가장자리에 있는 낭종은 가늘고 길쭉한 모양을 띠기도 한다.

⑤ 췌장미부에 잘 생기며 여성에 잘 발생한다.

⑥ 낭선암의 4가지 초음파 형태는 다음과 같다.

(1) 무에코종괴로 후부 음향음영과 불규칙적인 변연

(2) 무에코종괴로 내부 균일한 에코가 누우면 층을 이루다가 체위변화에 따라 이동

(3) 무에코종괴로 움직이지 않는 불규칙한 내부 돌출 에코

(4) 완전히 불균질의 에코를 보이는 종괴로 보일 수 있다(그림 6-20).

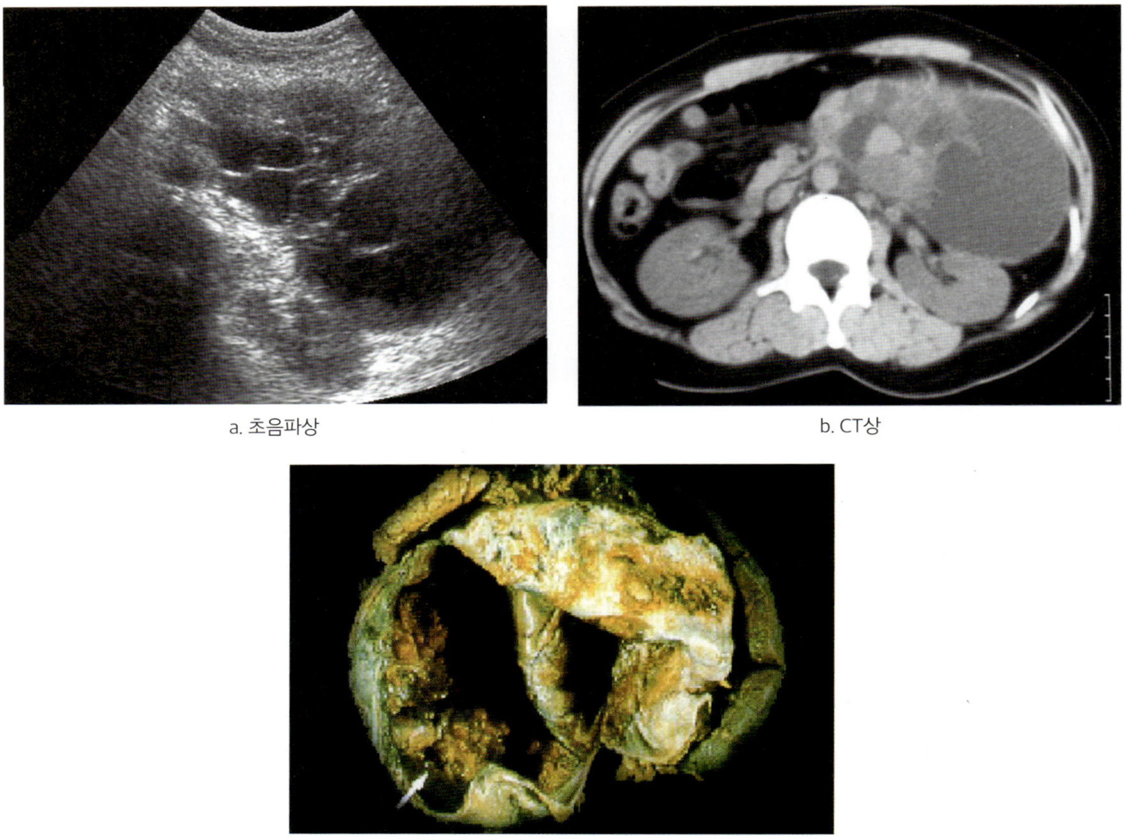

a. 초음파상 b. CT상

c. 적출표본

그림 6-20. 점액성 낭선암
불규칙한 변연, 무에코로 내부에 격벽과 돌출 에코를 보임.

# 췌관 내 유두상 점액성 종양 Intraductal papillary mucinous neoplasm, IPMN

대표증례

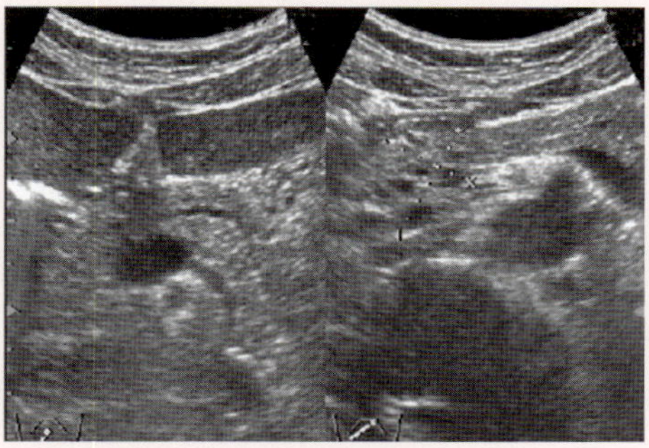

그림 6-21. IPMN의 초음파상
췌장두부에 벌집 모양의 저에코성 종괴(2.0×2.5cm)가 관찰된다.

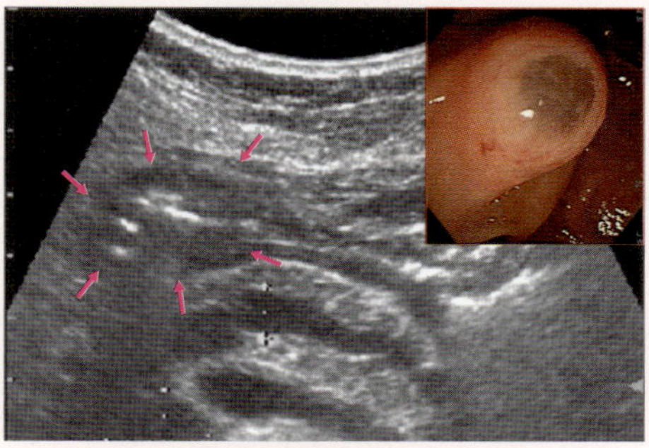

그림 6-22. 췌장두부에 다발성 작은 저에코성 낭성종괴(→)가 관찰된다. 내시경소견상 유두부에서 다량의 점액성 물질이 유출된다.

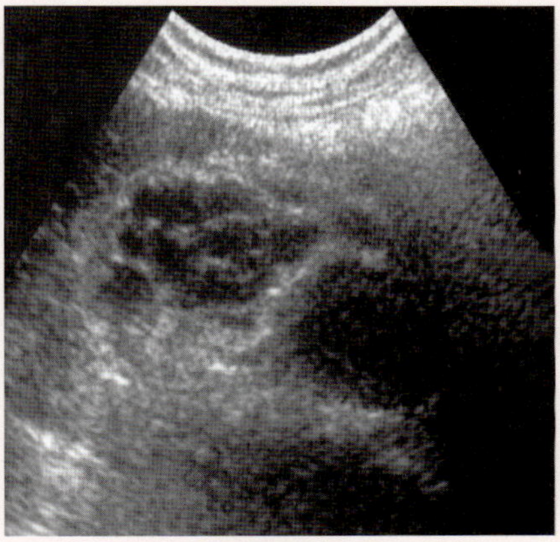

a. 초음파상

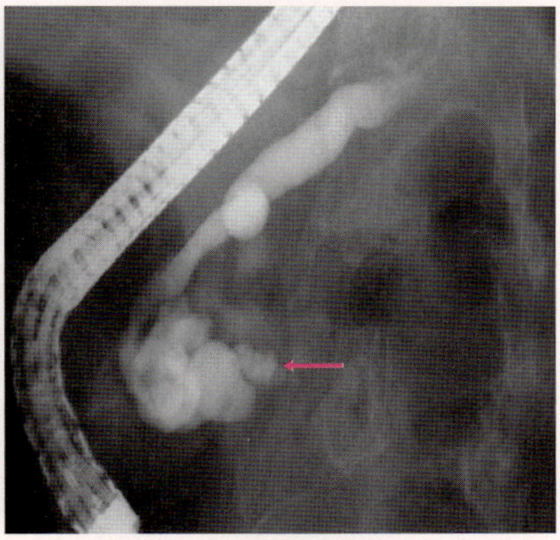

b. ERCP상(→)

그림 6-23. 췌관의 유두상 점액성 종양(IPMN)
초음파상 췌장두부에 다방성의 작은 무에코종괴를 보이며 ERCP상 주췌관의 확장 및 췌장두부에 포도송이 모양 췌관확장을 보이는 종괴소견(→)을 보임.

## 가. 췌관 내 유두상 점액성 종양(IPMN)의 초음파소견상 특징

평활하고 미만성의 주췌관의 확장, 주췌관 내에 용종양 병변, 점액 때문에 생긴 췌관 내에 고형성 종괴, 췌장실질의 위축소견 등이다.

그러나 이들 병변이 분엽성 lobulated 혹은 불규칙한 변연을 보이지 않는 한 단순 낭종과 구별이 어려운 경우가 많다.

주췌관의 확장은 췌장암, 유두부암, 만성췌장염에서도 관찰되는데 만성췌장염인 경우 췌관확장은 불규칙적이나 췌장암에서는 평활하고 염주알 모양으로 보인다.

초음파내시경검사는 췌장병변에 대해 일반적인 초음파검사와 CT보다 우수한 진단 결과를 보이고 있는데, IPMN은 초음파내시경검사에서 불규칙한 췌관 벽, 두꺼워진 격막 같은 구조물, 확장된 췌관 내의 돌출된 종괴 등을 관찰할 수 있으며, 증상이 없으면서 적은 양의 점액과 초음파내시경검사에서 과형성 상피를 보이는 분지체관형인 경우 정기적으로 EUS와 ERCP를 해보는 것이 진단에 도움이 된다.

벽면의 결절 mural nodule 발견에는 초음파내시경검사가 CT나 ERCP 보다 가장 우수한 것으로 알려져 있다(그림 6-21, 23).

## 나. 췌관 내 유두상 점액성 종양(IPMN)의 임상적 특징

대량의 점액을 생산하므로 Vater 유두부가 크게 열려있고 주췌관이 확장되어 있다. 또한 췌관과 종양이 서로 통하고 있다. 종양의 위치에 따라 주췌관형, 분지형, 혼합형으로 분류한다. 분지형은 확장한 분지췌관의 집합체가 낭종 모양으로 보이며, 외측으로 빠져나오는 종양 내강을 형성한다. 주췌관의 확장은 없거나 있어도 경도이다. 전체의 종양 외곽형태는 구형이 아니고 소위 포도송이 형태이다. 주췌관의 확장이나 낭종내의 벽에 존재하는 결절이 보이지 않으면 경과관찰을 해도 좋다.

주췌관형에서는 췌관의 협착이 없으면서 전반적인 확장소견을 보인다. 확장된 주췌관 내에 유두상 종괴가 보이는 경우도 있다.

IPMN의 수술적응으로는 주췌관형은 80% 정도에서 악성으로 넘어가므로 수술의 적응이 된다. 분지형이나 혼합형에서는 낭종의 크기가 2.5cm 이상 주췌관의 직경이 7mm 이상인 경우 췌관이나 낭종내에 유두상 종괴나 결절의 크기가 6mm 이상의 경우 악성화의 가능성이 높다.

### Keynote 6-1. 췌장 낭종성 병변의 초음파상 감별진단

표 6-6. 췌장 낭종성 병변의 초음파상 감별진단

| 구분 | | 낭종성 선종, 선암 | 점액생산 종괴 | 가성낭종 |
|---|---|---|---|---|
| 종괴소견 | 경계, 변연 | 평활, 명료함 | 평활, 명료함 | 평활, 명료함 |
| | 낭종 | 크기가 다른 다방성 | 비교적 작은 다방성 | 단방성 |
| | 충실성 | 낭종벽에 충실 부위가 있으며 낭종내로 돌출상을 보임 | 충실 부위는 작고, 드물게 낭종대로 돌출상을 보임 | 없음 |
| 종괴외 소견: 종괴의 미부측 췌관상 | 확장 | 없음 | 경도~고도확장 | 경도~ 고도확장 |
| | 형태 | 평활 | 평활 | 평활~부정 |

# 고형 유두상 상피종양 Solid pseudopapillary tumor, SPT

Case 10

대표증례

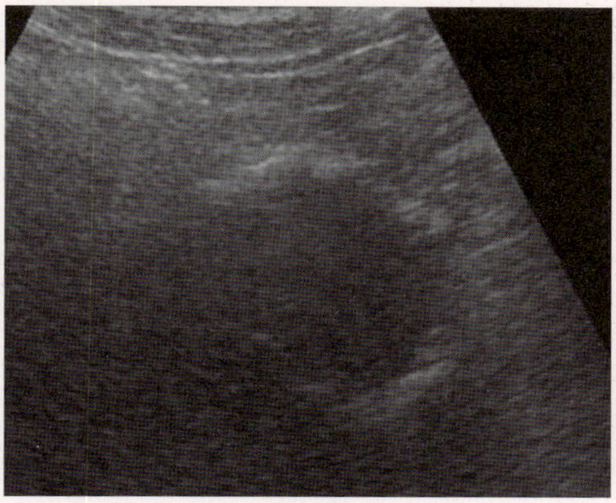

a. 초음파상

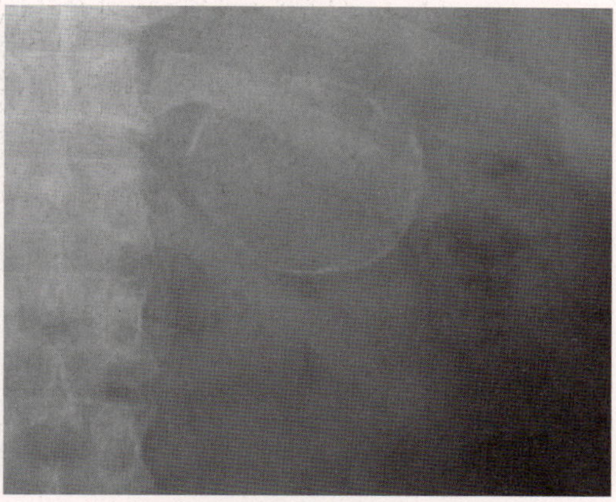

b. 단순복부 X-선 촬영상

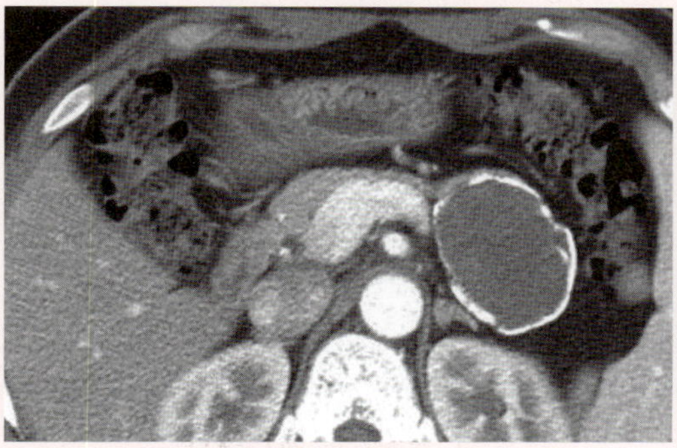

c. 복부 CT상

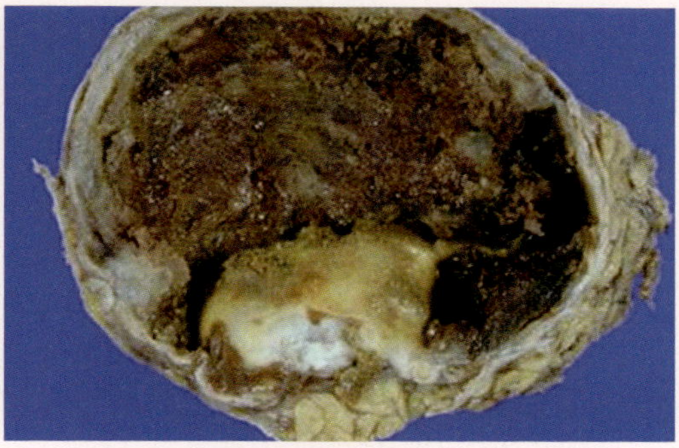

d. 절제표본

그림 6-24. 고형 유두상 상피종양(Courtesy of Dr. JH Moon)

a. 초음파검사상 췌장미부에 고형성 및 낭성부분을 나타내는 혼합에코성의 종괴가 보임.
b. 단순복부 X-선 촬영상 테두리가 석회화된 종괴가 관찰됨.
c. 복부 CT상 타원형의 종괴가 관찰되며 테두리는 석회화되어 있음.
d. 절제조직에서 고형성과 낭성이 혼재되어 있는 종괴가 관찰됨.

## 가. 고형 유두상 상피종양의 초음파소견상 특징

① 내부에코는 불균일함

② 낭성부분을 갖는 충실성 에코

③ 변연은 평활함

④ 피막이 있어 경계가 명확함

## 나. 고형 유두상 상피종양의 임상적 특징

고형 유두상 상피종양SPT은 젊은 여성에 많고, 두꺼운 섬유성 피막을 갖는 원형종양으로, 종양괴사와 출혈에 의한 낭성변성을 일으키기 쉽고, 충실성분과 낭성성분이 혼재하는 것이 특징임. 증례의 1/3 정도에서 피막의 석회화(그림 6-24)를 동반한다. 때로는 달걀껍질 모양의 석회화를 보인다.

초음파상으로는 충실성분과 낭종성분의 혼재, 종양의 후방에코의 증강, 피막의 석회화를 보이는 것이 특징이다.

Case 11

## 췌장암 Pancreatic cancer

### 대표증례

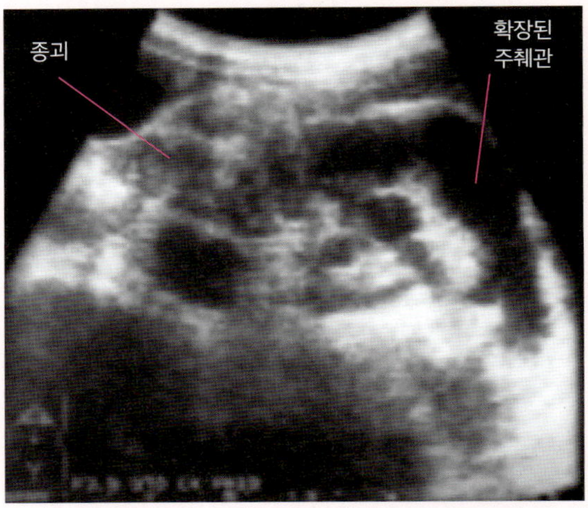


**그림 6-25.** 췌장두부암

췌장두부에 경계가 불분명한 분엽상의 저에코성 병변이 관찰되며 주췌관은 확장된 소견을 보인다.

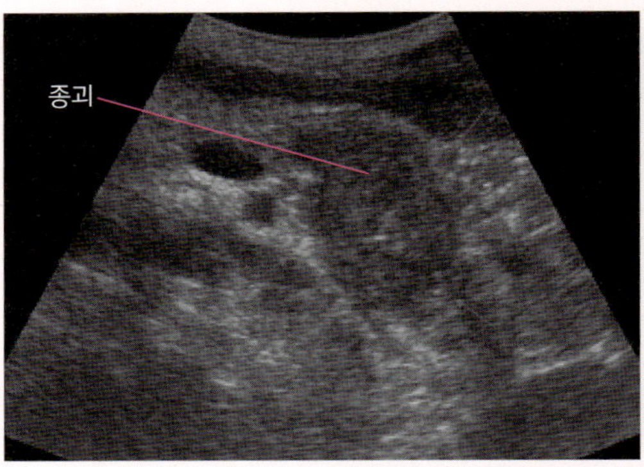


a. 초음파상

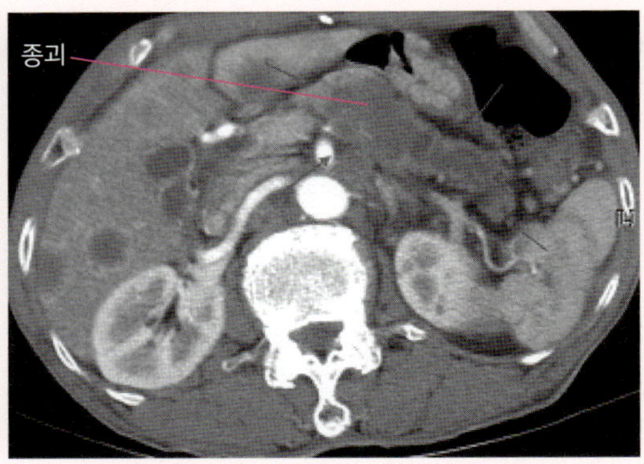


b. CT상

**그림 6-26.** 췌장체부에 저에코성 종괴가 관찰되며 CT상 간에 전이 소견을 보인다.

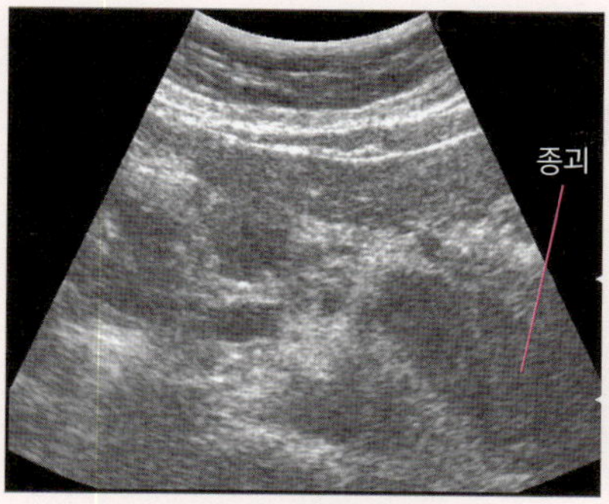


a. 초음파상(횡단스캔)

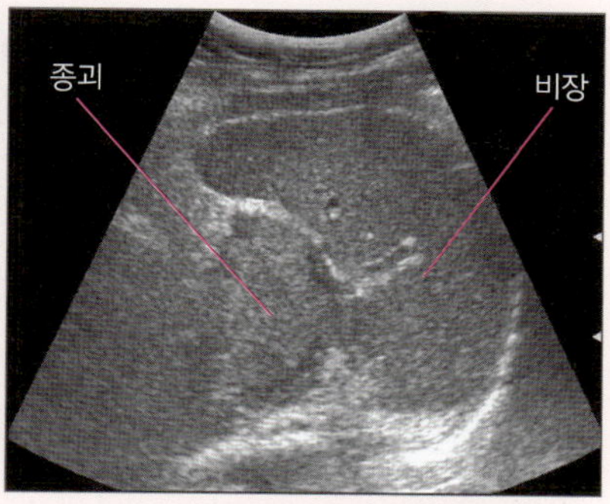


b. 초음파상(좌늑간스캔, 경비적), 췌장미부

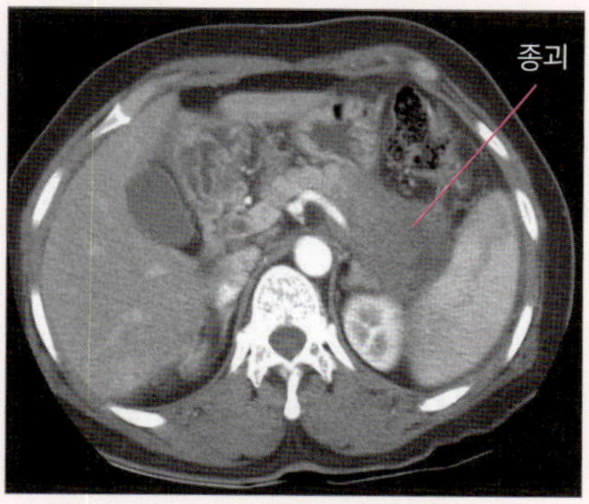


c. CT상 췌장미부에 종괴가 관찰된다.

그림 6-27. 췌장미부에 저에코성 종괴를 보인다. 췌장미부암으로 비장의 음향창(b)을 통하여 췌장암 종괴가 명확히 관찰된다.

## 가. 췌장암의 초음파소견상 특징

표 6-7. 췌장암의 초음파소견상 특징

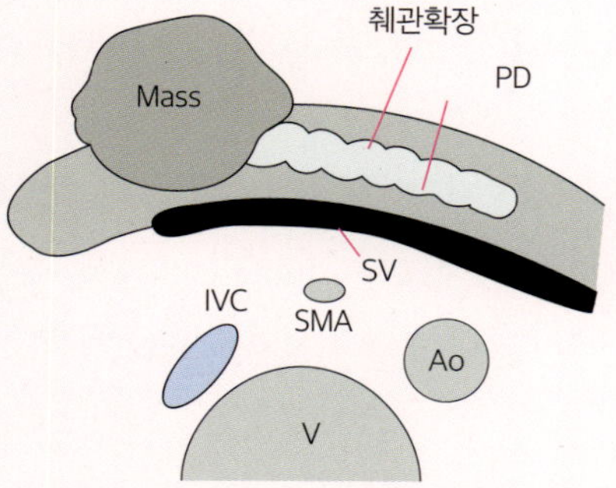


SV: 비정맥, PD: 췌관, IVC: 하대정맥,
SMA: 상장간막동맥, Ao: 복부대동맥

**1. 직접소견**

종괴소견: 췌장의 국소적 비대
종양 내부에코의 불균일한 저에코소견
췌장변연부의 불균일 및 돌출소견
종양부 후벽 에코의 감소

**2. 간접소견**

종괴 미부측 췌관의 확장
담낭, 담관의 확장
주위혈관의 압박 침윤(하대정맥, 상장간막정맥)
림프절의 종대
간전이 병소의 존재

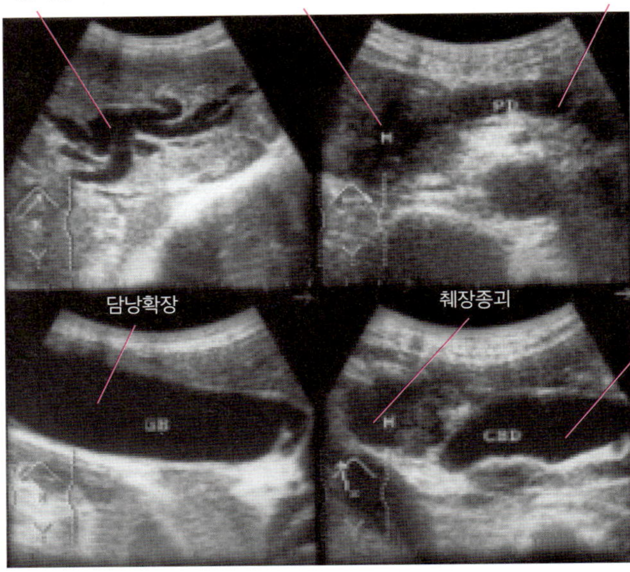


그림 6-28. 췌장두부암
췌장두부에 경계가 불분명한 저에코성 병변이 관찰되며 총담관, 담낭 및 간내담관(우하)이 확장된 소견을 보인다.
CBD: 총담관, GB: 담낭

## 나. 췌장암의 임상적 특징

췌장암은 췌장두부에 61%, 췌장체부에 13%, 췌장미부에 5% 정도 발생하며 21%에서는 이들 부위가 혼재되어 발생한다. 췌장두부암의 경우 췌관과 담관이 동시에 확장되는 경우(그림 6-28)가 많아 1cm정도로 작은 종양도 췌장두부에서는 비교적 쉽게 발견될 수 있다. 그러나 췌장두부 이외의 부위에 발생하는 경우는 진단이 어려워 종괴가 상당히 커지기 전에는 발견이 쉽지 않다.

췌장암의 대부분은 결체조직을 많이 포함하고 있으므로 저에코성으로 보인다. 종양이 작을 때에는 종양의 내부가 균일한 에코양상을 보이나 종양이 크면 내부구조가 불균일한 에코양상을 보인다. 췌장암은 보통 경계가 불분명하고 불규칙하거나 분엽상 lobulation 의 변연을 보인다(그림 6-25~27).

## 다. 감별이 필요한 질환

① 췌장주위장기 암의 림프절 종대(그림 6-29): 위암 등 주위장기암으로부터 전이된 림프절 종괴와 감별이 필요하다.

② 결핵성 림프절 종대(그림 6-30): 비교적 림프절 종대의 경계에코는 선명하고 모양은 둥글거나 난원형인 점이 감별에 도움이 된다.

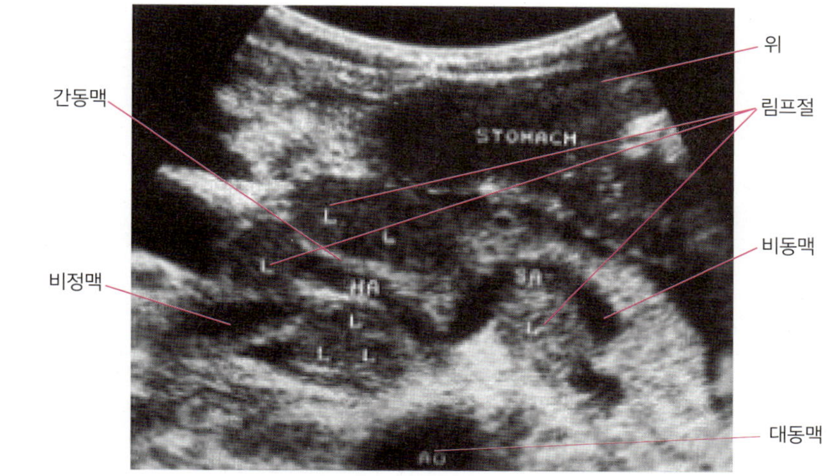


그림 6-29. 위암에서 전이된 췌장주위 림프절 종대
췌장암과의 감별이 필요하다.
L: lymph node, HA: hepatic artery, SA: splenic artery, Ao: aorta

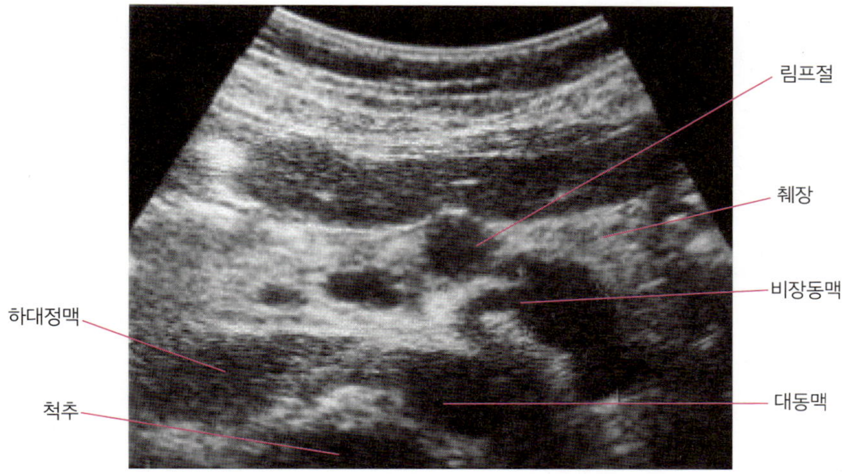


그림 6-30. 췌장주위 림프절 종대
결핵성 림프절 종대소견으로 췌장주위 림프절 종대를 보인다.

Case 12

# 도세포 종양 Islet cell tumor

## 대표증례

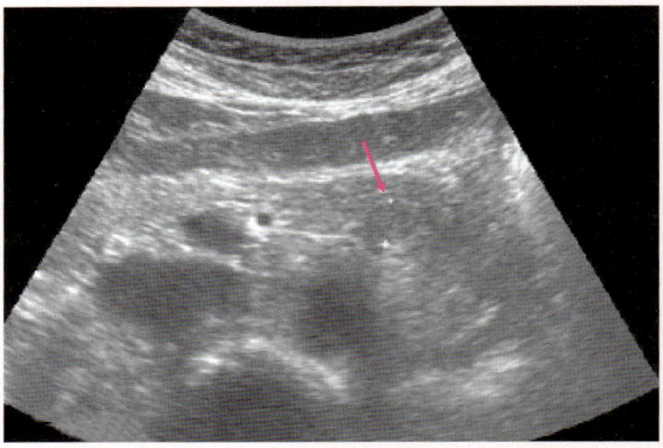
a. 초음파상

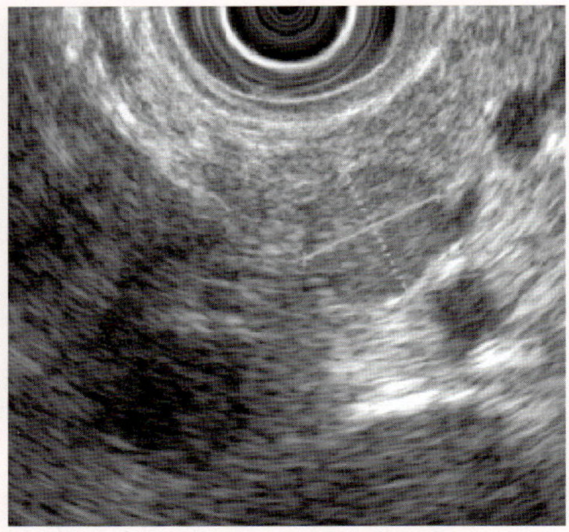
b. 초음파내시경상(EUS)

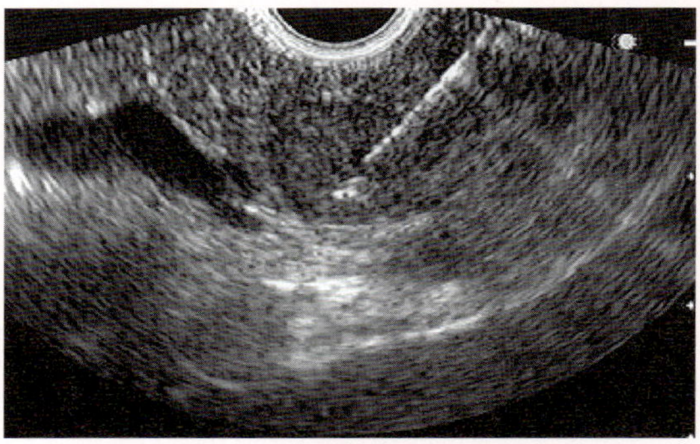
c. EUS 유도하 미세침 생검

그림 6-31. 췌장도세포 종양(glucagonoma)

초음파검사상 췌장체부에 작은 종괴(a)(→)가 의심되어 EUS 검사(b)상 경계가 뚜렷한 저에코종괴소견을 보이며 내부에코가 균일하여 초음파내시경 유도하 미세침 생검(FNA)을 시행하였다. 조직소견은 글루카곤 종으로 판명되었다.

a. 췌장체부에 둥글고 작은 저에코성 종양(1.1×1.1cm)이 관찰됨.
b. 췌장체부에 둥근 저에코성 종괴(10.3×9.8cm)의 경계가 뚜렷하게 관찰됨.
c. 종괴 내로 미세침을 삽입하여 생검을 시행함.

## 가. 도세포 종양의 초음파소견상 특징(표 6-8)

표 6-8. 인슐린종의 초음파상 특징

- 경계는 명확하고 평활함
- 저에코의 종괴상
- 내부에코는 균일함
- 크기는 1~2cm 정도로 작음
- 췌관확장은 종괴의 크기, 위치에 따라 없거나 경도의 확장

## 나. 도세포 종양의 임상적 특징

도세포 종양은 대부분 내분비기능(85%)이 있고, 15%에서는 내분비기능이 없는 종양이다. 비기능성 종양의 대부분은 악성종양이며 기능성 종양은 인슐린종, 가스트린종이 가장 흔하며 인슐린종은 대부분이 양성종양이다.

도세포 종양의 초음파상 발견율은 51%이며, 인슐린종(그림 6-31)은 종양의 크기가 작고 환자가 비만

한 경우가 많기 때문에 발견율이 가장 낮다(30%). 인슐린종의 90%는 양성이고 단일종괴이며, 2cm 이하로 작다.

전형적인 초음파소견은 경계가 명확하고 저에코 종괴로 보인다. 그러나 10%에서는 등에코이거나 고에코소견을 보이기도 한다.

Case 13

## 췌장 지방변성 Lipomatosis of pancreas

대표증례

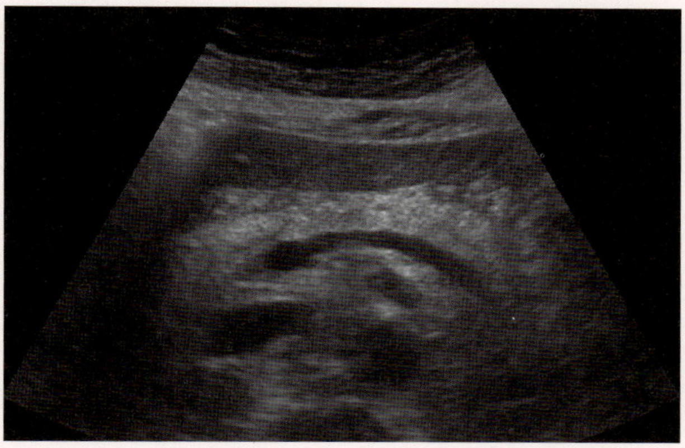

그림 6-32. 췌장 지방변성
췌장실질에코가 전반적으로 증가된 소견을 보임.

### 가. 췌장 지방변성의 초음파소견상 특징

췌장의 지방변성은 매우 흔하며 이는 일단의 생리적인 현상으로 볼 수 있다. 췌장체부와 미부에 작은 결절상 종괴로 보이는 수가 있으며 이들 종괴는 예리하고 불규칙한 모양으로 작은 무에코부분을 보이는 예도 있다. 간혹 췌장의 전반부와 후반부 사이에 뚜렷한 에코의 차이를 보이는 불균일한 지방변성 uneven lipomatosis 을 보이기도 한다. 즉 췌장두부의 배측 dorsal portion 은 에코가 떨어지고 복측 ventral portion 과 체부, 미부는 좀 더 높은 에코를 보인다.

췌장이 지방조직으로 대체되는 조건으로는 ① 췌장부전, ② 고령, ③ 비만, ④ 흡수장애 증후군, ⑤ 낭성 섬유화증 cystic fibrosis, ⑥ 당뇨병, ⑦ 선천성 췌장염, ⑧ 만성췌장염 등이 있다. 이러한 조건들에서는 췌장은 그 크기가 정상이거나 때로는 커지기도 하므로 지방변성 가성비후 lipomatous pseudohypertrophy 로 부르기도 한다. 그 외에 스테로이드 복용(1일 7.5mg 이상, 6개월 이상 복용 시)으로도 췌장실질 에코가 증가될 수 있다.

## Keynote 6-2. 췌장을 잘 보는 스캔방법

표 6-9. 장관내 가스를 피하는 췌장스캔방법

| |
|---|
| 1. 복벽을 탐촉자로 누르면서 스캔한다. |
| 2. 피검자의 자세변경(좌위 또는 우측와위) |
| 3. 간좌엽이나 좌측신장을 음향창(acoustic window)으로 이용 |
| 4. 물로 위를 충만시킴 |

### 1) 복벽의 탐촉자 압박 스캔

상복부초음파검사에서는 췌장을 검사할 때 맹점 부위가 가장 많이 나타난다. 이 때문에 특히 췌장 미측은 검사가 불충분하게 끝나는 경우가 많다. 췌장 전면에는 위, 소장과 대장 등 소화관에 둘러싸여 있어 소화관 공기나 내용물에 의해 관찰에 방해를 받는다. 따라서 심흡기상태에서 간좌엽이 위장을 하방으로 밀어냄과 동시에 간좌엽을 통해서 음향창을 만들어 췌장을 관찰하도록 한다. 그러나 가끔 간, 위장, 췌장의 위치관계가 전혀 변하지 않아 좋은 초음파시야를 얻을 수 없는 경우가 있다.

심흡기상태로 시야가 확보되지 않으면 호흡을 흡기상태로 하지 말고 멈춘 상태에서 하복부를 부풀리게 한 후 스캔을 시도해 본다.

이때에도 시야가 좋지 않으면 그 상태에서 탐촉자를 췌장부위에 힘을 주어 누른 상태에서 서서히 배의 힘을 빼도록 한다. 이때 하방으로 내려간 위장을 탐촉자로 눌러 다시 되돌아오는 췌장이 초음파시야에서 잘 관찰되는 수도 있다.

### 2) 피검자의 자세변경(좌위, 우측와위)

한편 검사 체위를 앉은 자세로 바꾸어 피검자의 두 손을 지게 모양으로 뒤에 받치게 하고 약간 배를 내밀게 한 상태에서 숨을 들이쉬게 한 후 검사를 하면 의외로 췌장이 잘 관찰되기도 한다(그림 6-33).

### 3) 좌늑간스캔(left intercostal scan)

췌장의 미부는 좌측신장 및 비장에 밀착되어 있으므로 전복벽으로 관찰이 어려운 경우는 체위를 이동하여 비장이나 좌측신장을 에코창으로 삼아 미부를 관찰한다(그림 6-34).

### 4) 음수법

이상과 같은 방법으로도 췌장이 잘 보이지 않는 경우 췌장의 미부를 잘 관찰하기 위해 적당량(300~700ml)의 물을 마시게 한 다음 스캔을 시행한다.

이를 일명 '탈기수 충만법 fluid filled stomach'이라고 한다. 이 방법은 위 또는 십이지장 내의 공기를 탈기수 non gassy fluid (끓였다 식힌 물)로 대체시킴으로써 소화관 자체를 췌장스캔의 음향창 acoustic window 으로 이용하는 것이다. 탈기수 준비도 번거롭기 때문에 생수를 이용하여도 된다. 이때 체위를 좌측와위로 하고 물을 마시게 한 후 물이 위체부에 채워지도록 수분간 기다렸다가 스캔하면 체부와 미부가 잘 보이게 된다. 이때, 크게 심호흡을 하도록 하면 도움이 된다. 또한 우측와위로 하게 하면 물이 위전정부와 십이지장으로 이동하므로 두부와 구상돌기를 잘 관찰할 수 있게 된다.

물을 마실 때 빨때를 이용하면 공기의 흡인을 최소로 줄일 수 있다.

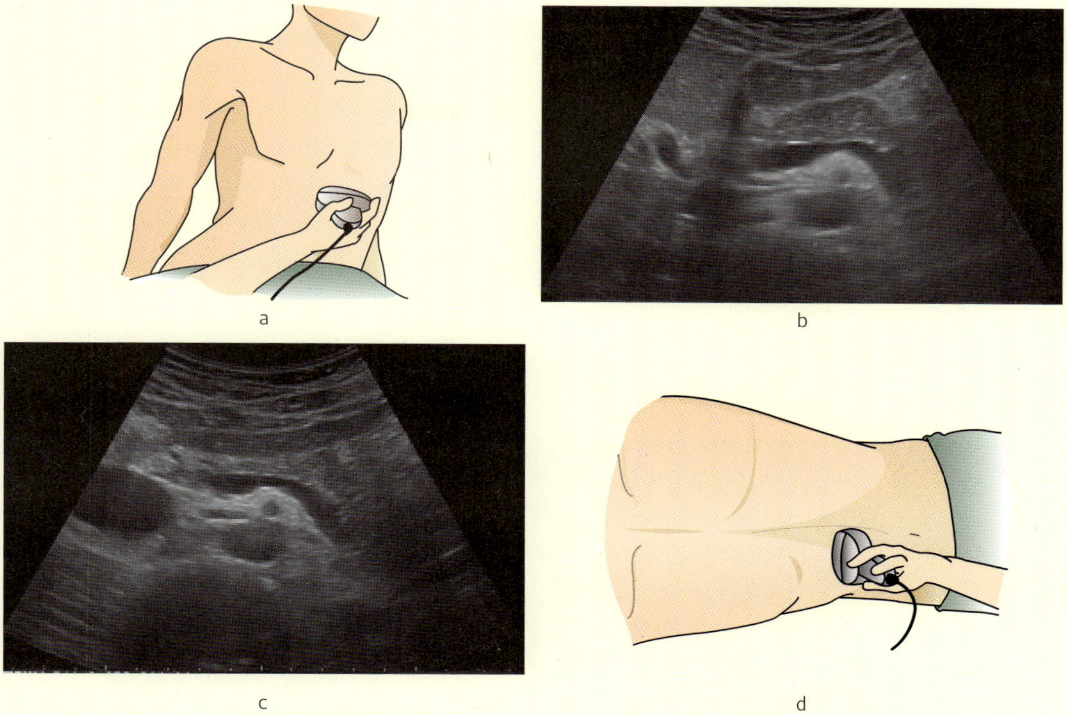


**그림 6-33.** 좌위에서 관찰한 췌장미부의 스캔상

a. 좌위에서 물을 마신 후 상체를 좌측으로 약간 비튼 자세에서 스캔한다.
b. 누운 상태에서 췌장미부는 위장내 가스에 의해 보이지 않음.
c. 앉은 상태로 자세를 바꾸면 췌장미부가 비교적 잘 보이게 됨.
d. 우측와위에서의 췌장두부의 관찰

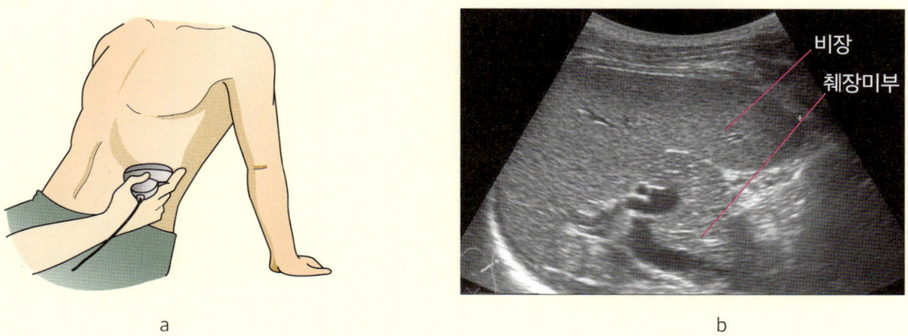


**그림 6-34.** 췌장스캔(미부)

a. 좌늑간스캔으로 췌장미부를 관찰한다.
b. 비장을 음향창으로 췌장미부를 관찰할 수 있다.

## Keynote 6-3. 췌장스캔상 염두에 두어야 할 함정

췌장을 검사하는 동안 위, 십이지장, 대장에 의한 여러 가지 형태의 함정을 염두에 두어야 한다. 즉, 이들 인접 장기에 의해 가성종괴, 가성췌장, 황소눈 징후 등을 보일 수 있다.

특히 십이지장과 췌장두부는 매우 인접되어 있어 췌장두부의 측연을 따라 십이지장이 둥근 종괴 모양으로 보여 종양으로 오인할 수 있다(그림 6-35). 또한 십이지장 공장 이행부가 종괴 모양으로 보이기도 한다. 특징적인 모양과 음향음영, 실시간 검사 시 장운동 등으로 십이지장임을 감별해야 한다. 대장이 가끔 췌장미부와 비슷하게 보일 수 있다. 따라서 초음파상 정상 췌장의 판정은 고립된 돌출이 없이 균일한 모양, 췌장두께가 40mm 이하, 동질성의 실질에코, 에코강도는 간실질보다 높으며 균일한 직경을 보이는 가는 췌관, 주위 정맥들이 눌림이 없는 경우를 정상적인 췌장이라 할 수 있다.

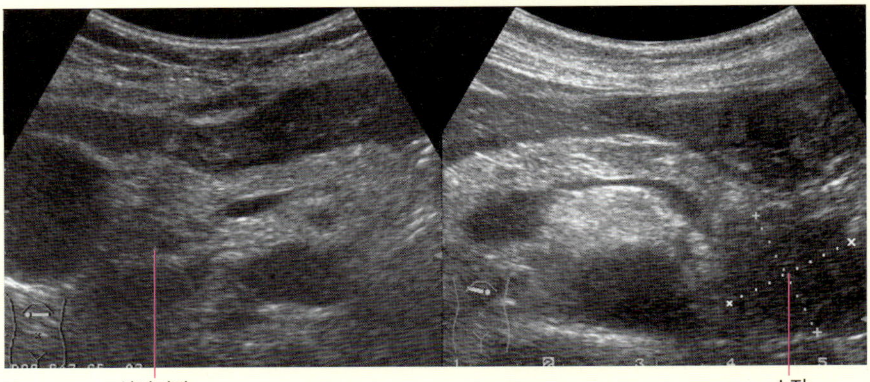


그림 6-35. 췌장종괴성 병변의 초음파상 함정

a. 십이지장이 췌장두부 종괴로 오인하기 쉽다.
b. 췌장미부에서는 소장의 초음파 음영이 췌장종괴로 오인할 수 있다.

Chapter

# 7

# 신장

## Kidney

Essential
**Abdominal Ultrasound**

Case 01

# 신낭종 Renal cyst

## 대표증례

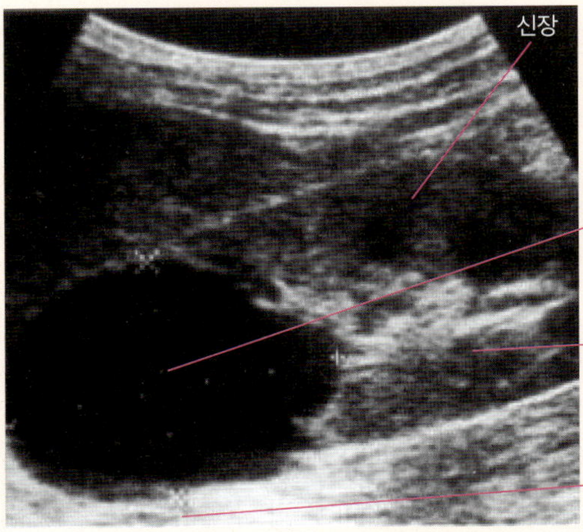


그림 7-1. 단순 신낭종

우측 신장의 상극에 경계가 명확하여 후부에코의 증강을 동반한 경계가 분명한 무에코 병변이 관찰된다.

## 신낭종의 초음파소견상 특징(표 7-1)

드물게 낭종 내에 격벽을 동반하기도 한다. 특히 낭종이 염증이 생긴 후 흉터로 낭종 내에 다수의 격벽 모양 에코가 생긴 경우를 복합성 낭종 complicated cyst (그림 7-2, 3)이라고 한다.

표 7-1. 신낭종의 초음파상 특징

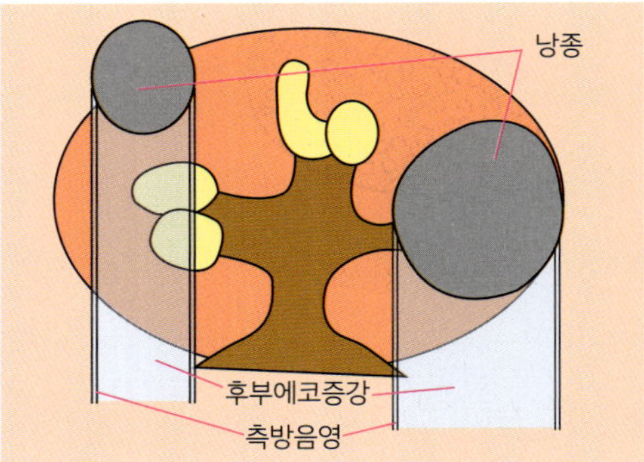


- 구형 또는 난원형으로 내부에코가 없다.
- 평활하고 얇은 낭종벽
- 후부에코의 증강
- 측방음영
- 드물게 작은 격벽(septum)을 동반

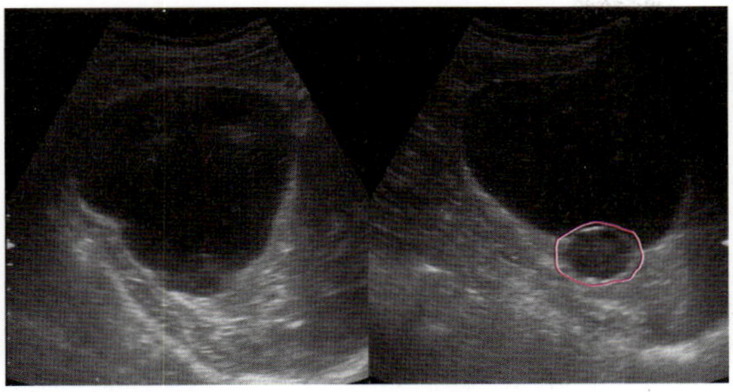

그림 7-2. 격벽을 동반한 신낭종

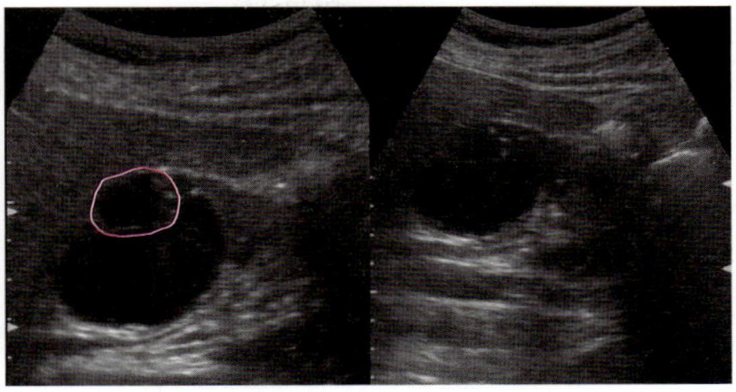

그림 7-3. 복합성 신낭종

## 수신증 Hydronephrosis

Case 02

대표증례

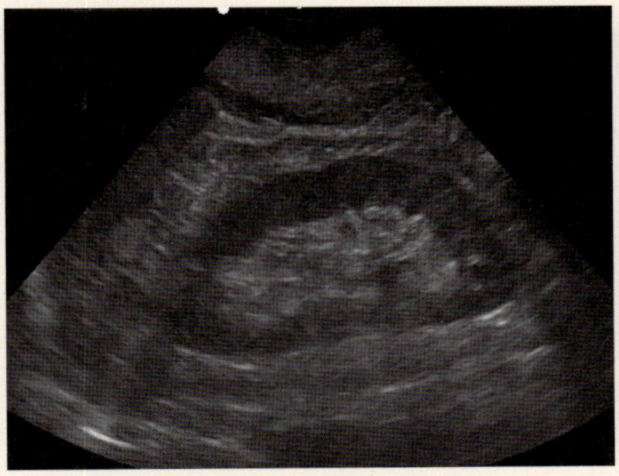

a. 정상 신장

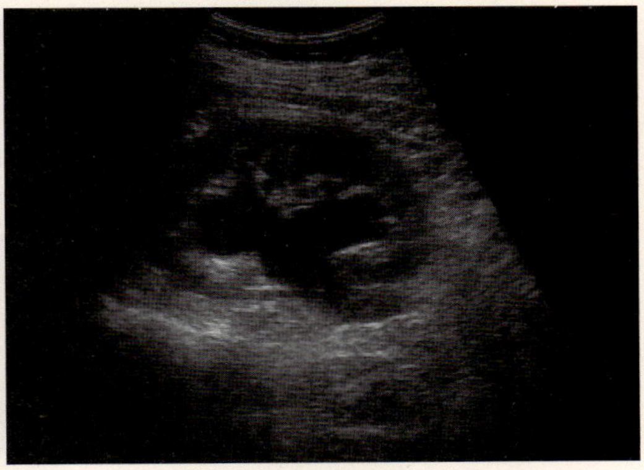

b. 수신증

그림 7-4. 수신증
신장의 중심부에 방추상의 내부 무에코소견을 보임(b).

### 가. 수신증의 초음파소견상 특징

신장의 중앙부에 난형 또는 방추상의 내부 무에코를 보여 수집계 collecting system 에코가 분리된 모양을 나타낸다(그림 7-4b).

### 나. 수신증의 정도에 따른 분류

Ellenbogen 등은 수신증의 정도를 Grade 1에서 Grade 3까지 구분(표 7-2)하였다. Grade 1은 중앙부에 난형 또는 방추상의 내부 무에코를 보이는 수집계

표 7-2. 수신증의 정도에 따른 분류

| | 수신증의 정도 | 경정맥 신우조영술 | 초음파단층 소견 |
|---|---|---|---|
| 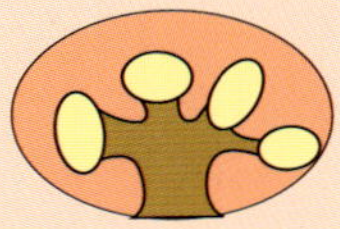 | Grade 0<br>정상 신장 | 정상 신장 | 정상 CEC* 에코 |
| 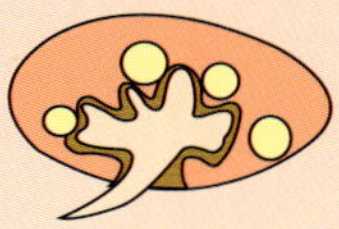 | Grade 1<br>경도 수신증 | 신배(calyx)의 둔화,<br>신유두의 식별이 가능 | CEC 중앙에 방추상 무에코 |
| 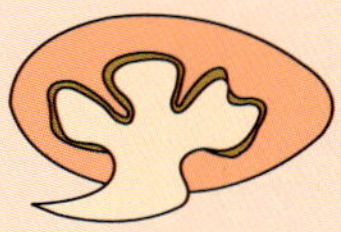 | Grade 2<br>중등도 수신증 | 신배가 외측으로 확대 | CEC의 중앙의 낭종상 확대,<br>신장이 비대,<br>신실질의 두께가 감소 |
| 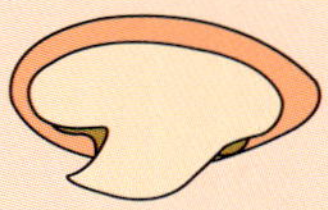 | Grade 3<br>고도 수신증 | 신배, 신우(pelvis)의<br>낭종과 신실질이 얇아짐 | CEC 중앙에 심한 낭종상 확대,<br>신실질이 얇아짐,<br>무에코의 주머니 모양 |

* CEC, Central Echo Complex(중심에코 복합체)

Ellenbogen PH, Scheible FW, Talner LB, Leopold GR. Sensitivity of gray scale ultrasound in detecting uriary tract obstruction. Roentgenol 130:731, 1978

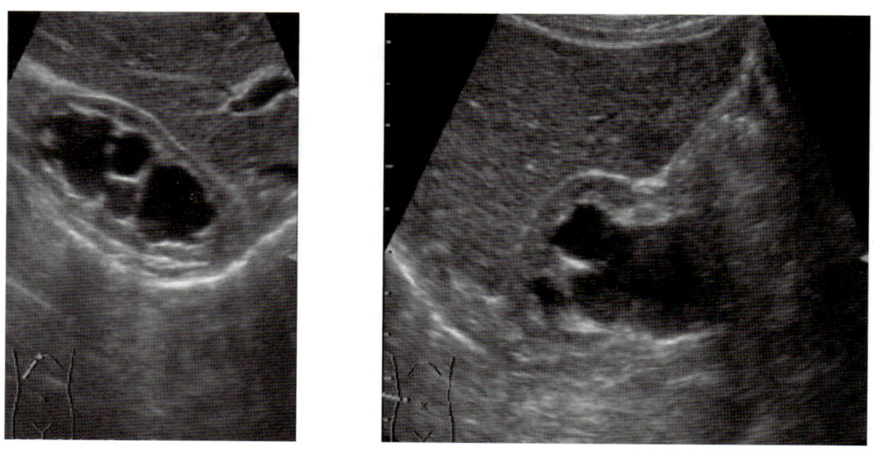

a. 수신증(Grade 2)　　b. 수신증(Grade 3)

그림 7-5. 중등도 수신증

에코가 약간 분리된 경우이고, Grade 2는 중앙부에 원형의 내부 무에코를 보이는 경우로서 수집계 에코가 더욱 분리되어 있다. Grade 3은 신장의 대부분이 내부 무에코낭으로 대치된 경우이다(그림 7-4, 5).

Case 03

# 신결석 Renal stone

대표증례

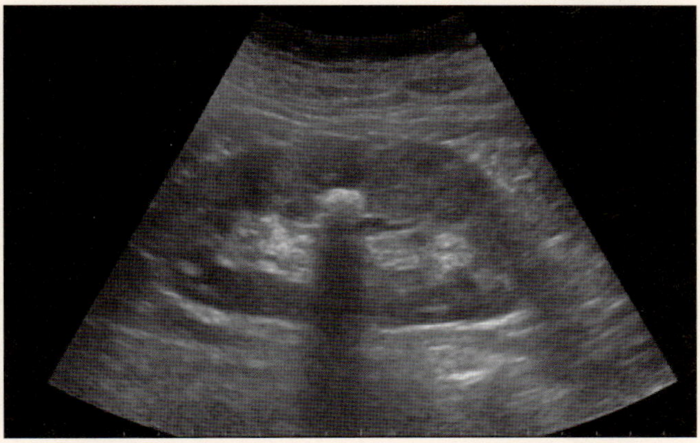

그림 7-6. 신결석
신우에 강한 에코가 관찰되고 그 후방으로 음향음영이 동반되어 있다.

## 가. 신결석의 초음파소견상 특징(표 7-3)

신우 pelvis 나 신배 calyces 에 있는 5mm 이상의 큰 결석은 그 발견율이 90% 이상이다. 주의 깊게 여러 각도에서 검사해 보면 이보다 작은 결석도 찾아낼 수 있다(그림 7-7). 결석은 확장된 수집계에 존재하는 경우에 보다 쉽게 발견할 수 있다. 수집계를 꽉 채우고 있는 녹각상 staghorn 결석(그림 7-8)은 그 크기에 비해 놀랍게도 잘 보이지 않는다. 이는 아마도 결석의 많은 부분이 검사도중 초음파음속 beam 에 수직상태에 있지 않기 때문으로 생각하고 있다.

표 7-3. 신결석의 초음파상 특징

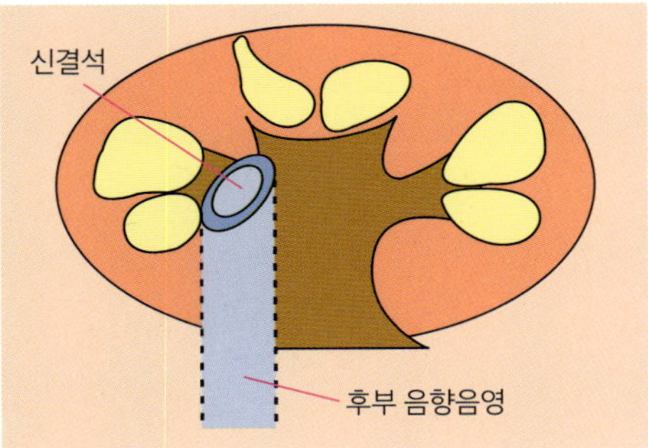


· 중심에코 복합체(CEC) 내에 강한 반사성 에코
· 후방에 음향음영
· 경우에 따라 수신증 동반

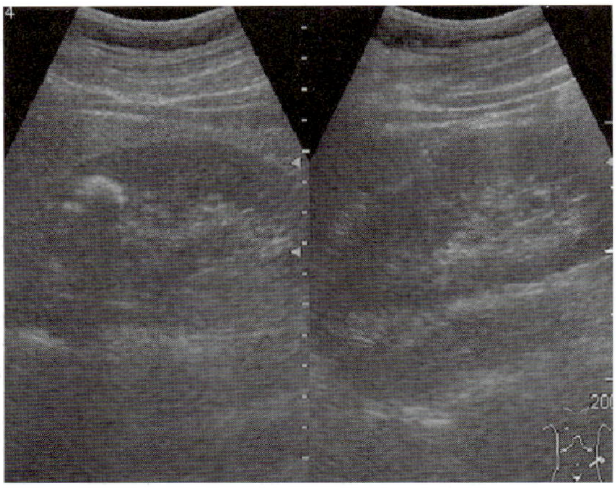

그림 7-7. 신결석
4mm 크기의 작은 결석이 음향음영을 동반하여 관찰된다.

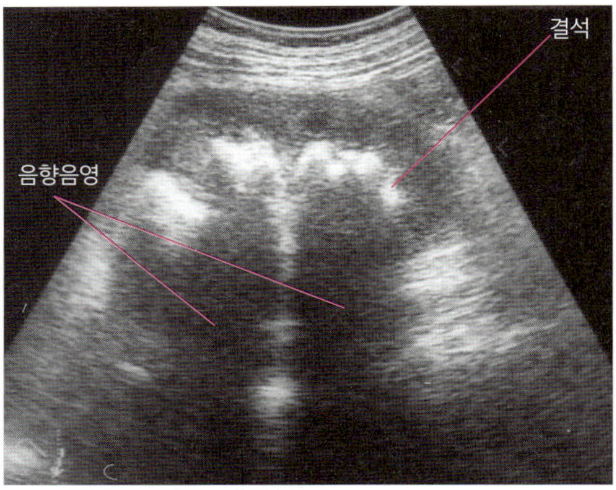


그림 7-8. 녹각상 신결석
녹각상 결석이 수집계를 채우고 있어 마치 다수의 결석이 존재하는 것처럼 보인다.

Case 04

## 성인 다낭신질환 Adult polycystic kidney disease, APKD

### 대표증례

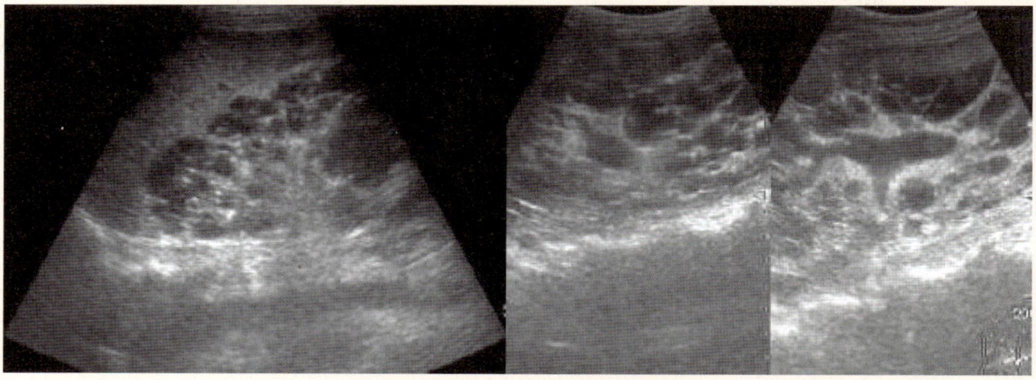

그림 7-9. 성인 다낭신질환
양측 신장에 경도의 수신증도 동반되어 있다. 다수의 낭종이 관찰된다.

## 가. 성인 다낭신질환의 초음파소견상 특징

성인 다낭신질환은 양측 신장이 커지고, 신장의 거의 전체가 다수의 낭종으로 대체되어 정상적인 신장의 구조를 찾아볼 수 없다(그림 7-9). 성인 다낭신질환은 신장뿐만 아니라 간장, 췌장, 비장, 폐의 낭종, 뇌동맥류 등 다른 장기에도 기형이 동반되기도 한다. 따라서 한쪽 신장에 낭종을 보이는 경우 성인 다낭신질환의 가능성을 고려하여 반대쪽의 신장은 물론 다른 복부내 장기를 충분히 관찰하여 낭종의 유무를 확인해야 한다.

## 나. 감별이 필요한 질환

성인 다낭신질환의 낭종은 불규칙한 벽과 낭종의 크기가 다양하다. 중심에코 복합체가 사라져 보이지 않는 점으로 다발성 단순 신낭종multiple simple cysts과 감별할 수 있다(그림 7-10, 표 7-4).

한편 다발성 단순 신낭종의 경우(그림 7-11), 낭종의 벽은 비교적 평활하고 수도 적으며 낭종의 크기도 그리 다양하지 않은 점과 중심에코 복합체 및 신장의 정상적 구조를 잘 유지하면서 신장 내에 국한되어 발생한다.

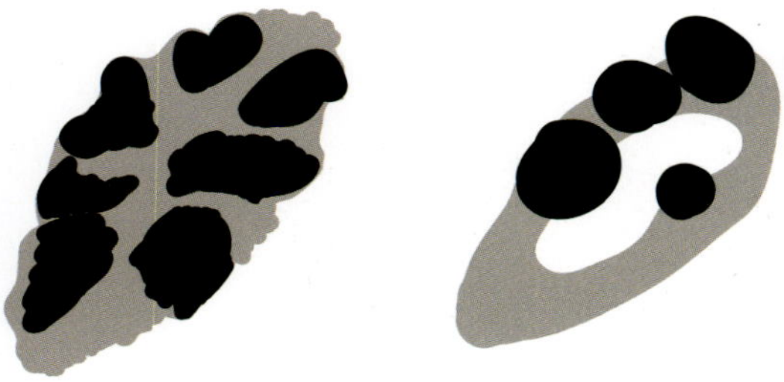

a. 성인 다낭신질환낭종 b. 다발성 단순 신낭종

그림 7-10. 성인 다낭신질환과 다발성 단순 신낭종의 감별
a. 낭종의 불규칙한 벽, 다양한 크기, 중심에코 복합체의 소실
b. 낭종의 평활한 벽, 비슷한 크기, 중심에코 복합체의 유지

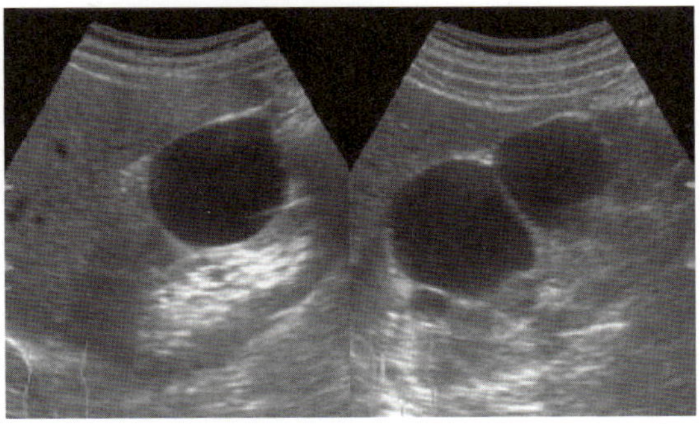

그림 7-11. 다발성 단순 신낭종

표 7-4. 성인 다낭신질환과 다발성 단순 신낭종의 감별점

| | 성인 다낭신질환 | 다발성 단순 신낭종 |
|---|---|---|
| 1. 신장소견 | | |
| - 낭종의 벽 | 불규칙 | 다양 |
| - 낭종의 크기 | 다양 | 비교적 비슷 |
| - CEC의 소실 유무 | 소실 | 불명료 |
| - 신장윤곽의 불명료성 | 불명료 | 명료 |
| - 낭종의 양측성 | 양측성 | 일측성이 많다 |
| 2. 다른 장기에 낭종 동반 | 흔히 동반 | 드물다 |
| 3. 가족력 | 있다 | 없다 |

* CEC, Central Echo Complex(중심에코 복합체)

Case 05

# 요관결석 Ureteral stone

대표증례

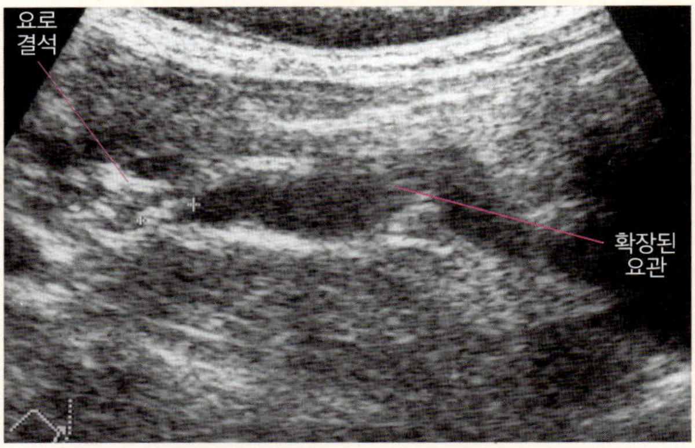


그림 7-12. 요관결석
요관 내에 고에코가 관찰되며 그 상부의 요관은 확장된 소견을 보인다.

## 요관결석의 초음파소견상 특징(표 7-5)

초음파검사에서 요로결석의 진단은 담낭결석이나 신장결석만큼 크게 도움이 되지 않는다. 그러나 임상적으로 증상 및 뇨 검사상 요관결석이 의심되나 KUB검사에서 결석을 진단 내리기 곤란한 경우 초음파검사를 시행하여 환측의 신장에 수신증을 증명하게 되면 간접적인 판단이 가능하다.

표 7-5. 요관결석의 초음파상

- 요관의 확장
- 강한 내부에코(결석)
- 후복막강에 결석 음영

요관결석은 신우요관 이행부 ureteropelvic junction, 요관과 총장골동정맥 교차부, 방광요관 이행부 ureterovesical junction와 같이 요관의 생리적 협착부에 존재하는 경우가 많다. 부위에 따라 소화관가스의 영향으로 잘 보이지 않는 경우가 많고 수신증만 관찰되는 경우가 있다(그림 7-12).

Case 06

# 신세포암 Renal cell carcinoma, hypernephroma

대표증례

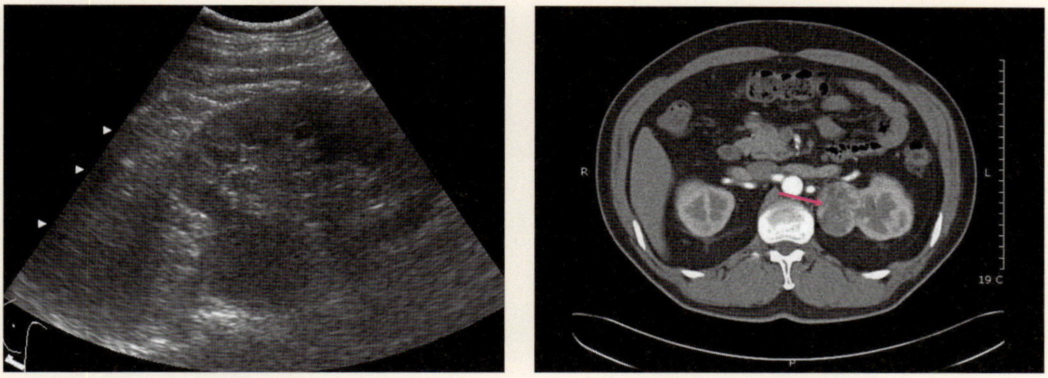


그림 7-13. 신세포암
a. 초음파상 b. CT상. 우측 신장의 상극에 경계가 뚜렷한 저에코성 종괴가 관찰된다.

## 신세포암의 초음파소견상 특징(표 7-6)

신세포암은 평활한 변연을 보이는 낭종성 종괴와는 달리, 모양이 불규칙하며 후부에코증강 posterior enhancement이 없고 대부분의 경우 주위 신실질보다 내부에코가 다소 낮거나 같다. 드물게는 종양 내부에코가 주위 실질보다 높은 경우도 있다(그림 7-13). 이와 같은 종양 내부에코의 정도는 종양 내의 출혈 또는 괴사의 존재 유무에 따라 달라진다(그림 7-14). 신세포암의 종괴에코는 종괴의 크기 변화에 따라 에코 정도가 다르게 나타난다(그림 7-15). 만약 종괴가 신세포암을 시사하는 증거가 보일 경우는 주위 다른 조직이나 장기 즉 신정맥, 하대정맥, 간으로 전이 여부나 후복막내 종창된 림프절에 대해 주의깊게 관찰해야 한다.

표 7-6. 신세포암의 초음파상 특징

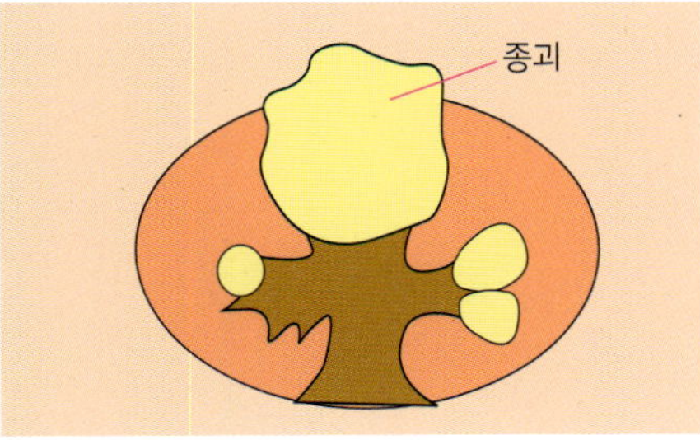


- 내부에코가 있는 종괴상
- 후부에코의 증강이 없음
- 경계가 불분명하고 불규칙한 부분적 종대
- 종괴의 에코는 정상실질보다 낮거나 같다.
- 드물게 종괴가 고에코성으로 다양하다.

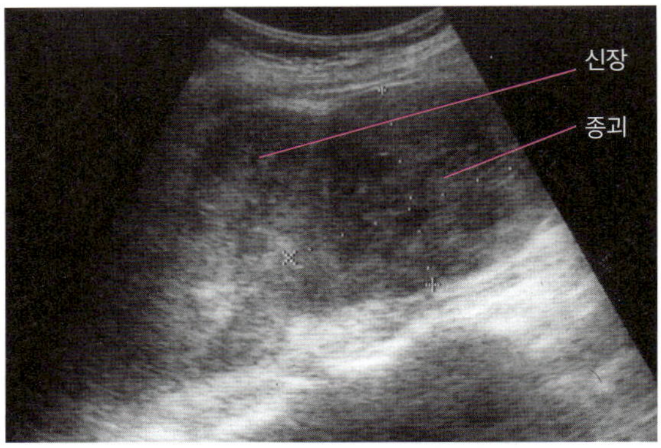


그림 7-14. 신세포암

좌측신장의 하극에 경계가 뚜렷한 저에코종괴(5.6×6.9cm)가 관찰된다.

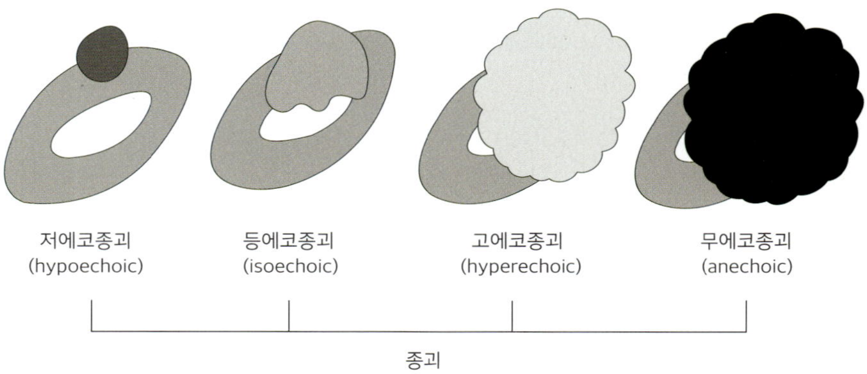


그림 7-15. 신세포암의 종괴에코

Case 07

# 신이행상피암 Transitional cell carcinoma

대표증례

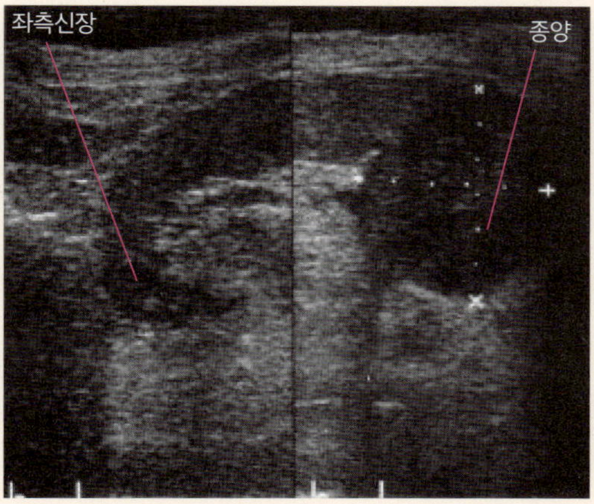


그림 7-16. 신이행상피암
좌측신장의 하극에 경계가 뚜렷한 저에코성 종괴(5.6×6.9cm)가 관찰된다.

## 신이행상피암의 초음파소견상 특징(표 7-7)

신우renal pelvis에 생기는 악성종양의 대부분은 이행상피암이다. 이 종양의 초음파상은 중심에코 복합체CEC 내에 저에코종괴로 나타나며 커다란 것은 중심에코 복합체 전체가 저에코소견으로 보이는 수도 있다.

표 7-7. 신이행상피암의 초음파상 특징

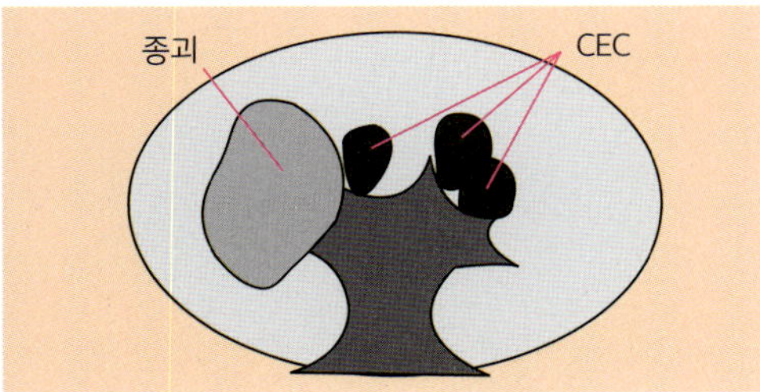


· 중심에코 복합체(CEC) 내에 위치한 충실성 종괴

· 종괴에코는 저에코소견

· 후부에코의 증강이 없음

* CEC, Central Echo Complex

Case 08

# 윌름즈 종양 Wilm's tumor

## 대표증례

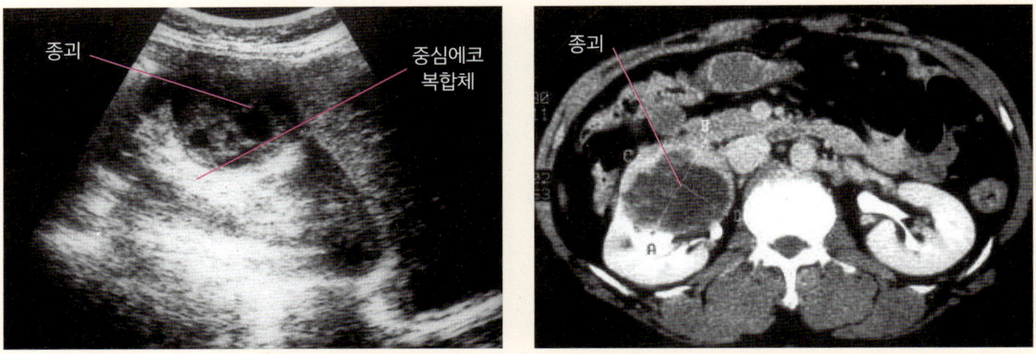


a. 초음파상

b. CT상

그림 7-17. 윌름즈 종양

종양변연은 비교적 선명하며 내부에코는 부분적 괴사에 의해 불규칙한 작은 다발성 무에코 영역이 관찰된다.

## 윌름즈 종양의 초음파소견상 특징

2~3세 소아에서 복부에 촉지되는 종괴로 나타나는 종양의 하나이다. 초음파소견으로는 종양변연부는 비교적 선명하고, 내부에코는 불균일한 고형종괴 solid mass로 나타난다. 경우에 따라 종양 내부에 출혈이나 괴사가 일어나면 보다 불규칙한 무에코의 영역이 나타나는 경우가 많다(그림 7-17).

# 가성종양 Pseudotumor

Case 09

대표증례

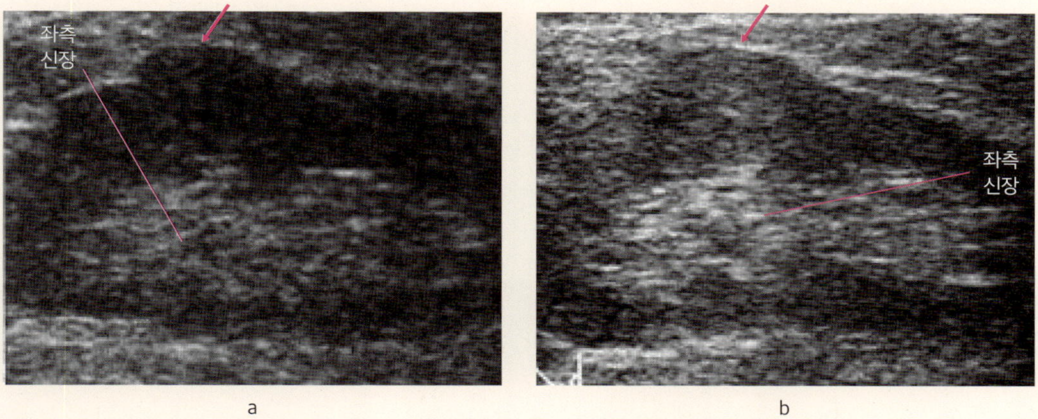


그림 7-18. 낙타혹 모양의 돌출(dromedary hump)(→)

## 가성종양의 초음파소견상 특징

초음파검사상 신장의 일부에 종양과 유사한 상을 보이므로 신장의 종양성 병변으로 오인하기 쉽다. '낙타혹 모양의 돌출 dromedary hump'과 '비후된 신주 prominent column of Bertin' 등이 있다.

① 낙타혹 모양의 돌출: 신장윤곽의 요철은 신종양의 존재를 의심케 하는 소견이다. 이 낙타혹 모양의 돌출은 정상인에서 주로 좌측신장의 외측연에 마치 낙타의 육봉(그림 7-18)과 같은 종괴 모양으로 돌출된 부분을 보여준다. 돌출부에 종양의 윤곽이 있는지 잘 관찰해야 한다.

② 비후된 신주: 신추체 renal pyramid 사이에 있는 피질부분, 즉 신주가 비후되어 중심에코 복합체 CEC 내로 돌출하면 종괴 모양으로 보일 수가 있다(그림 7-19, 20). 여러 방향에서 스캔하여 피질의 연속성, 피질과 같은 에코강도를 보이는지 확인할 필요가 있다. 그림 7-19c, 20과 같이 신동에코가 분리되어 보이는 증례와 감별해 주어야 하는 것은 이열신우 bifid pelvis 나 중복집합계 duplex collecting system 이다(그림 7-21). 가끔 이열신우나 중복집합계가 없어도 비장의 끝부분과 주위 지방조직과의 사이에서 일어나는 초음파의 굴절차이로 좌측 신장의 상극 upper pole 부위가 중복되어 보일 수 있는데 이를 부신종괴, 중복집합계, 이열신우, 신장 상극 피질 비후로 오인할 수 있다. 이러한 현상을 신장 중복 허상 renal duplication artifact 이라고 부른다.

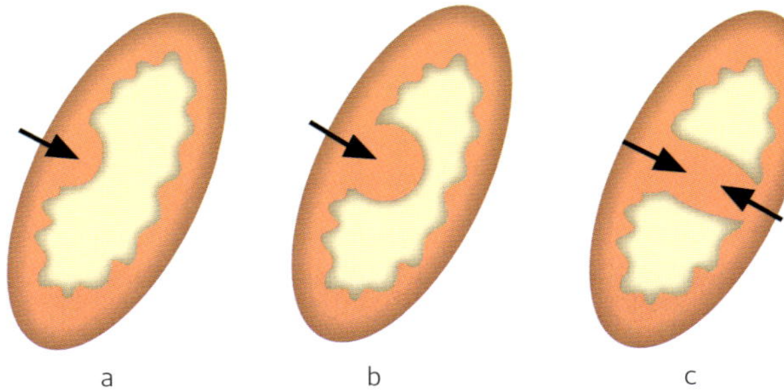


그림 7-19. 비후된 신주의 여러 가지 초음파상에 대한 모식도

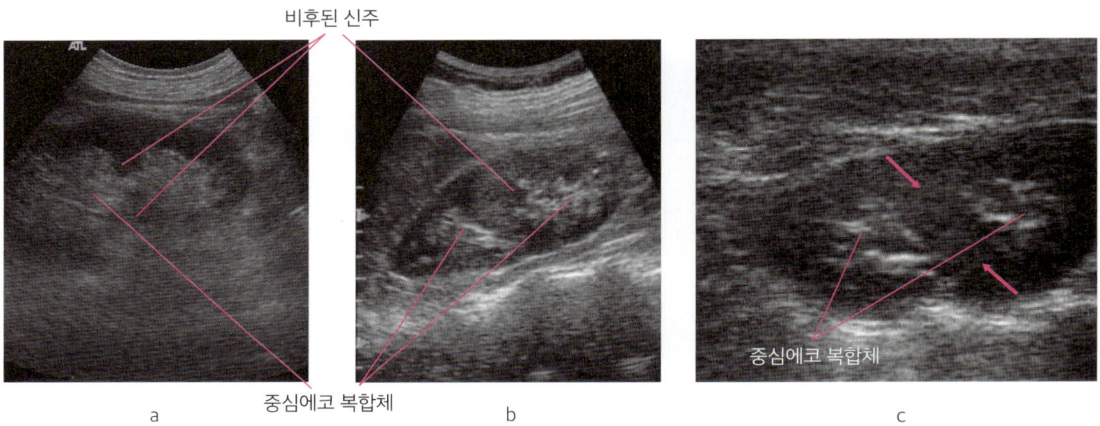


그림 7-20. 비후된 신주의 초음파상

a. 신주의 결절상 비후, b. 신주의 결절상 비후, c. 비후된 신주(→)에 의해 중심에코 복합체가 분리된 상으로 이열신우나 중복집합계(그림 7-21)와 감별을 요함.

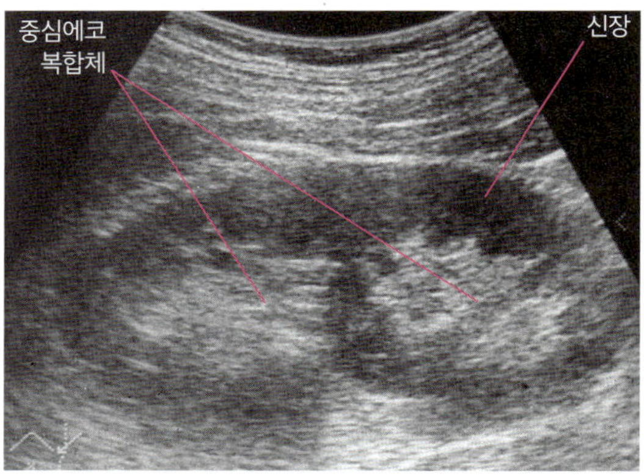


그림 7-21. 중복집합계

Case 10

# 신혈종 Renal hematoma

대표증례

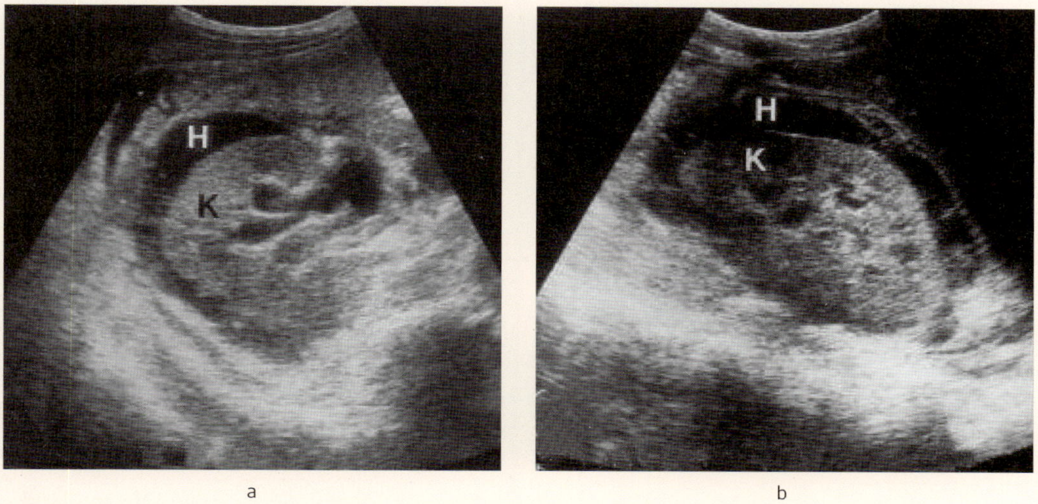


그림 7-22. 외상성 신혈종(H 혈종, K 신장)

## 신혈종의 초음파소견상 특징

신장에 생기는 혈종은 대개 외상 후나 신생검 후에 많이 나타나는데 초음파검사로 신장과 그 주변을 관찰해 보면 타원형의 낮은 에코 종괴를 발견할 수 있다. 모양은 다소 불규칙하나 벽의 에코는 거의 보이지 않는다.

일반적으로 기간을 두고 관찰하면 시기에 따라 다양한 초음파소견이 보인다. 혈종이 생긴 직후에는 낭상구조를 보이고 응혈괴가 형성되면 낮은 내부에코가 나타나며 결국에는 기질화되어 복잡한 모양의 에코로 나타난다. 그림 7-22는 외상 후에 생긴 신혈종이며, 그림 7-23은 신생검 후 신장주위에 생긴 혈종이다.

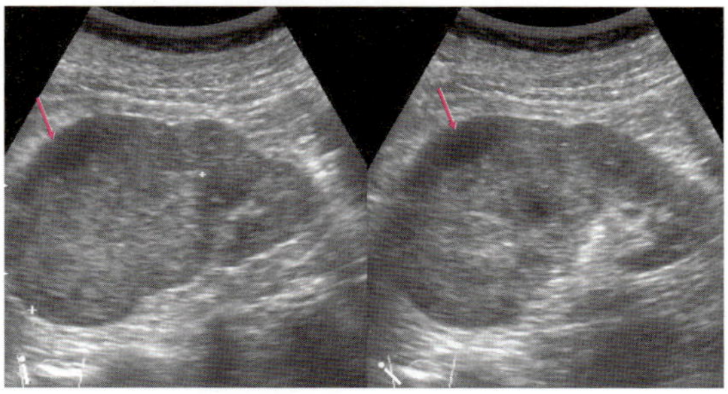

그림 7-23. 신생검 후 발생한 신혈종(→)

Case 11

# 신혈관근지방종 Renal angiomyolipoma

## 대표증례

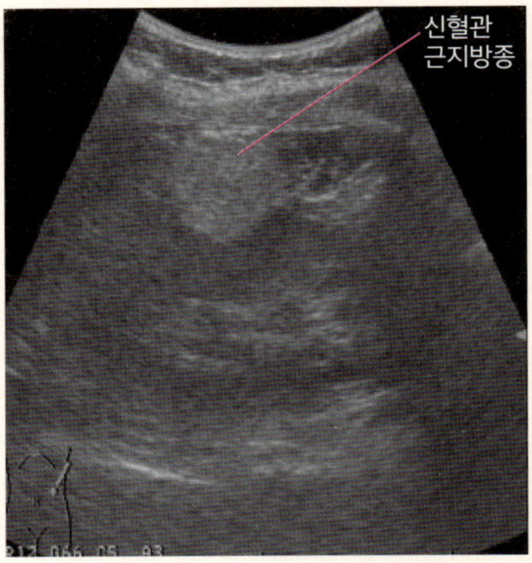


그림 7-24. 신혈관근지방종

왼쪽 신장에 3.0×2.3cm 크기의 일부 무에코의 병변을 포함하는 고에코성 병변이 관찰됨.

## 신혈관근지방종의 초음파소견상 특징

초음파검사에서 종양 내의 지방 때문에 특징적으로 신동renal sinus과 같은 정도의 에코를 보이는 고에코종괴로 보이며, 드물게는 혼합에코를 보이기도 한다(그림 7-24, 표 7-8). 때로는 종양에 출혈이 생기거나 신장주위로 출혈이 생기면 진단이 어려울 수도 있다. 드물게 신세포암에서도 높은 내부에코를 나타내므로 신혈관근지방종과 감별이 필요하다.

이 종양은 비교적 드문 양성종양으로 지방, 근육, 혈관이 다양한 분포로 구성되어 있다. 단발성 종양은 흔히 40세 이상의 여성에서 잘 생긴다. 환자의 약 20% 정도에서는 결절성 경화증tuberous sclerosis과 동반되어 있거나 낭종성 질환과 관계된 다발성 종양과 관계가 있다.

표 7-8. 신혈관근지방종의 초음파상 특징

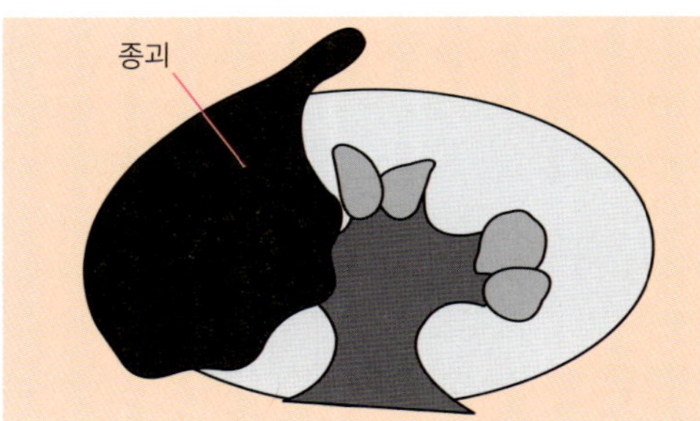


· 매우 높은 에코의 종괴상

· 신장의 상극(upper pole) 또는 하극(lower pole)에 위치

· 때때로 신주위 지방으로 침윤

# 신농양 Renal abscess

Case 12

대표증례

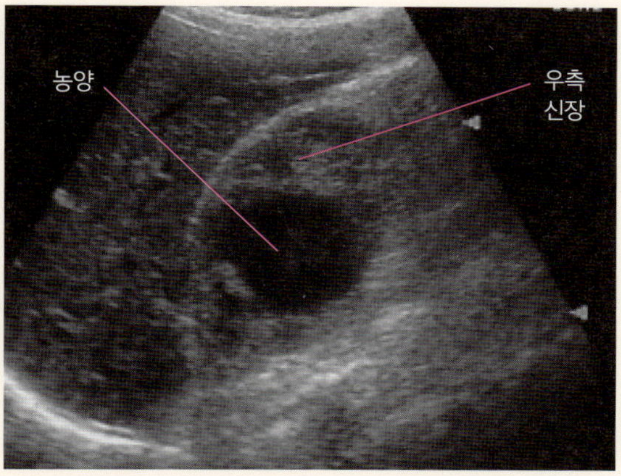


그림 7-25. 신농양
불규칙한 고체 및 액체상의 혼합된 내부에코를 보이는 농양이 우측 신장에서 관찰된다.

## 신농양의 초음파소견상 특징

신농양은 초음파상 농양벽이 불규칙하고 낮은 내부에코, 불규칙한 고체 혹은 액체상의 혼합된 내부에코를 나타낸다(그림 7-25, 표 7-9). 내부에 부스러기에 의한 에코가 보이기도 하며 후부음향증강이 동반되고 가스가 차 있다면 에코가 강하고 후방음향음영이 나타난다. 신낭종은 평활한 벽, 내부에코가 없는 점 등으로 쉽게 감별할 수 있으나 신혈종과의 감별은 쉽지 않다. 결핵성 신농양은 화농성 신농양과 같은 초음파소견을 보인다.

표 7-9. 신농양의 초음파상 특징

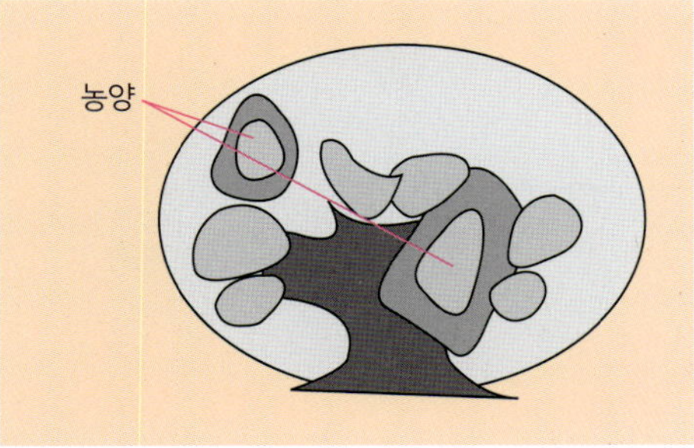


- 낮은 내부에코를 갖는 종괴
- 불규칙한 농양벽의 에코
- 불규칙한 고체 혹은 액체상의 혼합된 내부에코 (시간경과에 따라)

Case 13

# 만성신부전증 Chronic renal failure

대표증례

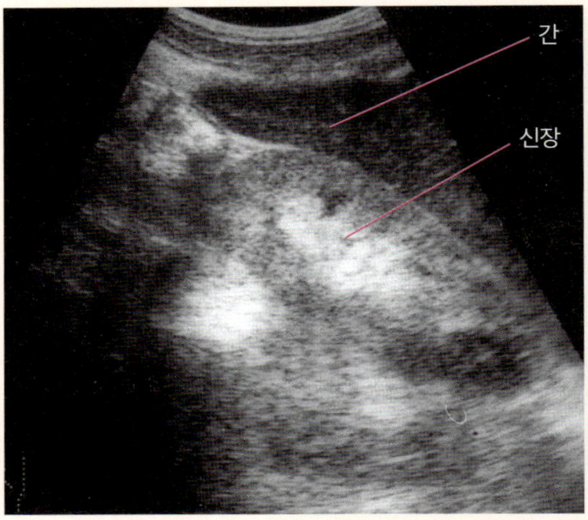


그림 7-26. 만성신부전증
신실질의 두께가 얇아져 있고 에코는 증가되어 있으면서 신동부와의 경계가 불명확하다.

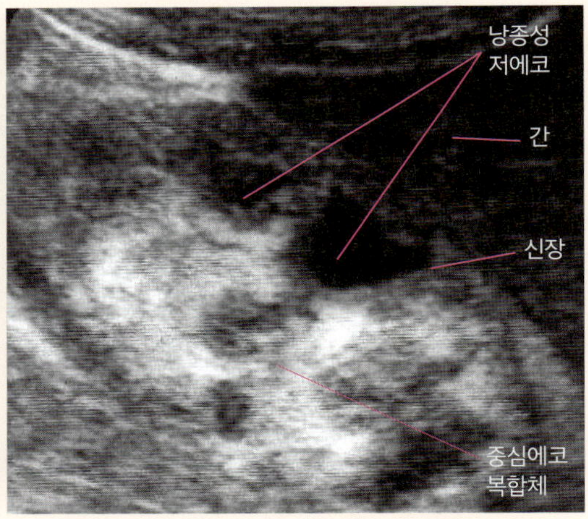


그림 7-27. 만성신부전증
신실질의 두께가 얇아지고 CEC 에코는 증가되어 있으며 신실질에는 낭종상 저에코를 동반하고 있다.

## 만성신부전증의 초음파소견상 특징

만성신부전증의 초음파소견상 특징으로는 ① 신장의 위축과 석회화, ② 작은 낭종성 변화를 보이고 ③ 신장윤곽이 뚜렷하지 않으며 ④ 울퉁불퉁해 보인다. 신실질이 얇아지고 신실질의 에코수준이 상승하여 신장과 간장의 에코대조가 반대로 보이게 된다. 고도로 신장이 위축된 예에서 좌측신장은 소화관가스에 의해 보이지 않는 경우가 많다(그림 7-28). 신세포암의 발생도 있기 때문에 고형종양의 유무를 확인하는 일도 중요하다.

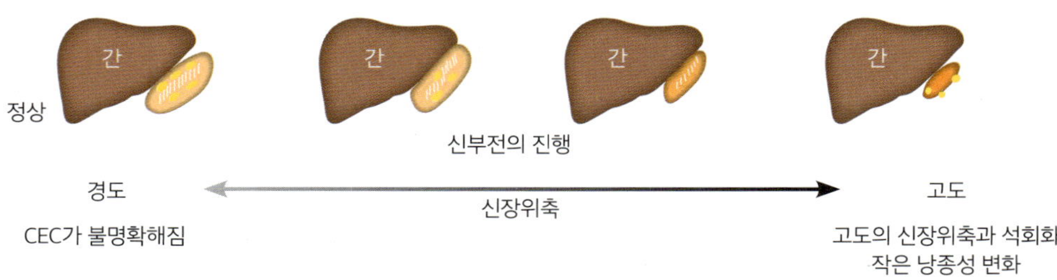


그림 7-28. 만성신부전증의 진행 정도에 따른 변화

Case 14

# 신유두괴사 Renal papillary necrosis

대표증례

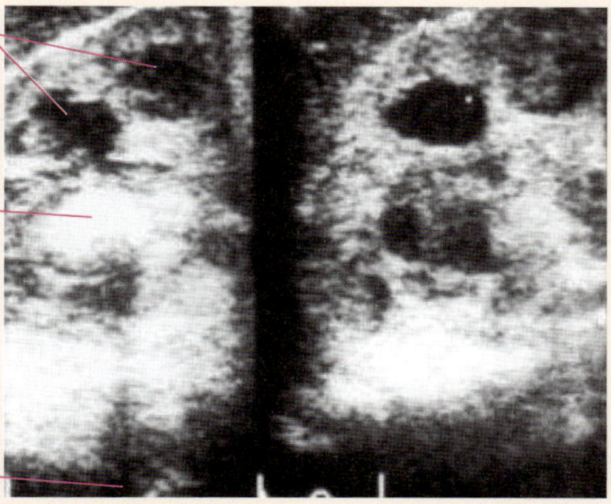


그림 7-29. 신유두괴사
신수질에 원형의 낭종성에코가 보이며 중심에코 복합체의 크기가 작아져 있다.

## 신유두괴사의 초음파소견상 특징

초기신유두괴사는 초음파검사에서 발견되지 않고 경정맥요로조영술 IV urography 에 잘 나타난다. 만일 완전 유두괴사가 일어나면 초음파검사에서 관찰할 수 있다. 신유주괴사의 초음파소견상 특징은 다음과 같다.

① 손상된 유두의 석회화는 유두에 고에코를 보인다.
② 손상된 유두는 떨어져 나가 신수질에 작은 낭성 부위를 만들게 되어 초음파검사에서 작은 다수의 낭성병변을 관찰할 수 있다. 또한 떨어져 나간 유두가 요로폐쇄를 일으킬 수 있다.
③ 초기에는 신장 크기나 외형은 정상이나 만성화되면 약간의 신장용적의 소실을 초래할 수 있다.
④ 신장의 외형도 약간 불균일하게 보일 수 있다.
⑤ 신수질에 다수의 둥글거나 삼각형의 낭종상에코가 신동부를 향해 나타난다(그림 7-29, 표 7-10).
⑥ 가끔 낭종상의 신배 calyx 가장자리를 따라 궁상혈관 arcuate vessel 의 증가된 에코를 보이기도 하는데, 이 점이 수신증의 감별에 도움이 된다.

표 7-10. 신유두괴사의 초음파상 특징

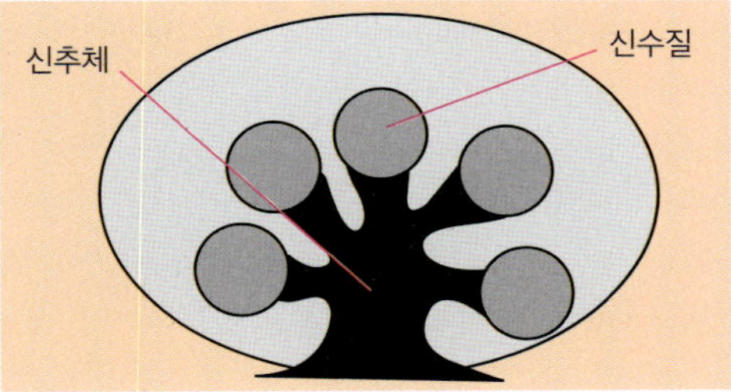


· 신수질(renal medulla)에 원형 또는 삼각형의 낭종상에코가 다수로 나타남
· 신추체(renal pyramids)가 크고 무에코
· CEC가 작아짐

* CEC, Central Echo Complex(중심에코 복합체)

Case 15

# 신수질석회증 Medullary nephrocalcinosis

## 대표증례

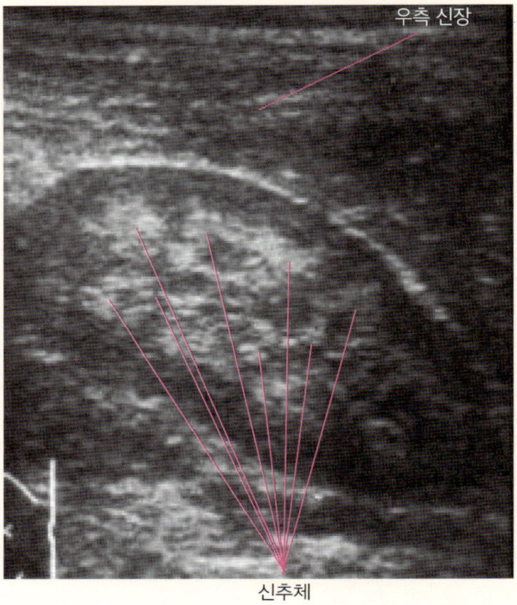


그림 7-30. 신수질석회증
중심에코 복합체 부위의 신추체가 둥근 모양으로 증가된 에코를 보인다.

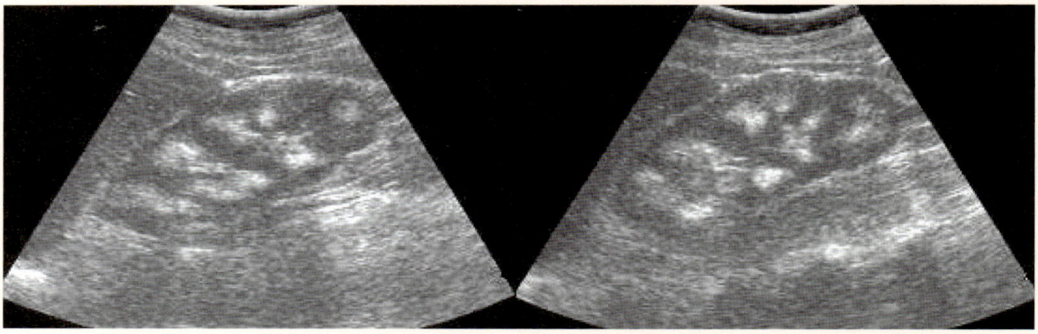

그림 7-31. 신수질석회증
신추체가 둥글둥글하게 에코가 증가되어 있고 음향음영은 관찰되지 않는다.

## 신수질석회증의 초음파소견상 특징

초음파상의 특징을 살펴보면, 신피질의 에코는 정상이나 신추체 부위의 에코가 후방에 음향음영을 동반하지 않은 채 증가됨을 볼 수 있다(그림 7-30, 31, 표 7-11). 음향음영은 석회화 부위 후방에 잘 나타나지 않는데 이는 특히 초기에 석회화 부위가 초음파음속의 두께 beam width 보다 훨씬 작기 때문이다. 신수질석회증의 석회화 양상은 X-선 검사에서 잘 나타나지 않는다.

표 7-11. 신수질석회증의 초음파상 특징

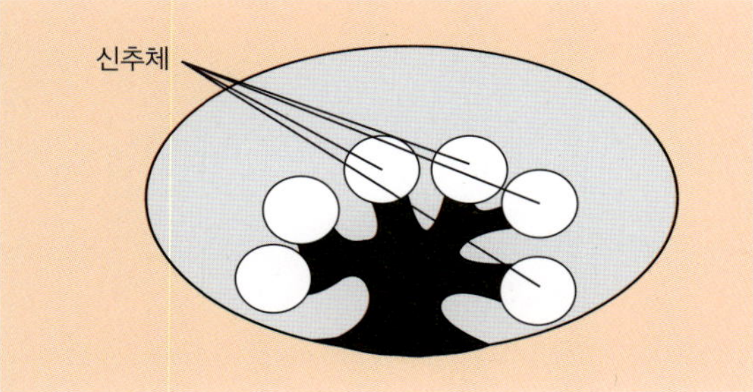


· 신피질의 에코는 정상

· 원형 신추체 에코의 증가

· 후부 음향음영이 없다

Chapter

# 8

# 소화관

## Digestive tract

# Case 01 경부식도 Cervical esophagus

## 가. 경부식도의 스캔과 초음파소견상 특징

경부식도는 갑상선 좌엽의 횡단스캔과 종단스캔 시 관찰된다. 그림 8-1처럼 횡단상 스캔을 하면 갑상선 좌엽의 등쪽으로 관찰되나 경우에 따라 갑상선 우엽의 등쪽에서 보이기도 한다. 그림 8-2처럼 종단상 스캔을 하면 갑상선 좌엽의 뒤쪽에 길게 관상구조로 관찰된다.

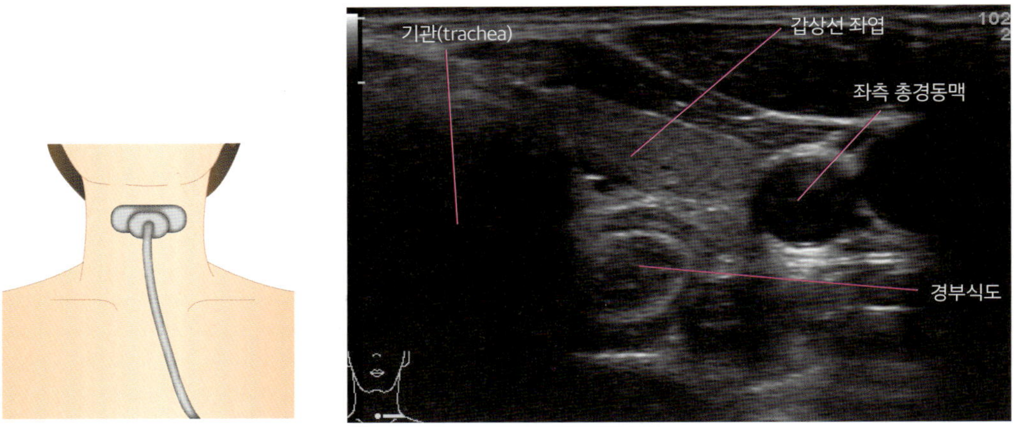


그림 8-1. 경부식도의 횡단스캔상
갑상선 좌엽의 배측에 보이는 정상 경부식도의 횡단 초음파상

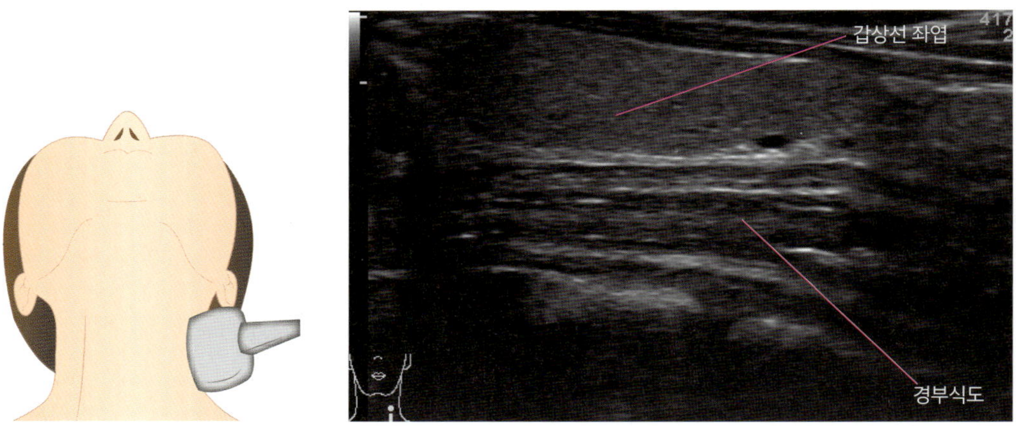


그림 8-2. 경부식도의 종단스캔상
갑상선 좌엽의 배측에 보이는 정상 경부식도의 장축 초음파상

## 나. 경부식도의 스캔방법

① 경부식도는 통상 갑상선 좌엽의 등쪽에 위치한다. 좌방향부의 횡단스캔(그림 8-1)을 시행하여 갑상선 좌엽을 관찰하고 그 등쪽에 있는 관 모양의 장기를 찾는다(그림 8-2에서처럼 종단스캔을 하면 갑상선 좌엽의 배측에 길게 구조물이 관찰된다). 관찰한 구조물이 식도인지를 확인하려면 피검자에게 침을 삼키게 하여 관 모양의 움직임을 확인하면 좋다.

② 일상의 복부초음파검사에서는 경부식도의 선별검사가 필요 없지만, 연하 곤란 등 식도와 관련한 증상이 있는 경우에는 관찰해야 한다.

## 다. 복부식도의 스캔방법

초음파검사로는 그림 8-3에서와 같이 복부식도의 하단을 관찰할 수 있다. 심와부의 한가운데에서 종단스캔을 하면 대동맥이 장축으로 관찰되는 단면상에서는 대동맥의 바로 복측에 복부식도가 간좌엽 사이 중심에 높은 에코를 보이는 윤상 내지 짧은 관상구조물로 보이게 된다(그림 8-4). 이 복부식도와 대동맥과의 사이에 존재하는 고에코의 선상구조물은 횡격막각 diaphragmatic crus 이다.

복부식도를 포착하면 탐촉자를 피검자의 우측방향으로 서서히 경사지도록 스캔한다. 대동맥의 좌측을 관찰해 나가면 복부식도에서 분문부 근방까지 연속해서 관찰할 수 있게 된다(그림 8-4).

## 라. 식도 스캔방법의 알아두어야 할 사항

식도의 길이는 28~30cm 정도이고 경부, 흉부, 복부, 식도로 나뉜다. 이 중 체표면에서 흉부식도는 폐의 공기와 늑골 때문에 검사할 수 없으며 경부식도는 갑상선 좌엽의 후면에 접하고 있는 5cm 정도의 길이이고, 복부식도는 3cm 정도의 길이로 횡격막을 뚫고 복강 내로 들어와 대동맥과 비스듬히 교차하고 대동맥의 좌측연에서 식도 위 접합부에 이른다. 따라서 스크리닝 검사에서도 경부 및 복부식도는 주의 깊게 관찰해야 한다.

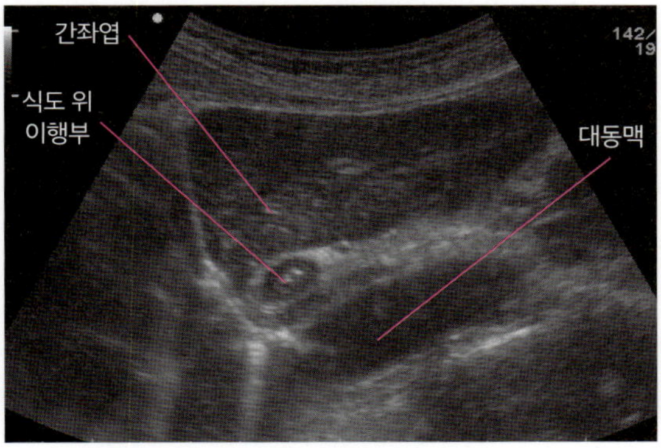


그림 8-3. 심와부 정중 종단스캔
간좌엽과 대동맥 사이에 복부식도가 중심에 높은 에코를 갖는 윤상이거나 짧은 관상구조물로 관찰된다.

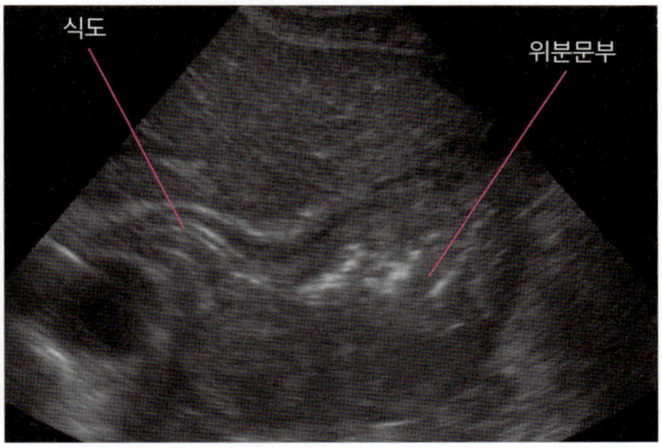


그림 8-4. 복부식도에서 위분문부, 복부식도의 장축을 따른 단층상

# Case 02 복부식도와 분문부 Abdominal esophagus and stomach cardia

## 복부식도와 분문부의 스캔과 초음파소견상 특징

① 복부 정중에서 좌늑골궁을 따라 탐촉자를 좌방향 상방으로 올려 보듯이 기울이면서 서서히 탐촉자를 세우면(그림 8-5) 간좌엽과 대동맥 사이에서 복부식도가 관찰된다(그림 8-6).

② 식도는 일반적으로 내용물이 보이지 않고 전후벽이 접해 있다. 위액 등의 내용물에 의해 내강이 보이는 부위부터 분문부가 된다.

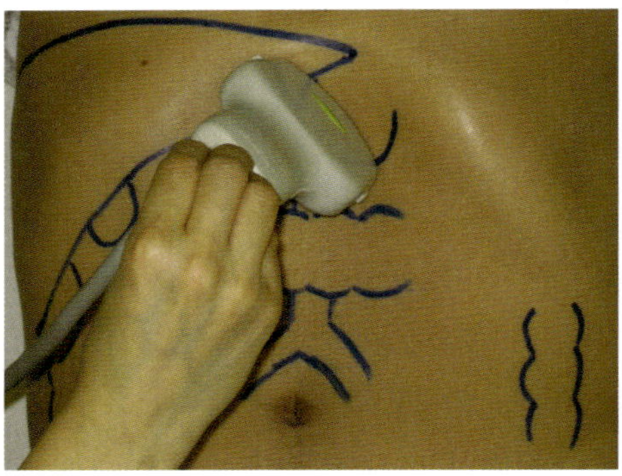

그림 8-5. 복부식도와 분문부 스캔방법

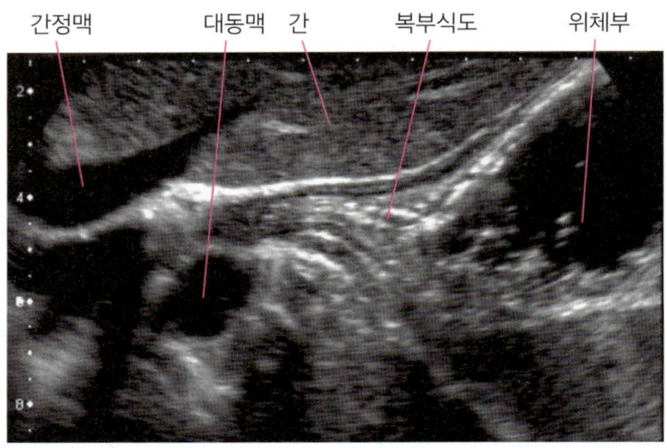


그림 8-6. 정상 복부식도와 분문부 초음파상

### Keynote 8-1. 초음파검사 중 담관 병변 안 놓치기

소화관은 그림 8-7에서와 같이 그 주행에 따라 계통적으로 관찰이 가능한 부위와 관찰이 불가능한 부위가 있다. 그림에서처럼 사선 부위가 초음파검사로 관찰이 가능한 부위이다. 즉, 경부식도, 복부식도, 위, 십지이장, 회장말단 부위, 그리고 대장이다.

계통적으로 관찰이 곤란한 부위는 장간막의 부착이 있어 장의 움직임이 풍부한 공장, 회장 부위이지만 회장말단 부위는 맹장과 연속적으로 계통적 관찰이 가능한 부위이다. 물론 충수돌기도 비교적 관찰이 용이하다.

소화관은 구불구불한 관강장기이므로 우연히 큰 종양이 발견되기는 해도 전체적 질환 검출률은 낮을 거라고 생각하는 경우가 많다.

막연히 복부에 초음파스캔을 했을 경우에는 당연히 그렇겠지만, 어느 정도 계통적으로 스캔을 실시하면 꽤 높은 확률로 많은 소화관질환을 검출할 수 있다. 간, 쓸개, 췌장 등의 장기는 각 구역을 의식하며 빠짐없이 스캔해야 놓치

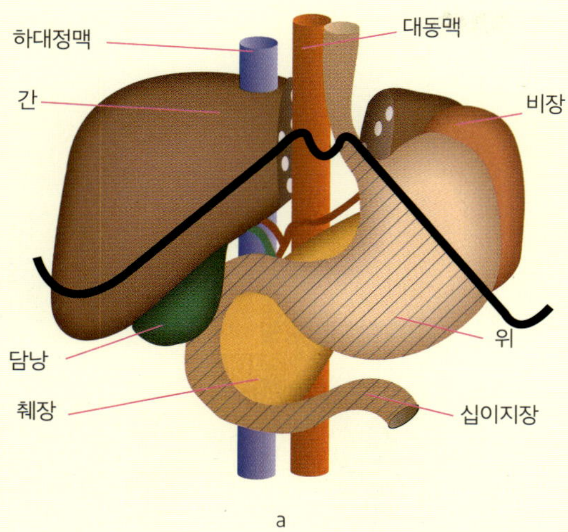


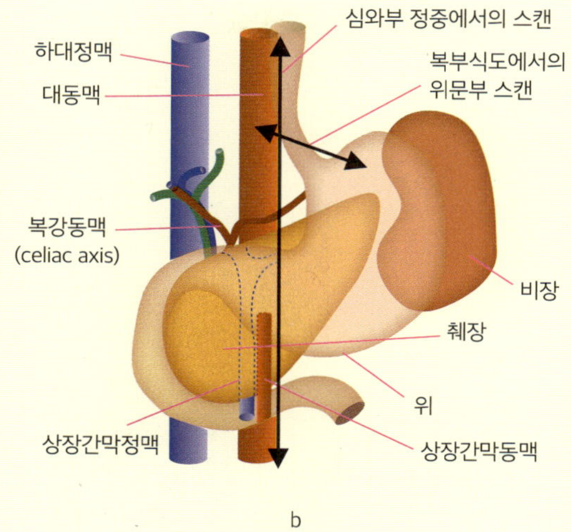


그림 8-7. 상부소화관의 해부
a. 사선 부위는 초음파검사가 가능한 부위이다.
b. 복부식도에서 위분문부 스캔과 심와부 정중에서의 스캔

는 부분 없이 검사할 수 있는데, 마찬가지로 소화관에서도 위 및 십이지장, 소장, 대장 같은 구역을 주의 깊게 관심을 갖고 스캔해야만 소화관질환을 진단해 낼 수 있다.

통상 스크리닝 목적으로 소화관 초음파검사를 할 때 전처치를 실시하는 경우는 없지만, 위점막하 종양과 위암의 심달도 진단 등 상세한 관찰을 목적으로 할 경우에는 음수(보통 200ml 정도의 보리차를 사용하지만 수돗물도 상관없다) 후 관찰하여도 된다. 이때에도 진경제 등은 사용하지 않는다. 우선 3MHz 콘벡스 탐촉자를 이용하여 병변을 발견하고, 다음에 5-8MHz 선형 탐촉자로 상세히 평가함이 좋다.

소화관의 계통적 스캔법은 기본적으로 입체해부를 숙지하고, 식도 열공과 상행 및 하행결장 등 모든 피험자의 몸에서 대체로 위치가 정해져 있는 부위를 의식하면서 관강을 추적해 나가야 한다.

## Keynote 8-2. 소화관 초음파검사의 적응과 전처치

복통, 변비, 설사, 진행성 소화관암의 평가, 급성복통 등의 소화관질환이 의심되는 경우이다.

## Keynote 8-3. 소화관 초음파검사에 필요한 해부

소화관은 가스상과 내용물의 영향을 많이 받으며, 노이즈가 많은 고에코 반사 영역이 두드러지게 출력되므로 다른 영역을 관찰할 때보다 전체 게인 gain 을 낮게 설정하면 양호한 화상을 얻을 수 있다. 또한 대부분의 현행 기종에 탑재한 티슈 하모닉 이미징 Tissue Harmonic Imaging, THI 기능을 사용하면 명암대비 분해능이 더욱 향상되어 양호한 B모드 화상을 얻을 수 있으므로, 적극적으로 활용해야 한다. 또 소화관 전체를 파악하고 골반강 내를 관찰하기에 적합한 콘벡스 convex 형 탐촉자와, 병변 부위 및 벽 구조를 상세히 관찰할 수 있는 고주파탐촉자를 구분하여 쓰는 것이 좋다.

표 8-1. 소화관 초음파검사 시 알맞은 장비 조정의 조건

| · 게인은 낮게<br>· DR은 낮춰서<br>· THI를 사용 | · 화면은 확대<br>· 고주파탐촉자<br>· 포커스를 맞춘다 |
|---|---|

· 탐촉자를 구분하여 사용한다.

| 주파수 | 3.5MHz | 8.0MHz |
|---|---|---|
| | 컨백스형 탐촉자<br>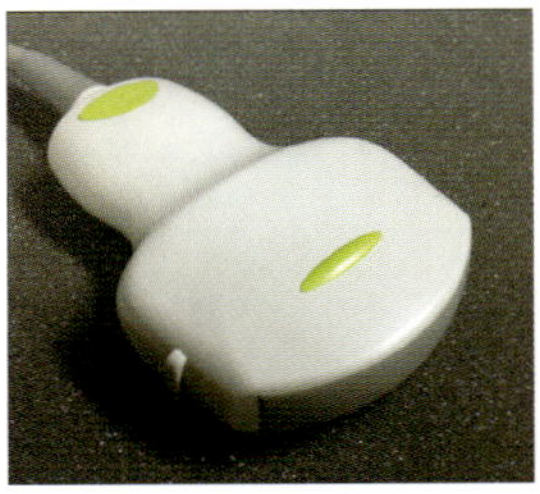 | 선형 탐촉자<br>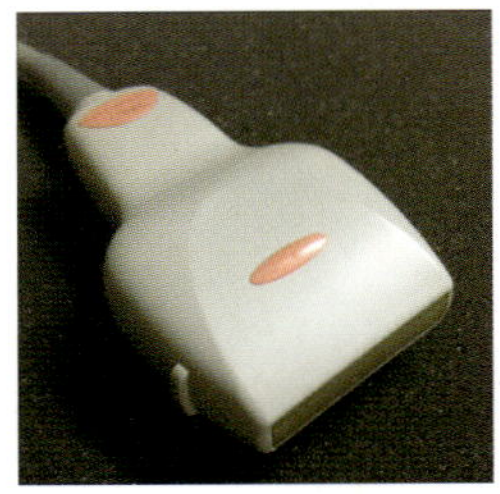 |

## Keynote 8-4. 정상 소화관의 5층구조와 벽 두께(그림 8-8)

일반적으로 위와 장의 정상적인 벽 구조는 내강부터 5층의 에코레벨로 분리하여 관찰되며, 조직과의 대비도 대부분 일치한다. 즉 점막 면부터

제 1층의 고에코(내강과 점막표면의 경계에코)
제 2층의 저에코(점막근판을 포함한 점막층)
제 3층의 고에코(점막하층)
제 4층의 저에코(고유근층)
제 5층의 고에코(장막과 경계에코)

와 같은 5층구조로 출력된다.
층구조를 판독하는 포인트로는, 5층구조가 뚜렷하게 구분되어 관찰되지 않았을 경우에도 점막하층의 고에코대만 명확히 확인할 수 있으면 층구조가 잘 유지되어 있다고 판단한다.

정상 소화관의 벽 두께는 위 5mm, 소장 4mm, 대장 3mm이다. 위벽 두께는 통상 초음파 관찰에서 5mm 이하가 정상이지만 유문은 연동운동 등의 이유로 두께가 변동하며, 최대 8mm 정도까지 두꺼워지기도 한다. 또한 위 탈기수 충만법을 사용할 경우 위벽이 늘어난 상태이므로 3mm 전후가 정상이다.

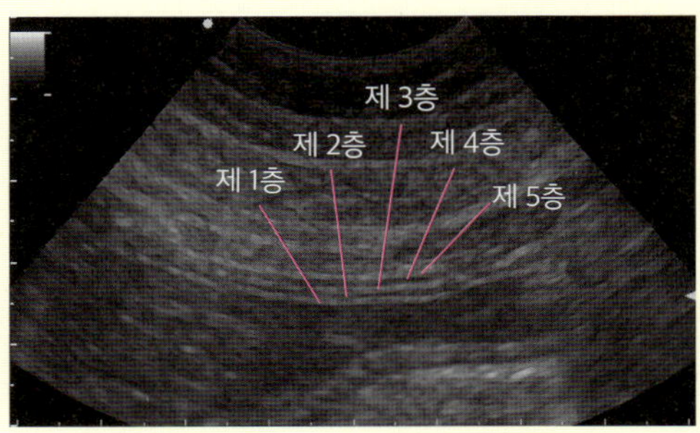


그림 8-8. 정상 소화관벽(위전정부)의 초음파상
위 내강과 점막과의 경계가 고에코상으로 보이며, 다음으로 고에코, 저에코의 순으로 5층구조를 보인다.

## 위체부와 위각부 Stomach body and stomach angle

Case 03

### 위체부와 위각부의 스캔과 초음파소견상 특징

① 분문부에서 연속하여 위체부 전벽을 추적하면 (그림 8-9), 위체부의 횡단상이 관찰된다(그림 8-10). 이어서 아래쪽으로 주행하면 관 모양이 우방향 쪽으로 각도가 변하는 부위가 위각부이다. 그러나 소위 우각위(소뿔 모양의 위)에서는 이 경계가 불확실한 경우가 많다.

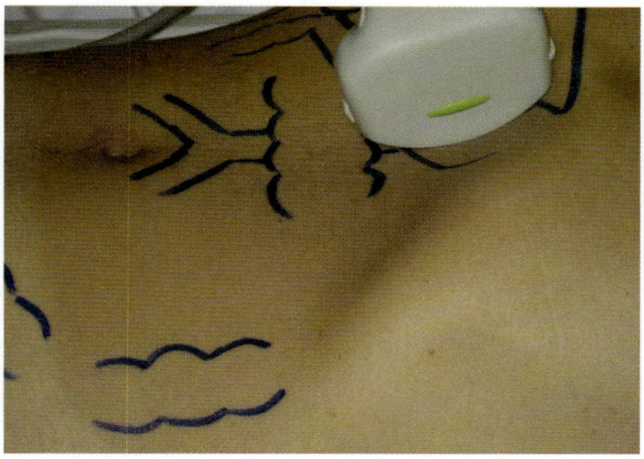

그림 8-9. 위체부 전벽의 스캔방법

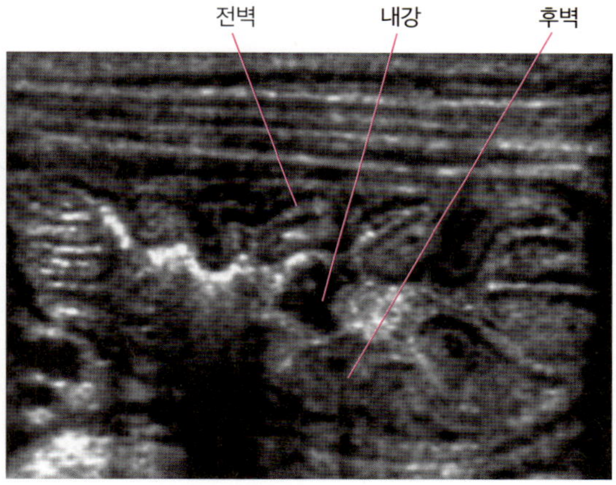


그림 8-10. 정상 위체부의 횡단상

## 위전정부와 십이지장 Stomach antrum and duodenum

Case 04

### 위전정부와 십이지장의 스캔과 초음파소견상 특징

① 위각부에서부터 관 모양을 추적하면 전정부에 도달할 수 있다. 선별검사 시에는 전정부를 먼저 관찰하고 여기에서부터 구측방향과 항문방향으로 추적할 수 있다. 이 경우에는 먼저 상복부 정

중 종단스캔상(그림 8-11)에서 전정부의 횡단스캔상(그림 8-12)을 관찰한다. 다시 이 관 모양을 항문방향으로 추적하면 고유근층이 비후된 유문륜이 보이고 여기에 연속적으로 벽 두께가 얇은 십이지장 구부가 관찰된다(그림 8-13).

② 십이지장 하행부 2nd portion 는 췌장두부에 접해있으며, 십이지장 수평부 3rd portion 는 대동맥과 상장간막동맥 사이를 주행하는 유일한 소화관으로서 대부분에서 관찰될 수 있지만, 이 부위에서 질환의 발생 빈도가 비교적 낮아 통상 선별검사에서는 주의 깊게 관찰하지 않아도 된다.

유문륜은 근층이 발달해서 유문륜 괄약근 때문에

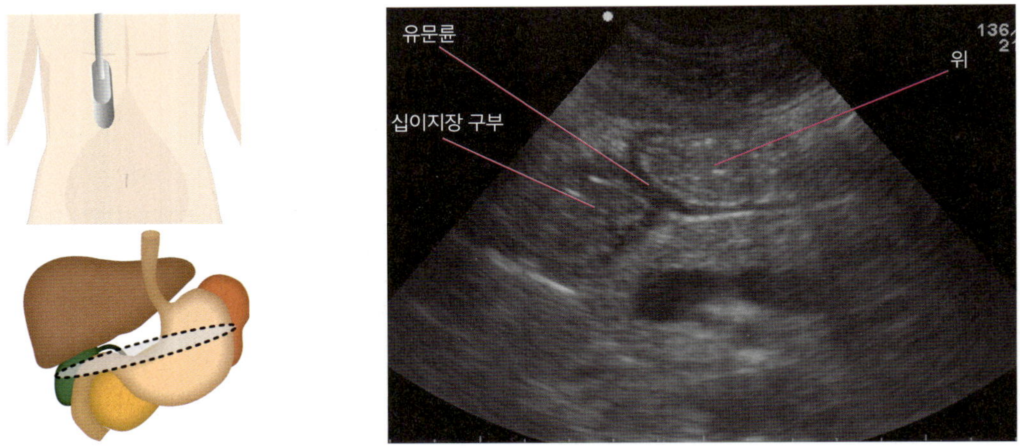


그림 8-13. 십이지장 구부 스캔

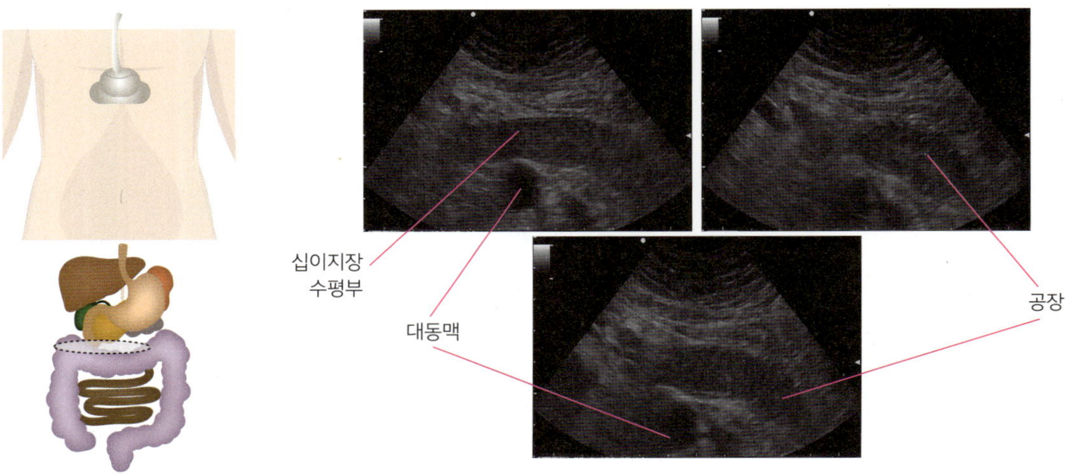


그림 8-14. 십이지장 수평부
이 스캔 부위에서는 십이지장 수평부에서 공장까지 관찰이 가능하다.

두껍게 보인다.

십이지장 구부의 관찰 지표는 췌장두부이다. 십이지장 하행부는 췌장두부에 연해서 주행한다(그림 8-13).

십이지장 수평부는 대동맥과 상장간막동맥 사이를 주행한다(그림 8-14).

위 부위를 장축으로 스캔하여 횡단상을 얻으면 위전정부와 췌장체부를 관찰할 수 있다(그림 8-16).

비장을 통해서 스캔하면 위궁륭부와 위체부를 관찰할 수 있다(그림 8-17).

스캔방향을 바꾸어서 스캔하면 위궁륭부벽과 위내강을 관찰할 수 있다(그림 8-18).

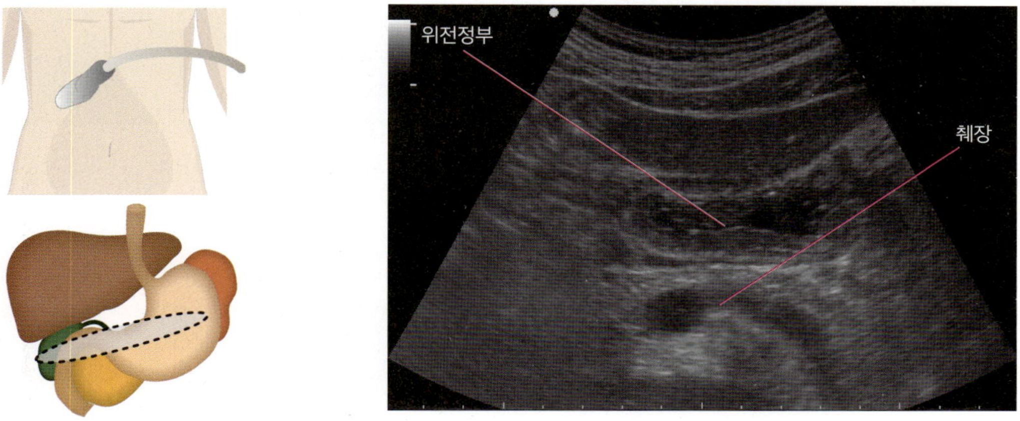


그림 8-15. 위를 장축으로 스캔한 상
이 부위에서 스캔하여 위의 횡단상을 얻어 위각부와 위전정부(그림 8-15)를 관찰할 수 있다.

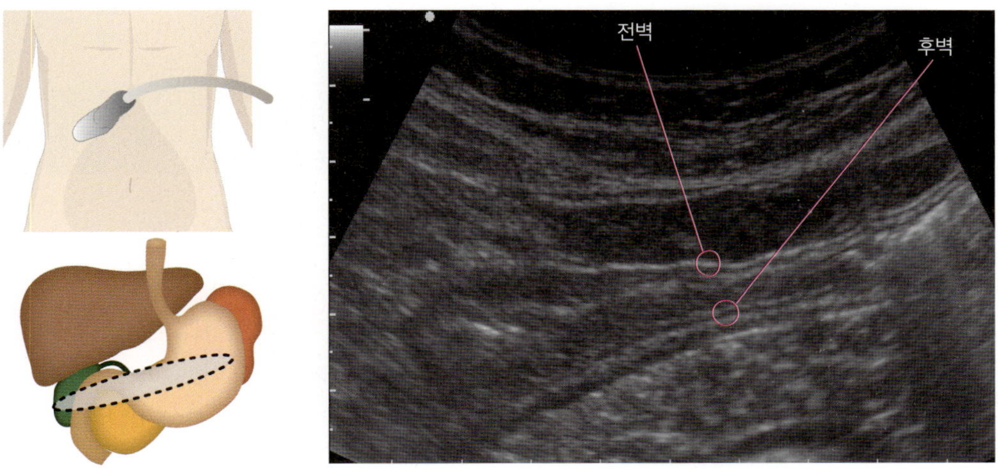


그림 8-16. 위벽의 확대상을 관찰한다. 탐촉자를 이용하여 위벽 층구조를 확대관찰한다.

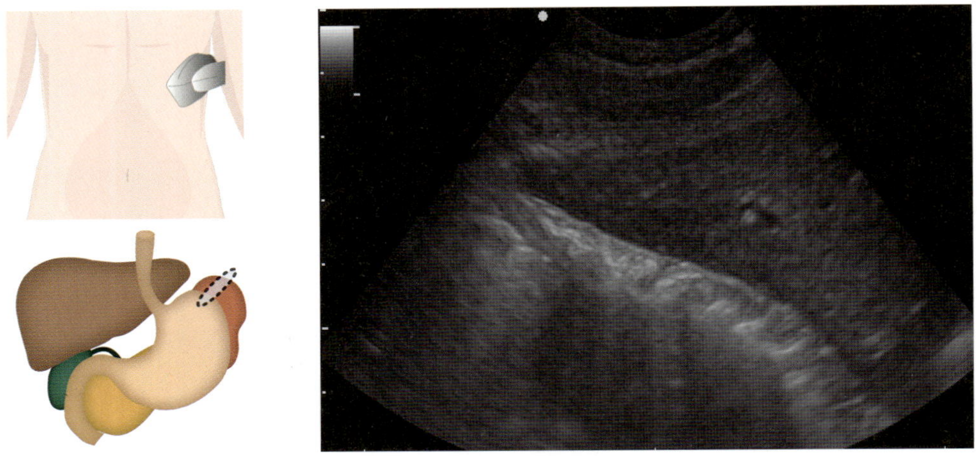

그림 8-17. 이 스캔방향에서 비장면을 경계로 하면서 위궁륭부와 위체부를 관찰한다.

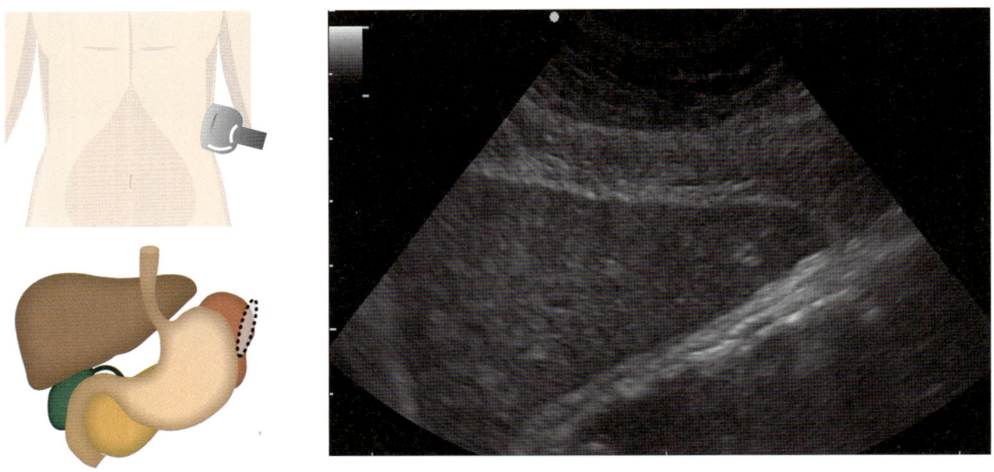

그림 8-18. 스캔방향을 바꾸어서 위궁륭부 벽과 위 내강을 관찰한다.

# 위암 Gastric cancer

**대표증례**

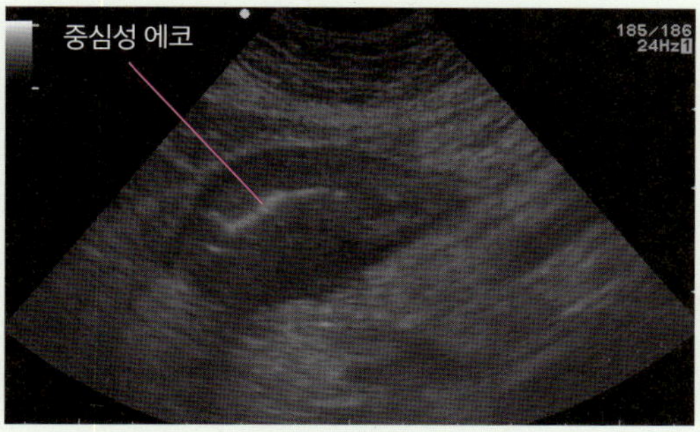


a

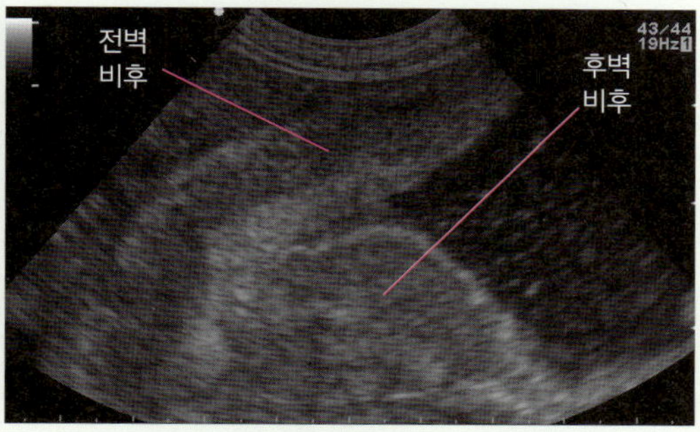


b

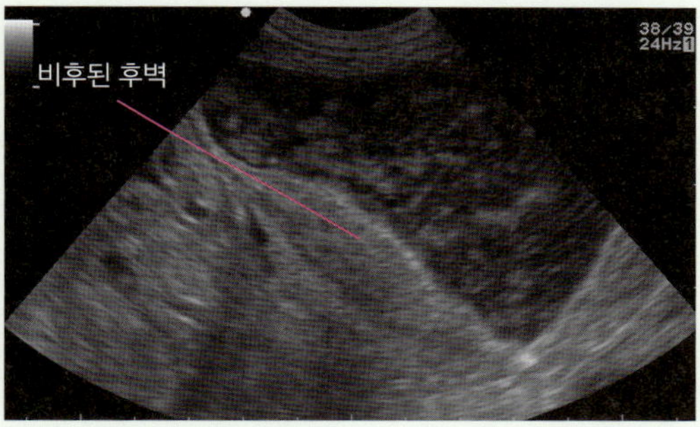


c

그림 8-19. 위암의 초음파상

a. 위벽의 비후와 지저분한 음영을 동반한 강한 중심성 에코가 관찰된다. 이는 마치 신장 모양과 같은 형태로 보여 '가성신 징후(pseudokidney sign)'라 한다.
b, c. 탈기수 충만 후 초음파검사 소견으로 비후된 위벽이 잘 관찰된다.

## 가. 진행위암의 초음파소견상 특징

① 장관의 비후를 반영하는 넓은 저에코환 sonolucent rim 의 두께가 20mm 이상인 경우

② 강한 중심에코의 편향적 위치

③ 실시간 스캔 시 운동성의 감소와 경과관찰에도 모양의 변화가 없는 경우

④ 종괴의 모양이 불규칙하고 불명확한 경우

## 나. 진행위암에서 초음파상 관찰해야 할 점

위장질환 중 초음파진단의 대상은 진행위암으로서 그 진행 정도를 진단할 수 있다. 한편 상부위장관조영술이나 내시경검사로 위암의 주 병소가 진단되면 초음파상에서 다음 사항을 관찰해야 한다.

① 암의 주 병소와 장막 침윤의 유무

② 림프절 종창상의 유무

③ 간이나 신장으로의 전이여부

④ 복수나 Krukenberg 종양의 유무 등이다.

## 다. 가성신 징후, 황소눈 징후와 위암

위장관벽의 비후가 가스로 충만된 내강을 둘러싸고 있으면 초음파상 중심부의 강한 에코와 이를 둘러싼 저에코의 테두리는 마치 초음파상 신장 모양과 흡사하여 가성신 징후pseudokidney sign (그림 8-19a)라 부른다. 모양에 따라 꽃 모양cockade sign, 황소눈 징후, 표적 모양target configuration 으로도 부른다. 이러한 소견은 위암, 대장암 등과 같은 위장관 종양 이외에도 게실염diverticulitis, 장겹침증intussusceptions, 림프종, 장결핵, 크론씨 병 등 위장관벽의 비후를 일으키는 모든 질환에서 볼 수 있으나 드물게 정상에서도 나타날 수 있다.

## 라. 위벽의 두께와 위암

Bluth 등은 정상위벽의 두께는 10mm 미만이고, 병변이 있는 경우는 8~19mm 이상이라 하였다 저자는 물을 마시기 전 위벽이 신전되지 않은 상태에서 두께가 8mm 이상일 때 병변으로 보았다. 암성 궤양이 있으면 이에 일치한 부위의 함몰을 관찰할 수 있다. 다음으로 물을 마시게 한 후 같은 부위를 자세히 관찰해 보면 정상 부분의 위벽은 신전이 잘 되나 병변 부위는 나쁘다. 이상의 여러 초음파소견으로 진행위암의 주 병소를 찾는 것은 큰 의미가 없으며 위암의 장막침윤(그림 8-20)의 유무, 간, 췌장, 림프절 전이(그림 8-21)를 진단 할 때 그 의의가 있다.

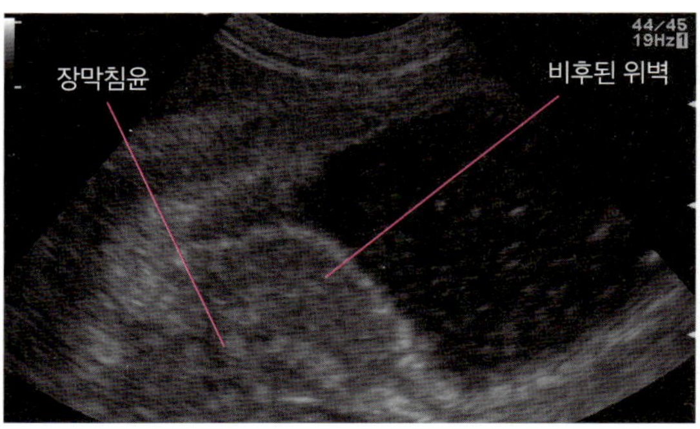


그림 8-20. 위암의 장막침윤

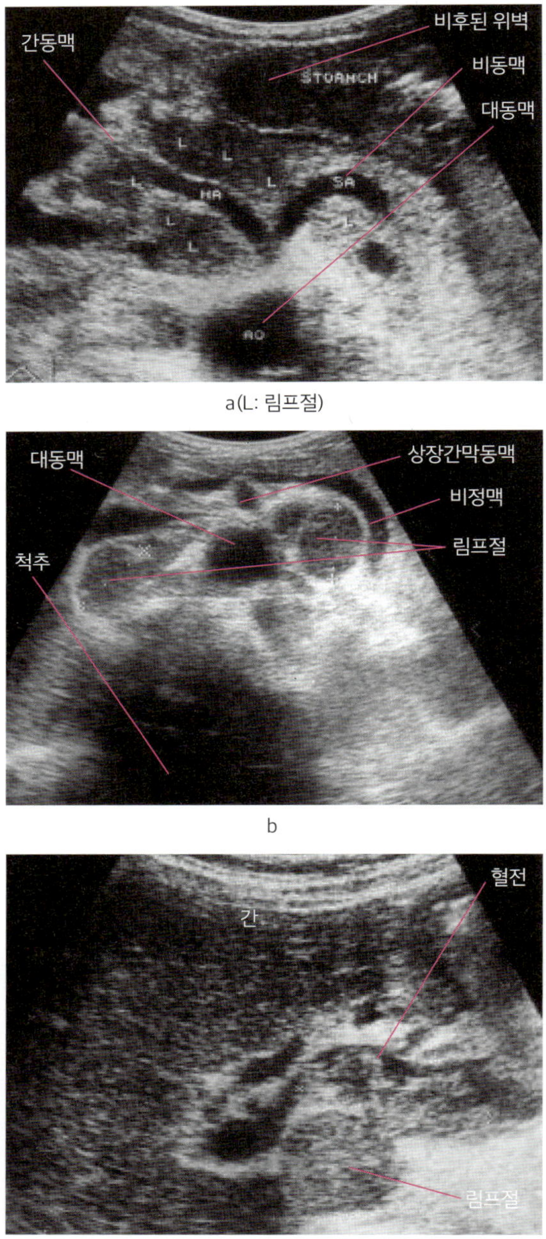


a(L: 림프절)

b

c

그림 8-21. 위암의 림프절전이(대동맥 주위 림프절)

## 위궤양 Gastric ulcer

Case 06

대표증례

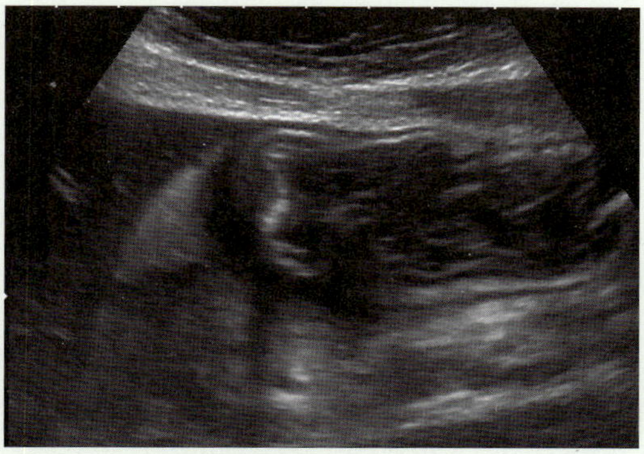

그림 8-22. 위궤양의 초음파상(상복부 종단상)

### 위궤양의 초음파소견상 특징

그림 8-22는 상복부 통증을 주소로 내원한 환자의 증례로 상복부 종단상이다. 위각부 소만에 주위의 부종성 비후를 동반한 결손이 보인다. 이런 급성기 궤양의 초음파상에는 국한성 벽비후와 중심부 결손에 의한 함몰이 나타난다. 기본적으로 위벽층 구조는 보존되어 있고 비후 부위도 부드럽게 정상 벽으로 이행한다. 때로는 Borrmann 2형과 3형 위암과의 감별이 곤란한 경우도 있다.

## 급성위점막병변 Acute gastric mucosal lesion, AGML

Case 07

대표증례

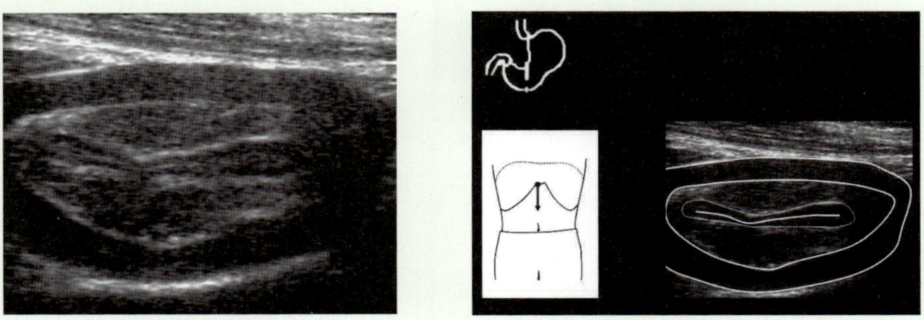

a b

그림 8-23. 급성위점막병변의 상복부 정중앙 종단상으로 벽 전체의 뚜렷한 비후를 보임.

## 급성위점막병변의 초음파소견상 특징

그림 8-23은 급성위점막병변의 대표증례이며 그림 8-24는 심한 상복부 통증을 주소로 내원한 환자의 증례로 상복부 정중 종단상이다. 위전정부가 벽 전체의 뚜렷한 비후를 보이고 있다. 층구조는 얼른 봐서 불명확하지만 자세히 관찰하면 점막층과 고유근층에는 거의 변화가 없고 비후의 주체는 점막하층의 부종임을 알 수 있다.

소위 급성위점막병변 acute gastric mucosal lesion, 이하 AGML의 전형적인 영상이다. 그림 8-25는 아니사키스증으로 위체부와 전정부의 부종과 아니사키스 충이 위벽에 박혀있다.

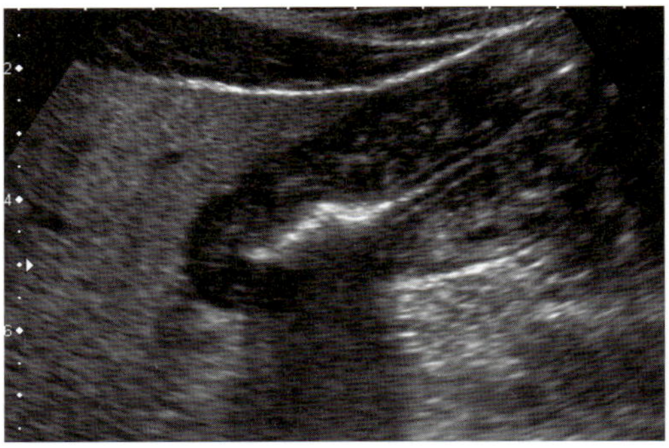

a

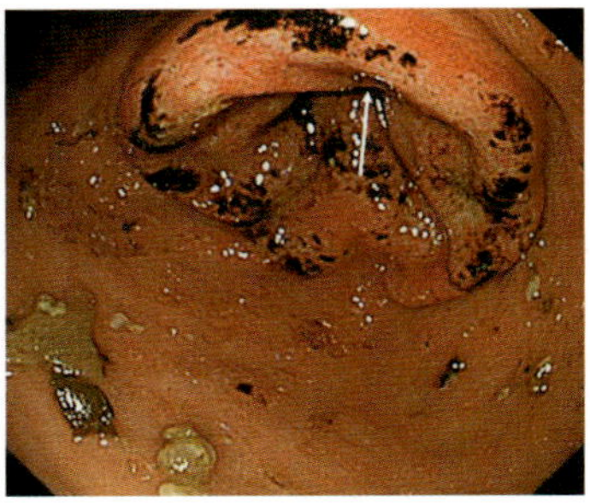

b

그림 8-24. 급성위점막병변

a. 위전정부에 전주성으로 점막하층을 중심으로 벽비후를 보이고 있다. b. 동일 증례의 급성위점막병변의 내시경소견

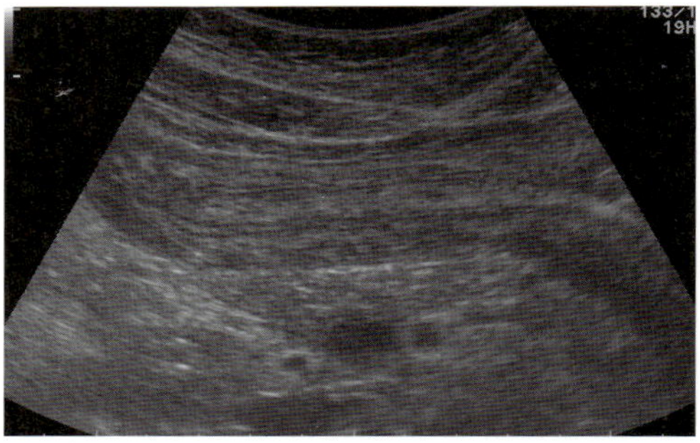

a

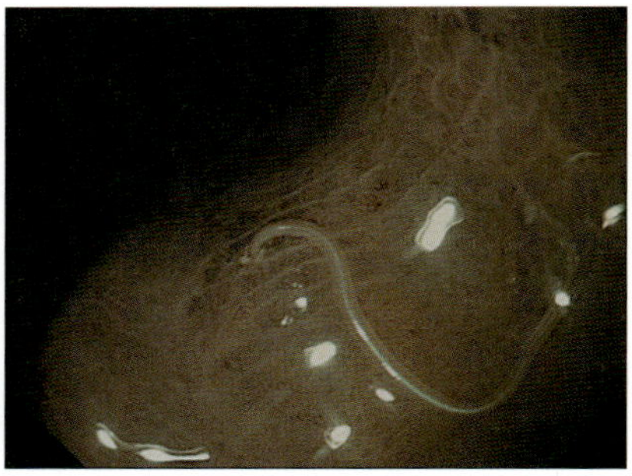

b

그림 8-25. 아니사키스증

a. 위전정부에서 위체부에 걸쳐 전체적으로 벽비후를 보이며 층구조는 잘 유지되어 있다.
b. 아니사키스 충이 위벽에 박혀있는 내시경상. 위벽의 부종을 보인다.

# 위점막하 종양(낭종) Gastric submucosal tumor(cyst)



대표증례

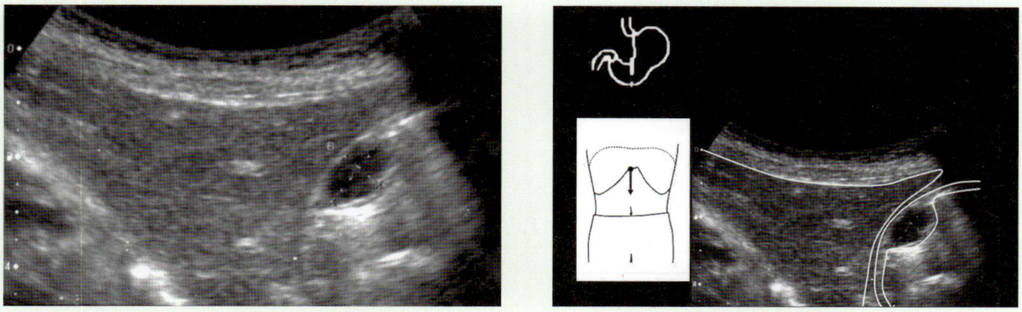

a b

그림 8-26. 위점막하 낭종의 초음파소견(점막하층에 무에코종괴로 낭종소견을 보임)

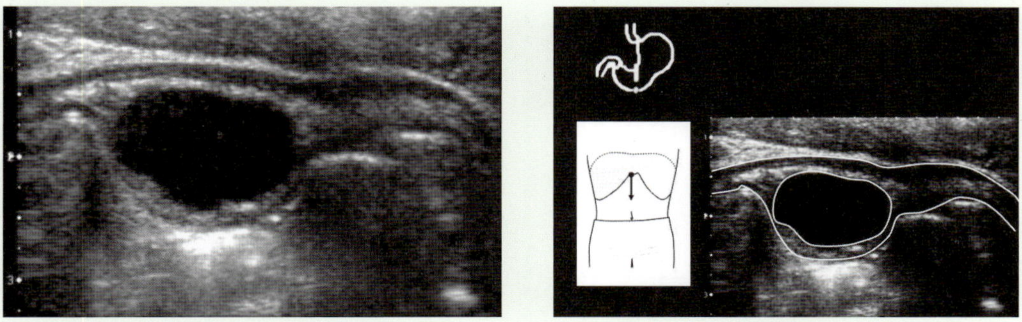

a b

그림 8-27. 고주파탐촉자 스캔소견으로 점막하층 내에 무에코종괴의 낭종소견을 보임.

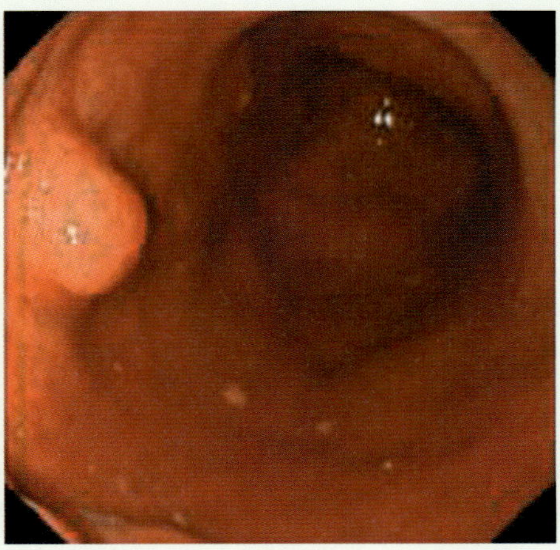

그림 8-28. 동일 증례의 내시경상

그림 8-26은 선별검사 초음파검사에서 우연히 발견된 점막하 종양 증례이다. 위전정부 전벽에 저에코종괴가 보이지만 발생 부위는 잘 알 수 없다. 그림 8-26은 고주파초음파로 관찰한 영상으로 점막하 낭종이 관찰되고 있다. 그림 8-27은 병변을 고주파 선형 탐촉자로 관찰한 영상으로 점막하층 내에 무에코종괴가 보이고 낭종임을 알 수 있다(그림 8-28은 내시경상). 이와 같이 병변이 점막하에 존재하므로 단층진단법인 초음파가 위점막하 종양을 진단하는데 좋은 방법이 된다.

# Case 09 공장과 회장 Jejunum and ileum

### 공장과 회장의 스캔방법과 초음파소견상 특징

길이가 5~6m인 소장은 십이지장, 공장, 회장으로 나뉘어 있다. 십이지장은 후복막강에 고정되어 있어 십이지장 하행부나 수평부는 계통적으로 검사할 수 있다. 그러나 트라이츠Treitz 인대부터 회장까지는 고정 부위가 없어서 공장, 회장은 가동성이 심하여 체계적인 스캔이 곤란하다.

① 공장에서는 장간막이 좌상복부, 회장에서는 정중에서 우하복부로 부착되어서 공장은 주로 좌상복부 스캔법으로, 회장은 정중앙 하복부 스캔법으로 관찰한다.

② 공장은 구조 점막돌림주름벽이 높고 분포도 밀집되어 있으나 회장은 구조 점막돌림주름벽이 비교적 낮고 분포도 성글게 되어 있다(그림 8-29, 30).

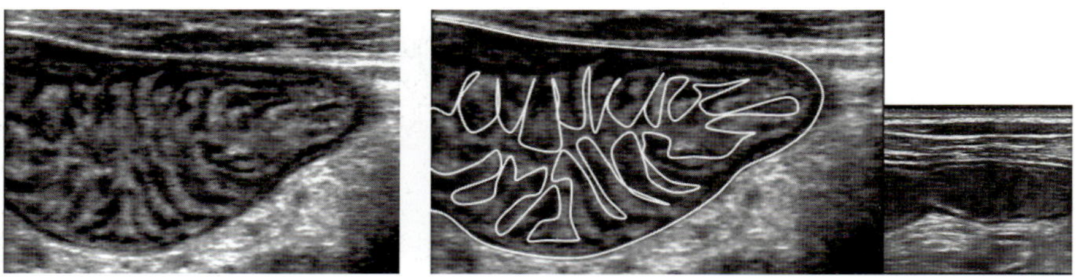

a b

그림 8-29. 공장의 점막돌림주름

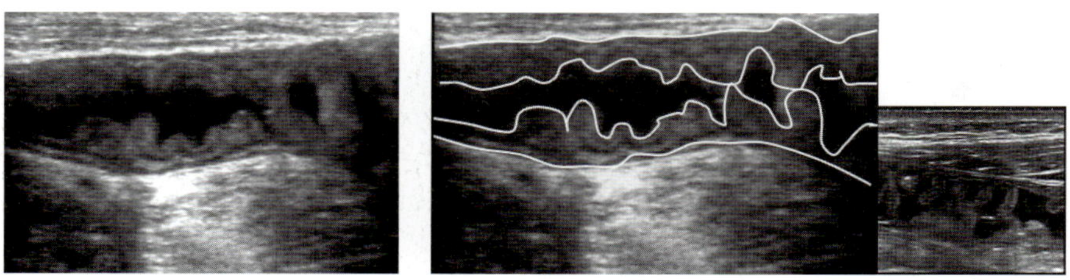

a b

그림 8-30. 회장의 점막돌림주름

# 회장말단과 충수 Terminal ileum and appendix

Case 10

## 가. 회장말단과 충수의 스캔방법과 초음파소견상 특징

① 스캔은 상행결장 ascending colon 관찰에서 시작하므로 우선 상행결장스캔을 시행한다(그림 8-31).

② 장요근 iliopsoas muscle 전면을 수평으로 주행하는 상행결장에 연속하는 관 모양의 장기가 회장말단이다(그림 8-32). 회맹판 IC valve의 형태는 개인차가 있지만 충수 개구부와 비교하면 융기가 뚜렷하다.

③ 그 상태에서 다리방향으로 탐촉자를 이동하면 회맹판과는 거의 같은 방향이지만 이보다 약간 등 쪽에서 별도의 관 모양의 구조가 보이는데 이것이 충수이다(그림 8-33). 충수의 주행은 개인차가 크기 때문에 반드시 장요근 전면을 수평으로 주행하지는 않는다. 충수 개구부에서 신중하게 추적하는 것이 중요하다. 정상적인 충수돌기 벽은 다른 소화관과 마찬가지로 5층구조를 나타낸다. 정상직경은 6mm 미만이다.

④ 충수를 관찰하는 순서

(1) 회맹부 관찰(맹장 및 회장말단과 회맹판)

(2) 충수구 찾아 관찰

(3) 충수 전체 관찰

상행결장에서 발쪽 방향으로 가스의 연속성을 따라, 결장팽기가 나타나고 최종적으로는 맹단이 나오는 맹장을 관찰한다. 이 부위를 중심으로 관찰을 실시하며, 탐촉자를 정중앙 측으로 옮기면서 스캔하면 골반강 내에서 맹장으로 주행하는 내용물이 적으며 활발히 연동하는 관강장기를 관찰할 수 있다. 이것이 회장말단부이다. 또 우하복부에 총장골동맥 및 총장골정맥 너머로 장요근 전면을 가로질

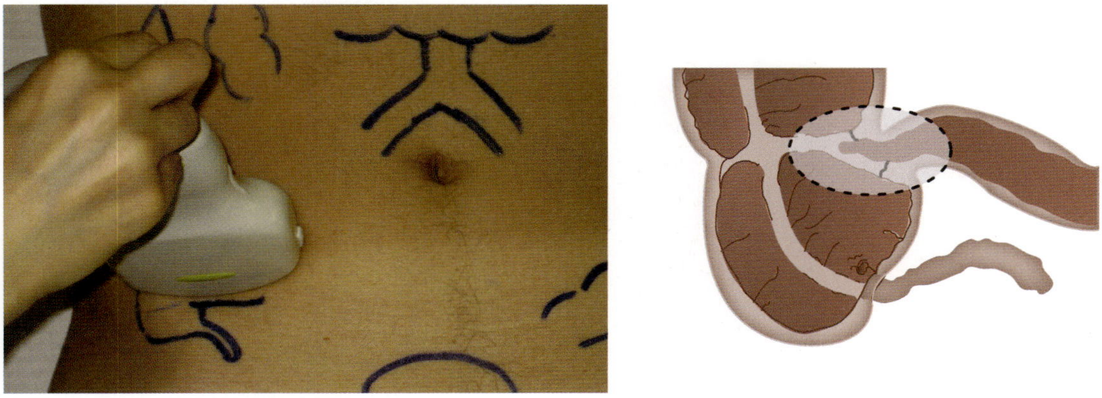

a

b. 회맹관 주위와 회장말단, 상행결장

그림 8-31. 상행결장스캔

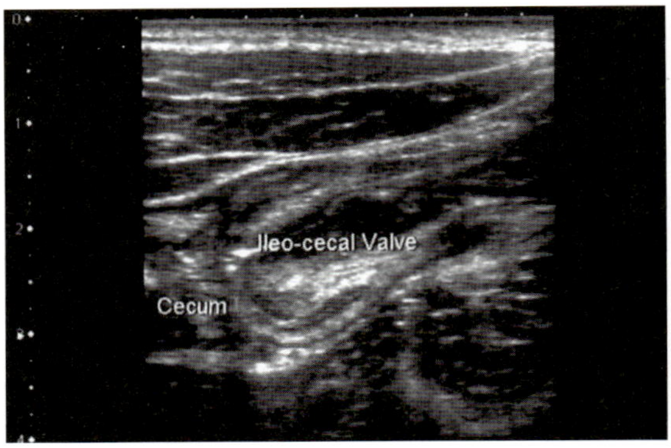


a

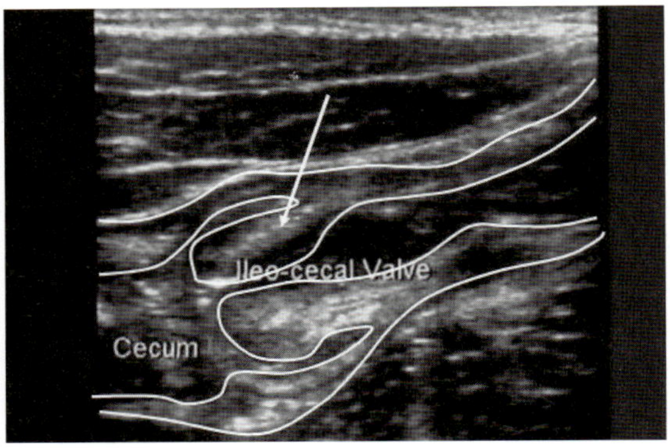


b

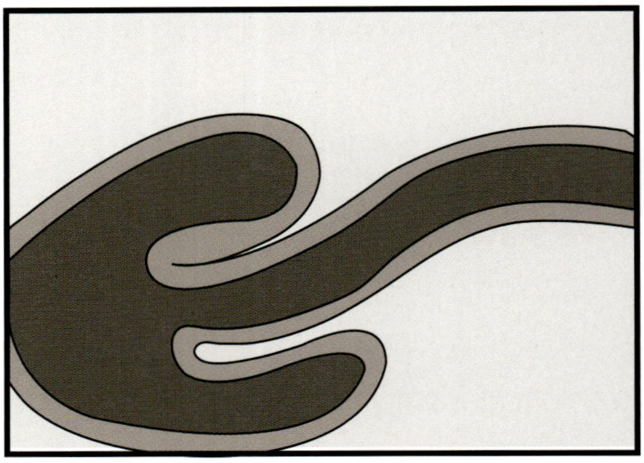

c

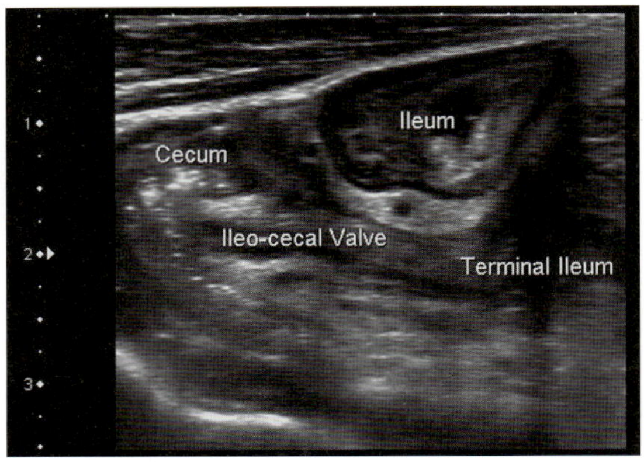


d

그림 8-32. 회장말단의 초음파상(a, b), c. 버섯 모양 징후(mushroom sign) d. 회장말단과 맹장, 회장의 위치관계

회장말단과 맹장 경계부에 존재하는 회맹판(Bauhin판)은 상순, 하순의 형태를 띠며 장축상으로는 버섯으로 형용(mushroom sign)할 수 있는 특징적 형태로 관찰된다.

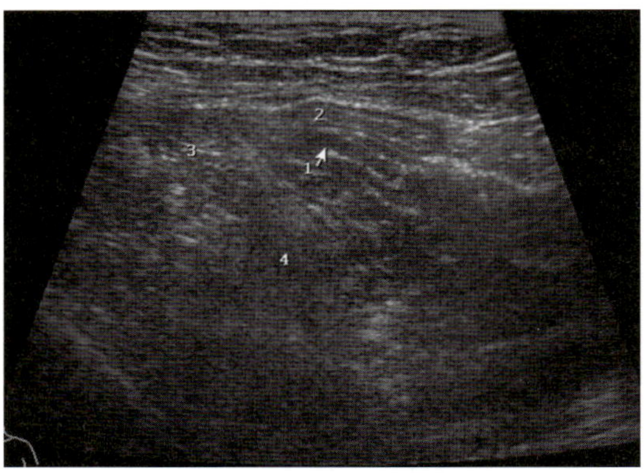


그림 8-33. 정상 충수돌기(제공: 김일봉 원장)

충수돌기가 우측요근과 말단회장 사이에서 보이지 않는 경우에는 골반강 내에 위치하는지를 확인해보아야 한다.
1. 충수돌기, 2. 회장말단, 3. 우측요근, 4. 회장

러 상행결장으로 이어지는 회장말단을 추적하여 회맹부를 관찰할 수도 있다. 스캔 요령으로는 장요근을 토대로 세게 누르듯이 스캔하면 대부분 뚜렷하게 관찰할 수 있다. 충수돌기를 관찰할 때는 회맹부를 확실히 찾아야 한다.

## 나. 충수의 초음파상 위치(Wakeley의 분류)

충수는 길이가 7cm 정도로 맹장의 후내측벽에서 돌출되어있다. 충수의 위치는 맹장의 등쪽에 있는 후맹장 충수, 맹장의 하방에 위치한 맹장하 충수, 골반 내에 위치하는 골반부 충수, 회장의 후에 있는 후회장 충수, 앞에 있는 회장전 충수가 있다. 충수염이 의심되나 충수의 관찰이 되지 않는 경우, 그림 8-34에서처럼 다양한 위치를 생각해서 충수의 관찰에 노력하는 일이 중요하다.

## 다. 충수의 검사방법

충수의 검사 방법으로는 탐촉자로 복부를 압박하여 장관가스 등을 밀어냄으로써 관찰이 용이하다. 정상적으로 장관고리는 그림 8-35(a)에서와 같이 탐촉자로 압박하면 장관고리가 압박되어 눌리거나 전위되게 된다. 그러나 비정상적으로 비후되거나 폐색된 장관고리는 그림 8-35(b, c)에서와 같이 압박하여도 눌리지 않고 탐촉자와 복벽근육 사이에 끼게 된다.

복막자극증상이 있는 환자나 국소적 복통이 있는 환자에서는 이러한 점진적인 압박을 이용하는 것이 중요하다. 탐촉자를 너무 세게 누르다 보면 환자가 심한 통증을 느끼게 되어 정확한 진단을 할 수 없게 된다.

이러한 점진적 압박법 gradual compression technique 이 필요한 이유는 첫째, 장관과 지방을 압박하여 장관가스에 의한 방해를 제거하기 위해서이고 둘째, 탐촉자와 충수 사이의 거리를 감소시키기 위함이며(5~7.5MHz 탐촉자 사용시) 셋째, 주위의 어떤 구조물이 고정되어 있는지를 압박하여 그 반응을 보고 평가하기 위함이다. 이 방법은 정상 지방(부드러움)과 염증이 생긴 지방(딱딱함)을 감별하는데 매우 중요하다.

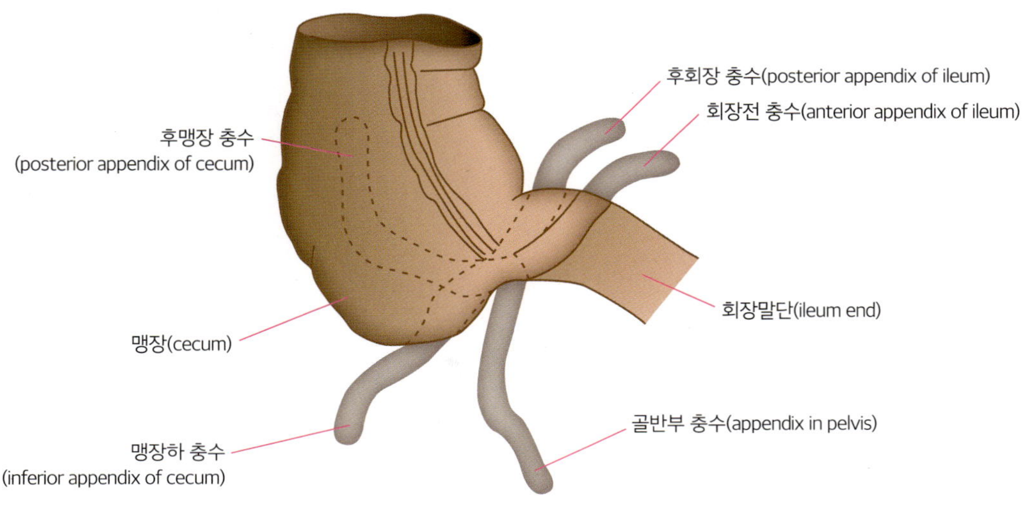


그림 8-34. 충수의 다양한 위치(Wakeley의 분류)

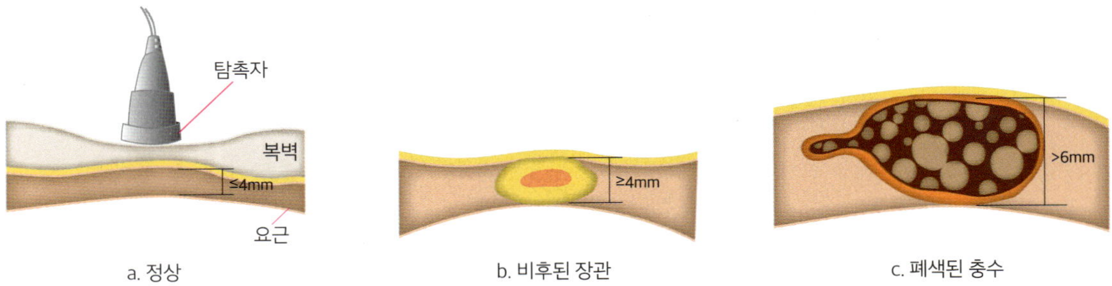


그림 8-35. 초음파탐촉자의 압박(10)

정상 위장관은 탐촉자로 압박시 쉽게 눌리는 소견을 보이나 비정상적인 벽의 비후가 존재하거나 폐색이 동반된 경우(예: 급성충수염)에는 탐촉자로 압박하여도 쉽게 눌리지 않는다.

충수의 위치는 매우 다양하기 때문에 점진적 압박법을 단순히 Mc Burney 점에만 시행하는 것보다는 우하복부를 전반적으로 검사하는 것이 충수염의 진단에 도움이 된다. 왜냐하면 환자에 따라 충수의 위치를 정확히 지적하는 사람이 있는가 하면 많은 환자들은 아픈 부위를 막연히 지적하거나 심지어 충수에서 멀리 떨어진 부위를 지적하기도 하기 때문이다. 경우에 따라 진단 내리기 곤란할 경우에는 한 시간 후에 다시 검사를 하면 충수염의 진단이 명확해지는 경우도 있다.

충수와 회장 감별이 어렵다면 표 8-2와 같이 감별한다.

표 8-2. 충수와 회장의 감별

| | |
|---|---|
| 충수 | 맹장에서 연속되는 형태(새부리 징후, bird's beak sign)<br>맹단으로 끝남<br>연동은 드물게 보임 |
| 회장 | 맹장에서 연속되는 형태(버섯 모양 징후, mushroom sign)<br>회장구측으로 이어진다 |

# 급성충수염 Acute appendicitis

Case 11

## 가. 급성충수염의 기본초음파소견상 특징

맹장의 주위에 소시지 모양으로 커진 저에코의 충수돌기 appendix 를 관찰하면 충수염을 진단할 수 있다. 충수는 맹장 cecum 부위에서 내측 medial aspect 을 향해 요근 psoas muscle 을 타고 넘어가듯이 주행하는 경우도 많다. 소시지 모양으로 종창된 충수를 잘 관찰해 보면 장관벽과 같은 모양의 층구조가 관찰된다.

급성충수염의 초음파소견으로는(표 8-3) 충수의 직경이 7mm 이상이고 충수벽의 두께가 3mm 이상이며, 탐촉자로 염증성 충수를 압박시 심한 통증

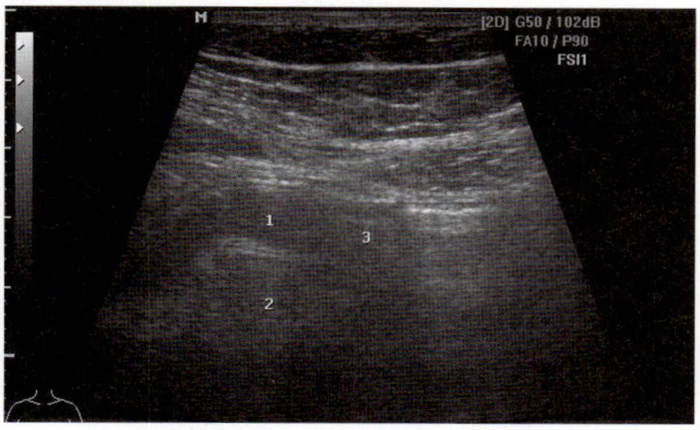


a. 1. 충수돌기 내강, 2. 우측요근, 3. 충수돌기의 선단

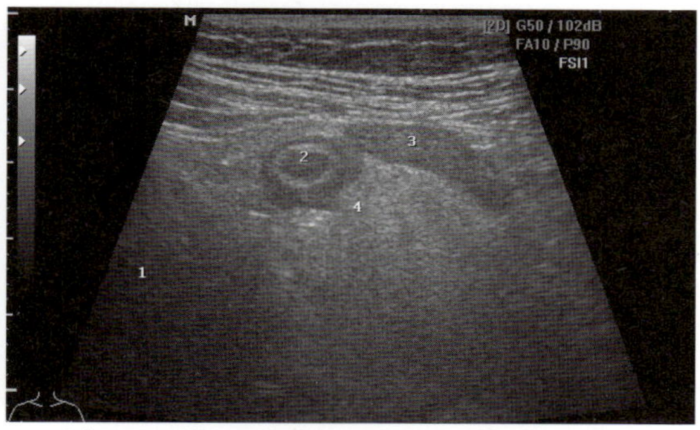


b. 1. 우측요근, 2. 충수, 3. 충수주위 액체저류, 4. 충수주위 지방 비후상

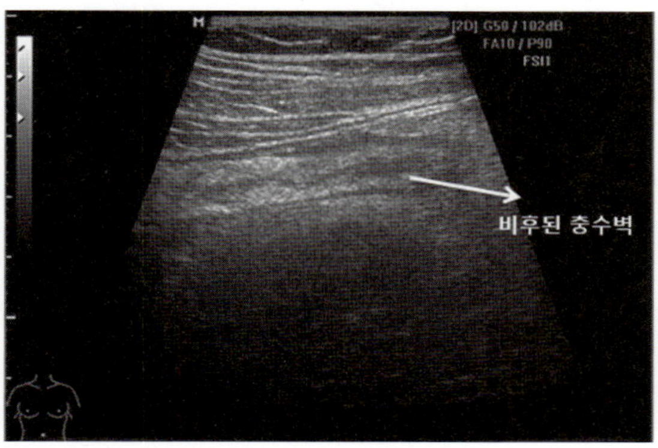


c

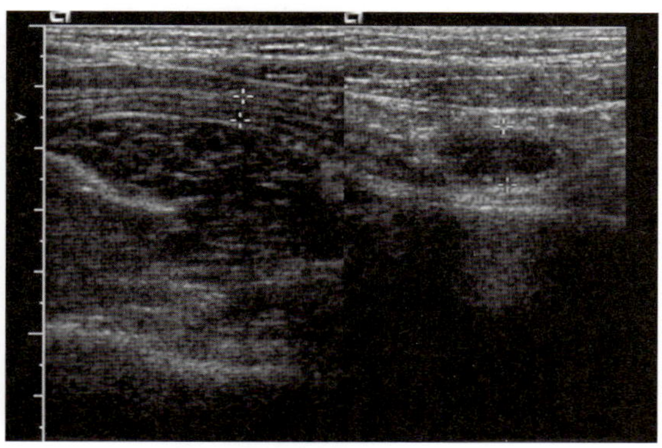

d

그림 8-37. 충수염의 초음파상(사진제공: 김일봉 원장)

a. 충수내강은 확장되어 있고 충수돌기 부위 압박 시 통증을 호소하였다.
b. 충수염의 단축상: 급성충수염 시 단축 초음파상은 원형의 형태를 보임.
c. 충수염의 컬러도플러상: 충수벽과 충수주위 지방조직에 증가된 혈류신호가 관찰된다.
d. 부분 충수염: 충수 끝부분만 염증으로 부어있는 소견(++)

표 8-3. 급성충수염의 초음파소견

- 충수직경의 확장 ; > 7mm
- 충수벽의 비후 ; > 3mm
- 충수 부위 압박 시 심한 통증(Murphy 징후)
- 충수내강은 액체상으로 확장되어 있고, 분석(그림 8-38)이 있을 경우 고에코성 반점과 후방음영이 동반함
- 컬러도플러 검사상 충수벽과 주위에 혈류신호가 관찰되는 경우가 있음

표 8-4. 충수염 파열의 초음파소견(그림 8-39)

- 비정상적인 충수비후
- 찌그러진 충수
- 충수 점막하층의 소실
- 충수 주위의 지방에 의한 에코선
- 충수 주위의 국소적인 액체저류

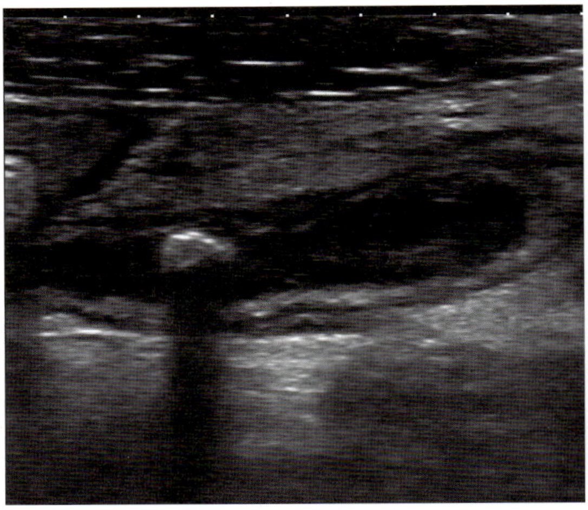

그림 8-38. 충수내강이 확장된 상태로 음향음영을 동반하는 분석이 충수내강에 관찰된다.

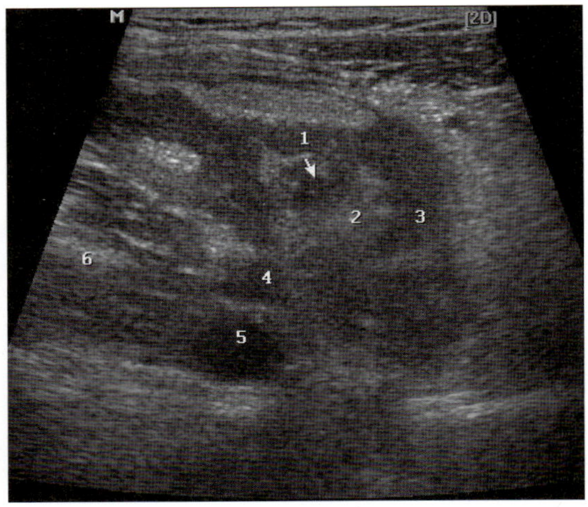


그림 8-39. 천공성 충수염에서 충수주위의 대망 집적 및 액체저류(사진제공: 김일봉 원장)

급성 천공성 충수염의 단축상으로 충수주위에 무에코 액체저류와 그 바깥 부위에 고에코의 대망 집적이 보이고 있다.
1. 충수내강, 2. 충수 주위 지방 비후상, 3. 충수주위 액체저류상, 4. 우측 장골동맥, 5. 우측 장골정맥, 6. 우측요근

이 유발되는 점(Murphy 징후) 등이 있다. 충수의 내강은 액체로 확장되어 있거나 에코성 물질로 차 있을 수 있다. 분석 appendicolith 은 환자의 약 5~10%에서 충수 내에서 관찰되며, 이는 초음파상 고에코성 반점과 후방음영이 동반되어 보인다.

## 나. 급성충수염 진단의 요령

① 반드시 충수의 장축상과 단축상을 관찰한다. 장관 및 장간막의 단면은 층구조로 보여 충수의 횡단면과 유사하므로 감별이 필요하다. 장간막은 장축상, 단축상 모두 원형으로 보이지 않기 때문에 감별이 가능하며 장관과의 감별은 표 8-4와 같다. 충수의 특징적인 스캔소견은 단축스캔상 표적 모양으로 보이며 운동성이 없는 점이다.

② 임상적으로 충수염이 의심되나 초음파상 충수가 보이지 않을 때에는 압통점에 탐촉자를 대고 충수를 찾도록 한다. 반대로 충수가 발견된 경우에

는 초음파영상 하에서 충수를 압박하여 압통을 확인한다. 이외에도 초음파상을 보면서 충수를 압박해서 압통을 확인하면서 동시에 충수에서 약간 떨어진 바깥쪽을 압박해서 압통이 적은 것을 확인하는 것도 중요하다.

③ 충수염의 경우 회맹부의 장관내 가스는 비교적 적어 검사하기가 쉽지만 가끔 가스가 많은 경우에 탐촉자로 압박하면서 가스를 밀어내어 검사하는 것이 도움이 되기도 한다. 충수염이 있으면 염증 때문에 장관, 장간막 mesentery, 대망 omentum의 부종이나 체액 저류(그림 8-39)가 일어나 장관내 가스는 적어지고 초음파검사는 오히려 쉬워진다. 그러므로 충수염을 진단할 때에는 가스가 거의 없는 저에코 부위를 검사하도록 해야 한다. 가스가 많아서 관찰이 어려운 경우에는 충수염의 진단이 어려운 경우가 많다.

## 다. 충수와 장관과의 감별(표 8-5)

충수의 장축상에서 삼각형으로 보이는 고에코의 충수간막 mesoappendix 이 있는 점이 충수와 장관의 감별에 중요한 특징이다. 그리고 운동성이 없으며, 단축상은 원형에 가깝고 단면의 내강은 낭종 모양인

표 8-5. 충수와 장관과의 초음파상 감별

| | 충수 | 장관 |
|---|---|---|
| · 충수 간막 | + | - |
| · 운동성 | - | + |
| · 횡단면상 | 원형 | 타원형 |
| · 단면상의 내강 | 낭종상 | 중심에코선 |
| · 종단 말단부 | + | - |

* 충수를 기점으로 추적해 보면 반드시 말단부가 있음을 알 수 있다.

경우가 많다. 맹장을 기점으로 해서 추적하면 반드시 끝이 막힌 말단부가 보인다. 이에 반해서 장관은 운동성이 있는 것이 가장 특징적인 감별점이다.

그 외에 단축상이 타원형에 가깝고, 부종이 동반된 경우, 장축상에서 비후된 장관벽과 그 내강을 나타내는 중심 고에코선을 관찰할 수 있다. 그러나 이러한 여러 가지 특징적인 감별점을 초음파상 관찰할 수 없는 경우에는 약간의 시간을 두고 재검사를 하면 장관은 위치나 형태의 변화를 보이는 경우가 많기 때문에 구별이 가능하다.

비후된 회맹부나 정상 충수를 급성충수염으로 오진하는 경우가 있는데 이런 경우에는 컬러도플러검사가 도움이 된다. 그 외 크론씨 병, 맹장게실염, 방사선장염, 회맹부결핵 등이 충수로 침범하여 충수가 비후됨으로써 급성충수염으로 오인할 수 있다. 간혹 비만한 환자에서 급성충수염의 진단이 어려우며 맹장후벽에 편재한 충수는 맹장의 가스나 분괴 등에 의해 나타나지 않는 수가 있다. 또한 통증이 심해서 회맹부를 충분히 압박할 수 없는 경우에도 진단이 어려운데 이런 경우 컬러도플러검사가 도움이 될 수 있다.

만약 임상적으로 충수염이 의심되나 초음파로 진단이 불충분할 경우 특히 비만한 환자에서 CT 스캔하는 것이 도움이 된다. 따라서 충수가 초음파로 보이지 않는다고 해서 '충수염이 아니다'라고 하는 것보다는 '확실치 않다 inconclusive'라고 하는 것이 낫다. 우하복부에 염증 소견 및 압통을 동반한 종괴가 있으면 종괴 형성형 충수염 혹은 충수 주위 농양을 의심할 수 있다. 이 경우 표적 모양을 보이거나 표적 모양 없이 나타나기도 하는데 이는 농양에 의하여 주위 장의 염증성 변화와 장 압박에 기인한 것으로 생각된다.

Case 12

# 상행결장, 횡행결장, 하행결장

Ascending colon, transverse colon, and descending colon

## 가. 상행결장의 스캔방법

① 원칙은 가장 외측, 가장 배측에서 스캔을 시행한다. 우선 횡단스캔으로 복강 내에서 가장 외측, 배측에서 타 소화관이 보이지 않는 관 모양의 장기를 찾는다(그림 8-40).

② 그 다음에 종단스캔으로 변경하여(그림 8-41), 결장팽기 haustra가 있지만 움직이지 않는 가스상이 상하(머리 쪽과 다리 쪽 양방향)로 곧게 주행하는 것을 확인한다(그림 8-42).

## 나. 횡행결장의 스캔방법

① 상행결장에서 그 가스상을 추적하면 횡행결장은 간에 접하는 부위에서 복막 직하로 이동하고 이

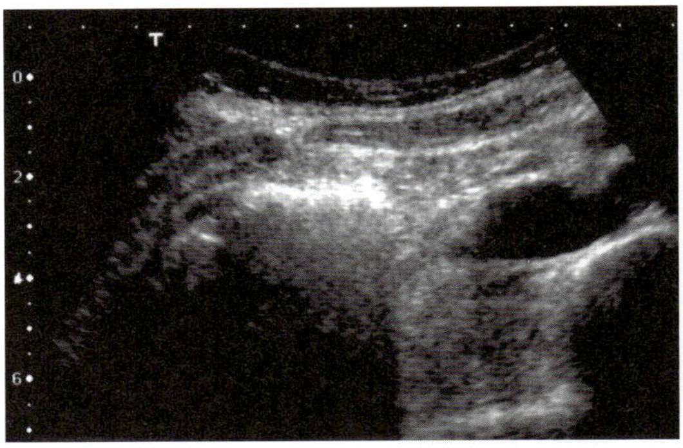

a

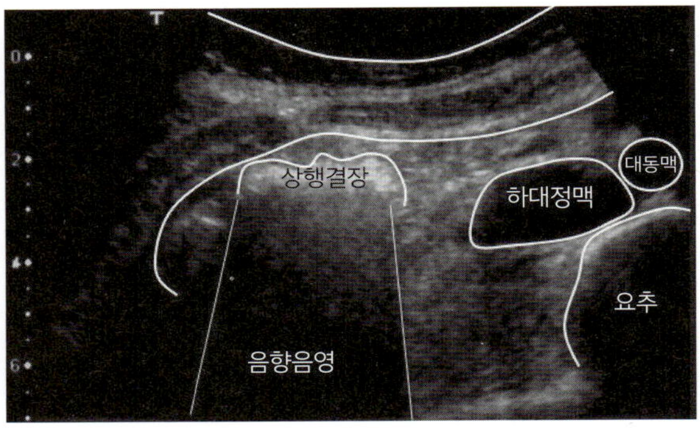


b

그림 8-40. 상행결장의 초음파상

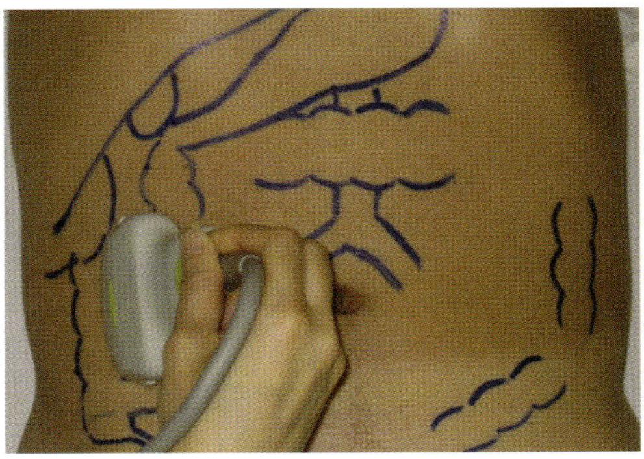

그림 8-41. 상행결장의 종단스캔

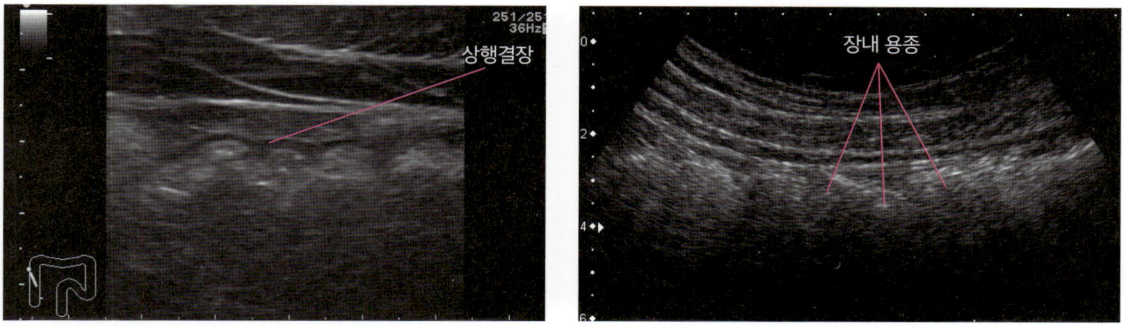


a　　　　b

그림 8-42. 상행결장의 초음파상

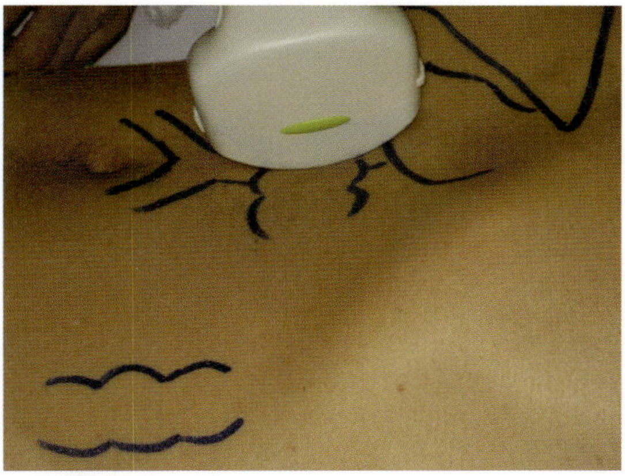

그림 8-43. 횡행결장의 스캔

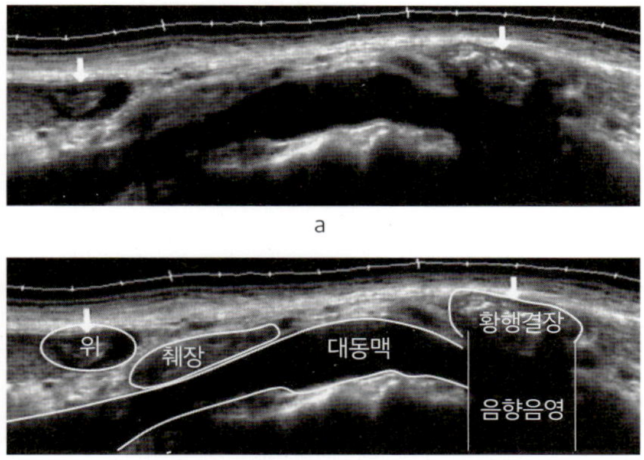


a　　　　b

그림 8-44. 횡행결장의 초음파상

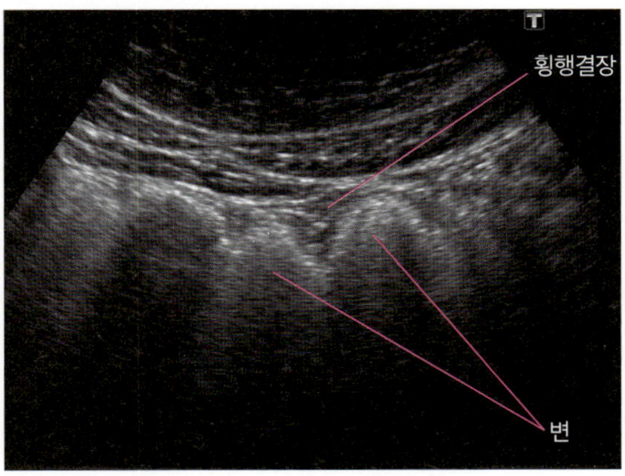


그림 8-45. 횡행결장의 초음파상

후에는 얕은 부위를 우측에서 좌측으로 수평주행 한다. 이것이 횡행결장이지만 경우에 따라서는 내용물이 적어 결장팽대 관찰이 어려운 경우가 있다.

② 횡행결장을 찾지 못하는 경우에는 상복부 종단스캔으로 변경하여 위전정부를 관찰하고 그 상태에서 탐촉자를 다리 쪽으로 내린다(그림 8-43). 보통의 경우에는 이어서 관찰되는 관 모양 장기가 횡행결장이다(그림 8-44, 45).

## 다. 하행결장, S상결장(sigmoid colon)의 스캔방법

① 하행결장은 상행결장의 좌우 대칭이라고 생각한다. 가장 외측, 배측에서 스캔하면 되며, 하행결장을 수평주행상 그대로 다리 쪽으로 추적하면(그림 8-46) 어느 지점에서 장관이 수평주행하고 장요근을 넘어가서 골반강으로 향한다. 여기서부터 S상결장이 된다(그림 8-47, 48).

② 변비가 있는 환자가 아니면 이들 부위에서 분명한 결장팽대가 보이는 경우가 적고 또 내강이 비어있는 경우도 많으므로 상행결장과 비교하여 더욱 신중한 관찰이 필요하다.

③ 골반강내의 S상결장은 주행이 일정하지 않으므로 체계적인 추적이 곤란하다. 가능한 범위에서 움직임이 없는 가스상을 추적하고 압박에 의해 개개의 장관을 분리하여 병변을 찾아낸다.

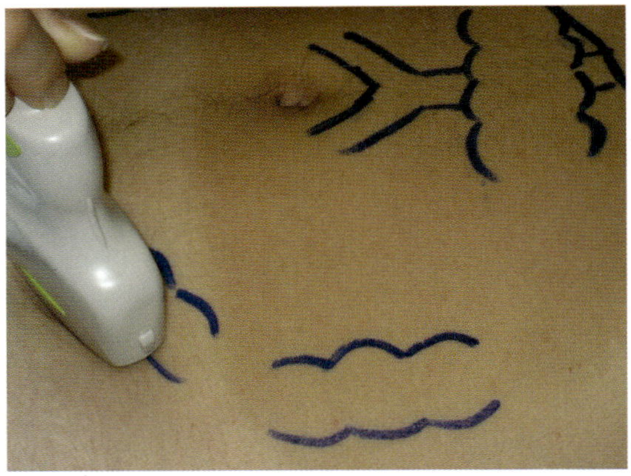

그림 8-47. S상결장의 스캔

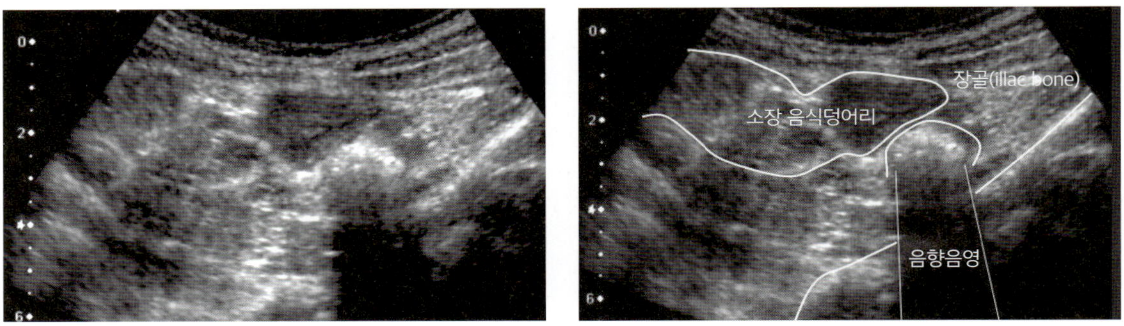


a b

그림 8-46. 하행결장의 초음파상

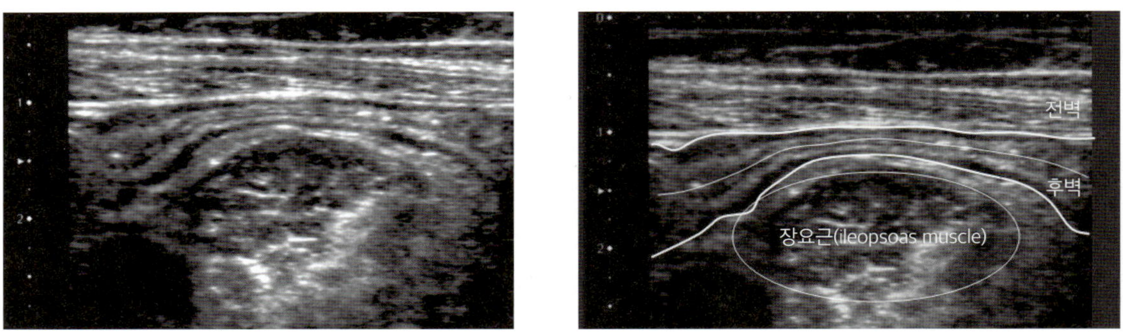


a b

그림 8-48. S상결장의 초음파상

## 라. 직장(rectum)의 스캔방법

① 직장은 남성에서는 전립선, 여성에서는 질의 배후에서 관찰된다(그림 8-49). 먼저 횡단스캔(그림 8-50)을 시행하여 여기에 위치하는 관 모양의 장기를 관찰한 후 종단스캔방법으로 그 주행을 확인한다.

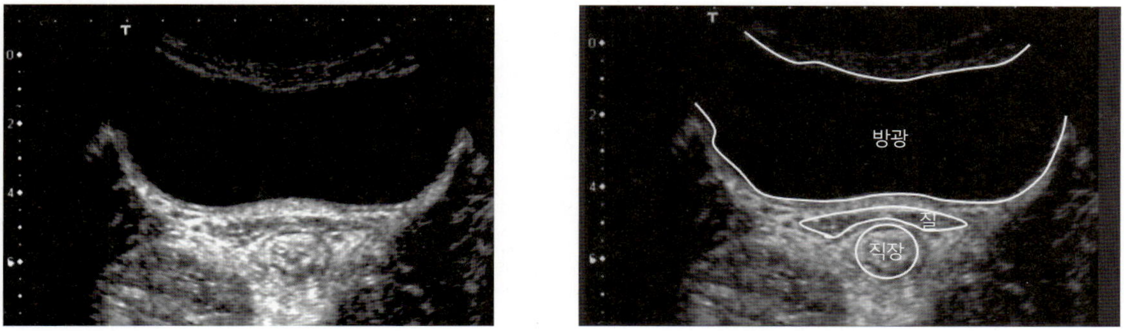


a b

그림 8-49. 직장의 초음파상

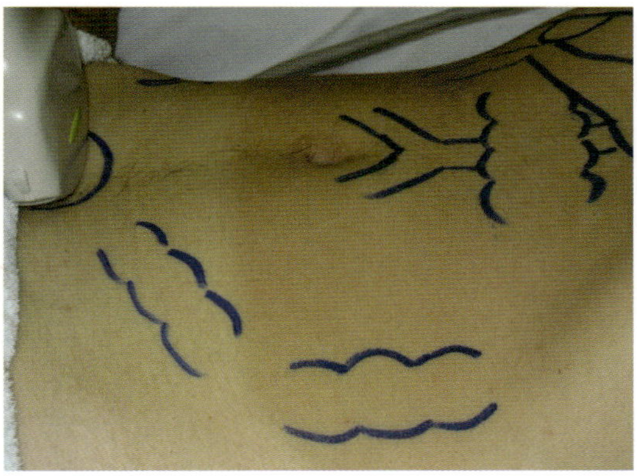

그림 8-50. 직장의 횡단스캔

### Keynote 8-5· 어디를 보고 있는 걸까? 헷갈린다면 이렇게 해보자

고정점을 기점으로 스캔한다

- · 복부식도
- · 십이지장
- · 상행, 하행결장
- · 직장

이들을 확실하게 관찰 포인트로 하는 것이 중요하다.

## Keynote 8-6. 소장과 대장 감별이 어렵다면?

| 소장 | 대장 |
|---|---|
| 가스와 고형내용물은 적다.<br>활발히 연동 | 가스와 고형내용물이 많다.<br>결장팽기가 나타난다. |

## Keynote 8-7. 소화관 초음파진단에서의 주의점

일반적으로 복부초음파진단 기기는 주로 간, 담도, 췌장 등의 실질 장기를 대상으로 조건이 설정되어 있다. 소화관은 정상에서는 1~4mm 정도이고 비후되어 있어도 1~2cm 정도로 얇으므로 막연하게 검사하면 명확한 영상을 얻을 수 없다. 다음은 진단에 도움이 되는 영상을 얻는 요점이다.

### 가. 의심이 되면 확대상을 얻는다.

일반적인 표시 범위 range 는 복강 전체를 심부까지 관찰하기 위해서 15cm 정도로 설정되어 있다. 소화관도 얕은 부위부터 깊은 부위까지 다양하게 주행하므로 선별검사에서는 이러한 설정이 무난하다. 그러나 일단 병변이 발견되면 확대해서 확인해야 한다. 그림 8-51은 표시 범위가 6cm인 2배 이상 확대한 위 초음파상으로 전벽이 국소적으로 비후되었다고 생각되지만 확실하지 않다. 그러나 이를 다시 확대한 그림 8-52에서는 점막하층에 지방종이 있음을 알 수 있다. 이처럼 영상을 확대하면 그 존재 진단이 분명해지고 더 나아가서 질적으로 우수한 진단을 할 수 있다.

### 나. 고주파탐촉자를 이용한다.

초음파는 일반적으로 주파수가 높은 것이 분해능이 좋고 섬세하게 잘 관찰할 수 있다. 병변이 발견되면 고주파탐촉자로 바꿔서 관찰한다. 그림 8-53은 3MHz 볼록형 탐촉자 convex probe 로 관찰한 대장암 영상이다. 전벽의 비후가 보이지만 아무래도 명확한 질적 진단은 곤란하다.

그림 8-54는 동일 부위를 7MHz 선형 탐촉자로 관찰한 상으로 병변부에서 층구조의 소실이 분명하게 보여 암이 진행되었음을 알 수 있다.

### 다. 대조(contrast)가 강한 영상으로 관찰한다.

소화관 관찰에 있어 점막하층의 고에코대의 평가가 병변을 파악하는데 중요하다. 또 접근된 소화관내 가스에 의

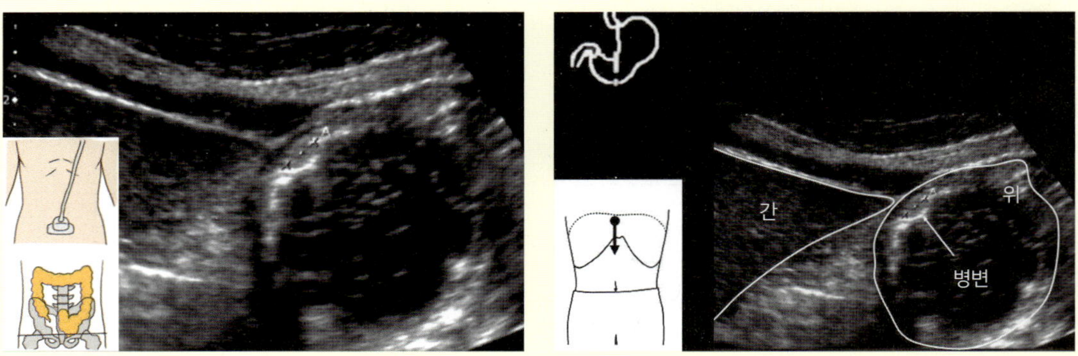


a b

그림 8-51. 위전벽 병변의 확대관찰상

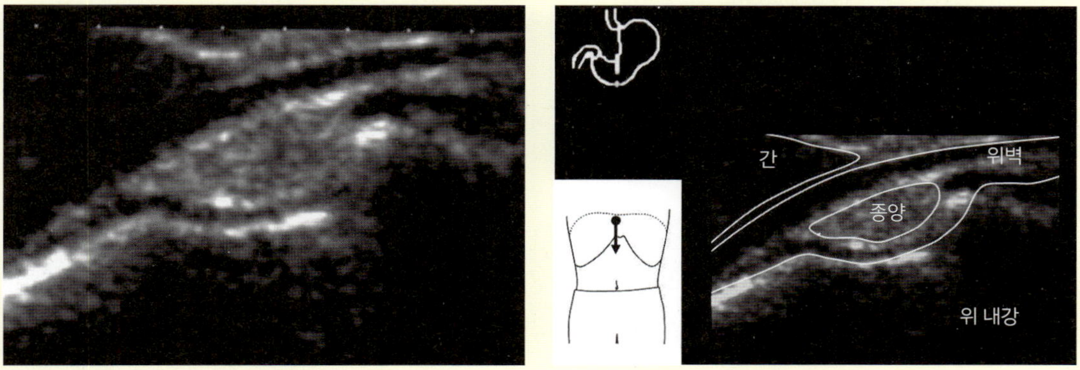


a b

그림 8-52. 지방종(점막하층)

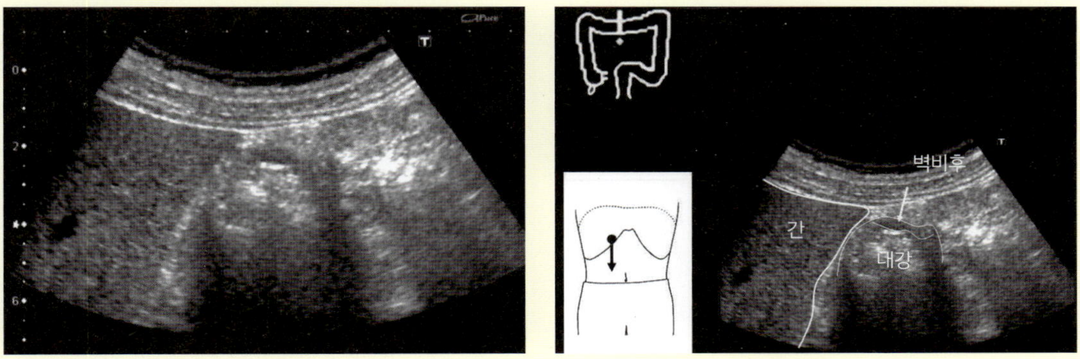


a b

그림 8-53. 대장암의 초음파상

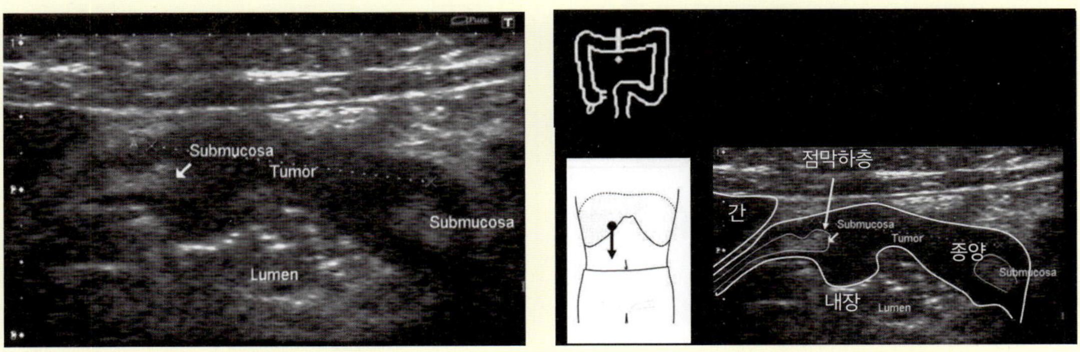


a b

그림 8-54. 대장암을 7MHz 선형 탐촉자로 관찰한 초음파상

한 측엽 side lobe과 체표면에서의 다중반사 등의 허상이 명확한 관찰을 방해하므로 이들 잡음을 제거하는 의미에서 게인을 다소 낮추어 대조를 강하게 하여 전체를 다소 어둡게 한 영상 조건이 좋다.

**라. 하모닉 영상(harmonic imaging)을 이용한다.**

앞에서 기술한 것처럼 소화관은 비교적 허상 artifact 이 생기기 쉽고, 또 얇은 벽에서는 가능한 잡음을 줄이고 음속 초점이 모이는 영상을 얻을 필요가 있다. 이 점에서 기존의 기본 영상(예를 들면 3MHz로 송신하여 같은 3MHz를 수신) 보다는 최근의 하모닉 영상(3MHz로 송신하는 경우 6MHz 신호를 수신)이 우수하다. 그림 8-55는 기본 영상에 의한 경부식도의 종단상, 그림 8-56은 동일 부위의 하모닉 영상으로, 분명하게 하모닉 영상쪽이 잡음이 적고 대조가 높은 영상으로 층구조가 분명하게 관찰된다.

**마. 그래도 어려울 때는?**

기본으로 돌아간다. 젤리 jelly 를 충분하게 체표면에 도포하였는가? 압박을 잘하였는가? 체위변화를 시도하였는가? 등 좋은 음향창과 조건을 확보하기 위해서 노력한다. 실제로 'poor echo' 등으로 기재된 초음파검사 보고서를 다시 검토해 보면 환자의 체격 때문에 충분한 검사를 하지 못하는 것은 비교적 드물다고 생각한다.

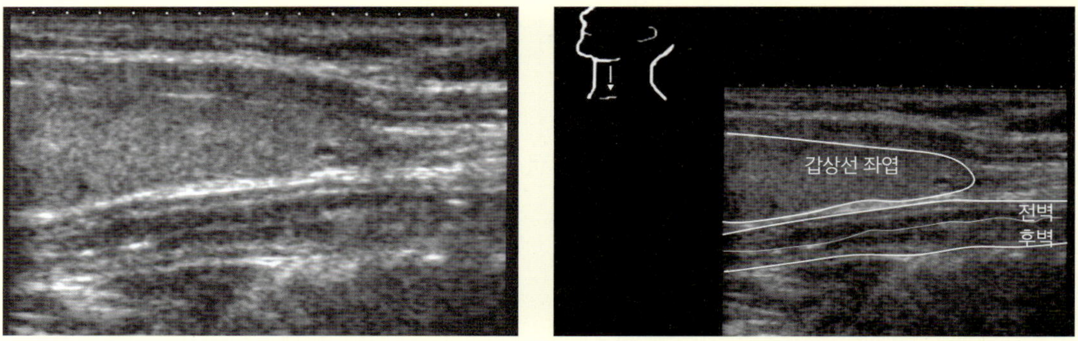


a b

그림 8-55. 경부식도의 하모닉 영상(종단상)

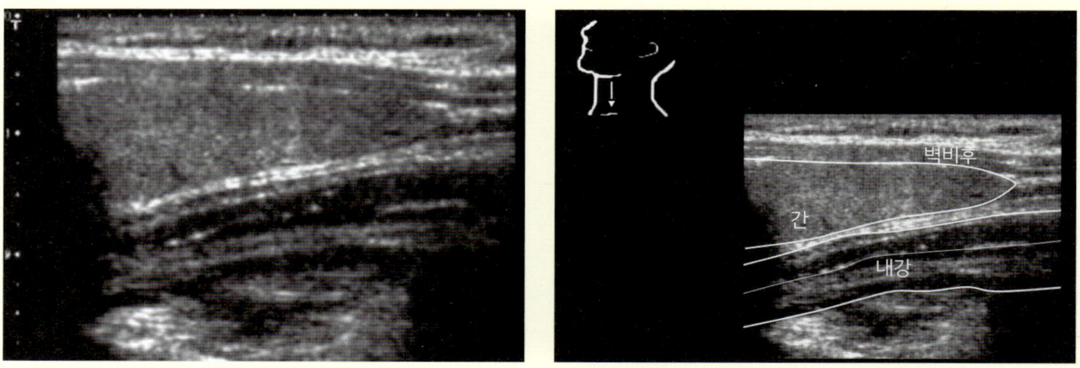


a b

그림 8-56. 경부식도의 하모닉 영상

Case 13

# 세균성 장염 Bacterial colitis

대표증례

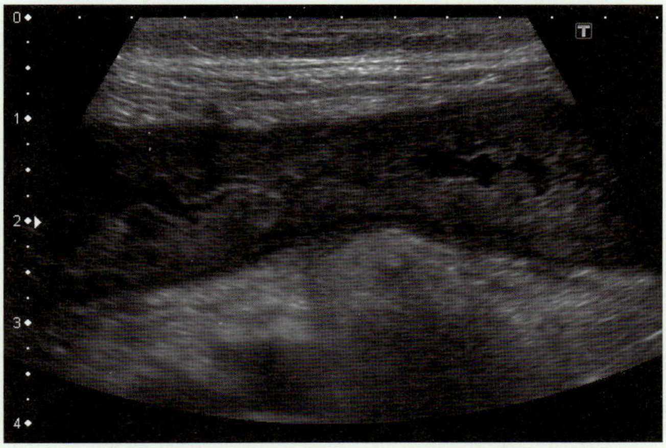

그림 8-57. 세균성 장염의 횡행결장종단상
연속적이고 미만성으로 층구조가 보존된 벽비후를 보임.

## 세균성 장염의 초음파소견상 특징

그림 8-57은 설사와 복통을 주소로 내원한 환자의 증례로 횡행결장 종단상이다. 연속적이고 미만성으로 층구조가 보존된 벽비후가 보인다. 배양변 검사에 의해 Campylobacter 장염으로 확정 진단된 예이다. 일반적으로 세균성 장염은 회맹부에서 상행결장, 우측 결장 부위의 비후가 심한 점이 특징적이다.

Case 14

# 허혈성 대장염(일과성형) Ischemic colitis

### 대표증례

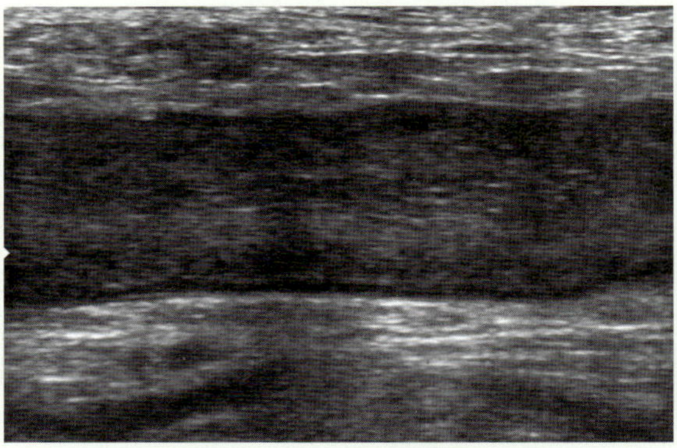

그림 8-58. 직장을 제외하고 결장에 점막하층의 저명한 부종성 비후를 보임.

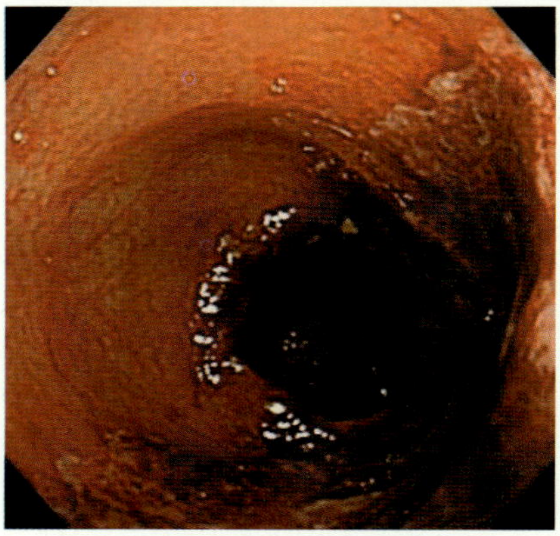

그림 8-59. 종주성으로 미란과 궤양이 관찰된다.

## 허혈성 대장염의 초음파소견상 특징

그림 8-58은 복통 후 혈변을 주소로 내원한 증례의 하행결장 종단상이다. 연속적이고 미만성으로 층구조가 불명확한 벽비후가 보이고 있다. 그림 8-59는 내시경으로 종주성 미란, 궤양이 보이고 있다. 허혈성 대장염에서는 점막하층의 부종이 뚜렷해지고 에코레벨도 저하되므로 이와 같이 점막층과 고유근층 등과의 경계가 다소 불명확해지지만, 고주파로 관찰하면 층구조는 보존되어 있음을 알 수 있다.

# 위막성 대장염 Pseudomembranous colitis

Case 15

대표증례

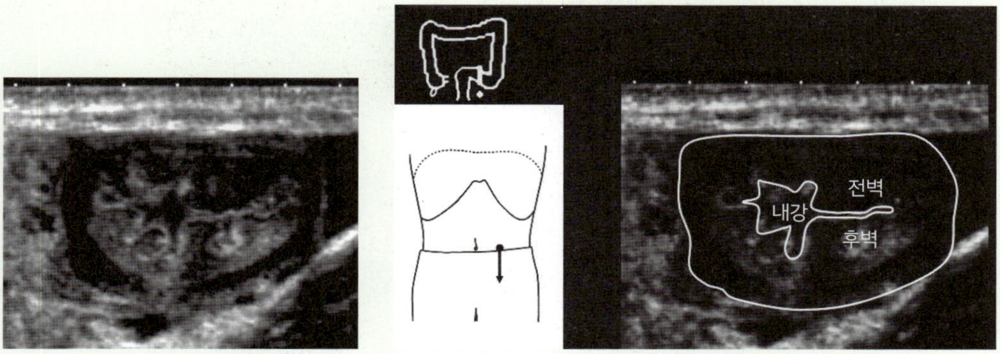


a b

그림 8-60. 위막성 대장염의 초음파소견
S상결장 횡단상으로 점막하층의 뚜렷한 부종성 비후를 보임.

## 위막성 대장염의 초음파소견상 특징

그림 8-60은 폐렴으로 입원 중인 환자의 증례이다. 설사와 발열이 발생하였고 초음파검사상 S상결장 횡단상에서 점막하층의 뚜렷한 비후가 보이고 있다. 그림 8-61은 내시경상으로 장점막에 다발성 위막이 관찰되고 있다. 본 증례에서는 벽비후가 직장 부위부터 연속된다는 점이 허혈성 장염과의 감별에 도움이 된다. 참고로 위막성 대장염 증례에서는 클로스트리듐 디피실리 독소clostridium difficile toxin, CD toxin가 반드시 양성으로 검출된다고 볼 수는 없으므로 만일 CD toxin이 음성이라도 위막성 대장염이 의심되는 경우에는 초음파검사를 시행하는 것이 바람직하다.

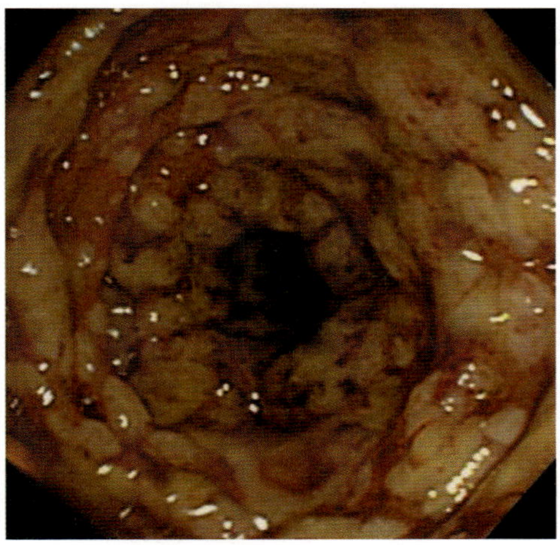

그림 8-61. 동일증례의 내시경상
장점막에 다발성 위막이 관찰됨.

Case 16

# 소장 악성림프종 Small intestinal malignant lymphoma

**대표증례**

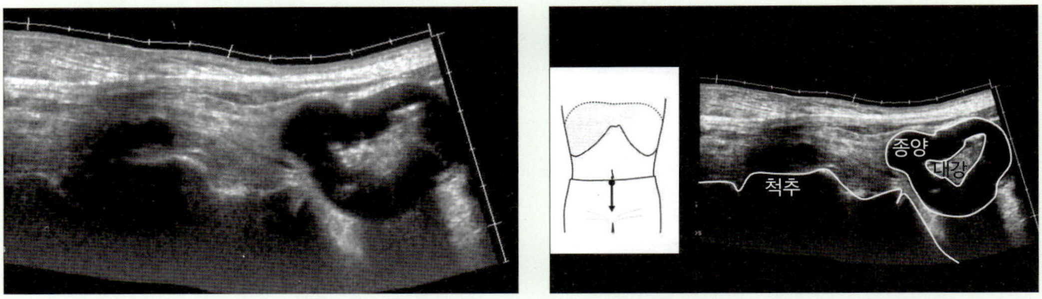


a b

그림 8-62. 회장 악성림프종의 초음파소견(벽 전체의 비후소견으로 내강은 잘 보존됨)

## 소장 악성림프종의 초음파소견상 특징

그림 8-62는 우연히 발견된 회장 악성림프종 증례이다(하복부 정중앙 종단스캔방법). 회장에 벽 전체의 비후가 보이지만 내강은 비교적 보존되어 있고 협착이 보이지 않는다.

병변의 조직학적 특성에 관계없이 소화관의 기질적 병변의 대부분은 초음파상 낮은 에코수준의 벽비후상을 나타낸다. 어느 정도 진행된 상부소화관 병변인 경우, 병변의 존재 유무를 관찰하는 데는 그다지 어렵지는 않지만 병변의 성상까지 진단하는 것은 불가능하다. 악성림프종도 다른 소화관질환과 마찬가지로 X-선이나 내시경소견에 의해 진단기준이 보고되고 있지만 종양 증식의 양상이 점막층 심부인 점과 증식 형태가 다채로운 점 등 때문에 그 진단은 용이하지 않다.

악성림프종의 초음파상 특징으로는 위암 또는 대장암과 유사한 소견을 보이는 경우가 많다. 소화관 악성림프종이 다른 소화관암과의 차이점은 표 8-6와 같다. 그러나 이들의 특징은 어느 것도 객관성이 결여되어 있어 암과 림프종의 질적 진단에 있어서는 불충분하다는 점을 염두에 두어야 한다.

표 8-6. 악성림프종과 소화관암과의 초음파상 차이점

- 비후된 벽의 에코는 균일하고 매우 낮은 에코로 관찰
- 벽비후의 정도에 비하여 종양 부위의 소화관신전이 비교적 양호
- 벽비후의 정도에 비하여 소화관 내강이 잘 유지
- 림프절 종대나 비장의 병변이 합병

## Keynote 8-8. 어디를 보고 있는 걸까? 헷갈린다면 이렇게 해보자

- 경부식도는 갑상선 좌엽 배부 쪽에서 관찰된다.
- 복부식도는 심와부 epigastrium 종단스캔에서 대동맥과 간좌엽 사이를 주행한다.
- 위(위각부터 위전정부까지)는 간좌엽 꼬리 쪽에 인접해 있다.
- 유문륜 pyloric ring 은 근층이 발달한 유문괄약근 때문에 다소 두껍게 관찰된다.
- 십이지장 구부 출력은 쓸개를 지표로 한다.
- 십이지장 하행부는 췌두부를 따라 주행한다.
- 십이지장 수평부는 대동맥과 상장간막동맥 SMA 사이로 주행한다.
- 일반적으로 공장은 좌상복부에, 회장은 우하복부에 위치한다. 공장에서 회장으로 가면서 공장 쪽이 벽은 더 두껍고, 커크링 Kerckring 벽도 조밀하게 관찰된다.
- 회맹판 Bauhin valve 은 회장말단과 대장이 합류하는 부분에서 고에코로 동심원상에 관찰된다.
- 충수는 맹장 회맹판과 같은 쪽 꼬리 부분부터 새부리 형태를 띠며 늘어진 관강장기로 관찰된다.
- 상행결장은 우측복부에 위치하며 결장팽기 haustra 로 분절상을 나타내는 관강장기로 관찰된다.
- 횡행결장은 통상 위 꼬리 쪽에 위치하는데, 복강 내에서 가동성이 크다.
- 하행결장은 좌측복부에 위치하며 비교적 직선상으로 주행한다(상행 및 하행결장은 모두 가장 외측, 가장 배부측에 위치한다.).
- S상결장은 좌측 장요근 너머 골반강 내로 주행하는 관강 구조로 관찰된다.
- 직장은 전립선 혹은 자궁 배부 쪽에서 유동이 적은 관강장기로 출력된다(골반강에서 가장 배부측, 제일 깊은 부분에 위치한다. 방광에 소변이 차 있는 상태에서 관찰하는 것이 좋다.).

## Keynote 8-9. 소화관 초음파검사는 일상 복부초음파검사에서 꼭 필요한 것인가?

'소화관가스보다 안쪽에 위치한 부위는 보이지 않는다'라는 말은 옳지만, '소화관은 가스가 차 있으므로 보이지 않는다'라는 말에는 몇 가지 오류가 있다. 가스보다 바깥쪽에 있는 부위, 즉 앞쪽 벽은 보일 것이며, 정상일 경우에는 가스가 적은 부위(소장은 기본적으로 그렇다)도 있다. 더욱이 본래 찾고자 하는 질환의 병변은 대부분 환경상 가스가 적으며, 오히려 정상 상태일 때보다 훨씬 보기 쉽다.

그러나 이를 단순히 "보이니깐 본다"라고는 정의할 수 없다. 즉, 소화관의 형태적 진단법에는 내시경과 X-선 조영 등 미세한 병변의 화상을 관찰하는 뛰어난 방법이 있다. 따라서 기존 라인업에 무언가를 추가하려면 그 나름대로의 존재의의가 있지 않고서야 그저 심심풀이에 지나지 않는다. '초음파로 발견했다'라든지 '초음파로 진단했다'라면 의미가 있지만, '초음파로도 보였다'라는 것만으로는 환자에게 불필요한 경제적, 정신적, 시간적 부담만 더할 뿐이다.

결국 여기에는 검사자의 기량에 달려있다. 높은 병변 검출능, 다른 검사방법으로는 얻을 수 없는 정보를 포착하는 치밀한 화상출력, 또 그 화상을 정확하게 해석하여 올바른 진단을 내리는 지식, 이 세 가지를 균형적으로 익히면 초음파는 일상진료에 꼭 필요한 존재가 될 것이다.

실제 임상에서 검토한 결과 급성복증 중에 소화관질환이 많고, 내시경검사를 시행해야 할 적응이 부족한(즉 증상이 막연하다) 증례에서도 검사를 해보면 의외의 소화관질환이 많은 반면, 초진 시에 소화관질환으로 의심되는 증례 중에서도 소화관 이외의 질환이 많다는 사실 등을 알 수 있다. 즉 초음파검사를 소화관 형태진단의 최전선에 두면 매우 효율성 높은 의료를 전개할 수 있다는 말이다. 게다가 CT로는 판정하기 어려웠던 병변이 초음파검사에서 제대로 진단되는 경우도 많으며, 이는 검사방법 자체의 차이와 분해능, 검출율의 차이 등이 영향을 준 결과이다.

즉 초음파는 소화관질환 스크리닝 뿐만 아니라 정밀검사 수단으로도 매우 유용하다.

그러므로 이제부터는 소화관 쪽에도 적극적으로 눈을 돌렸으면 한다.

- Jiro Hata -

Case 17

# 대장암 Colon cancer

**대표증례**

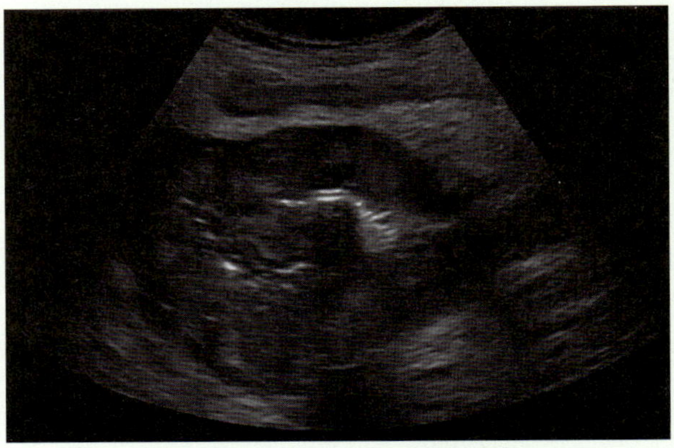

그림 8-63. 대장암의 초음파상

저에코를 보이는 불규칙한 대장벽비후를 보이며 장벽의 층구조가 소실됨. 대장 내강의 중심에 편재된 강한 에코를 보이는 소위 가성신 징후(pseudokidney sign)를 보임.

## 대장암의 초음파소견상 특징(표 8-6)

표 8-6. 진행성 대장암의 초음파상 특징

- 대장벽의 불규칙한 비후 ; 비후된 장관벽은 불균일, 층구조가 파괴된 저에코성 병변
- 장관 연동운동의 소실
- 가성신 징후

대장암의 초음파상도 다른 소화관의 병변과 같이 벽의 비후상으로 나타난다. 병적인 벽비후는 5mm 이상이라는 보고가 많고 그 층구조는 고주파의 탐촉자를 이용하여도 잘 나타나지 않는 경우가 많다. 대장의 내강이 암조직으로 꽉 차 있는 커다란 종양에서는 내강에서 유래하는 고에코부분과 그를 둘러싼 종양 부분이 도우넛 모양으로 나타나며 이를 가성신 징후라 한다(그림 8-63, 64). 일반적으로 우측 결장암의 경우, 동통이나 혈변 등의 증상 발현이 늦게 나타나므로 간, 담도, 췌장 등의 검사를 주 목적으로 하는 초음파검사를 시행할 때 동시에 복부전체를 탐촉자로 스캔하여 가성신 징후의 유무를 찾을 필요가 있다. 또한 온수(생리식염수)를 이용한 관장법으로 대장암의 벽침윤에 대한 심달도를 진단하는 방법도 시도할 수 있다(그림 8-65).

진행성 대장암의 초음파상 진단율을 살펴보면 상행결장과 하행결장에서 진단율이 높고 S상결장이나 직장에서는 진단율이 떨어진다. 또 육안 형태별로는 Borrmann 1형에 비해서 2형의 진단율이 압도적으로 우수하다.

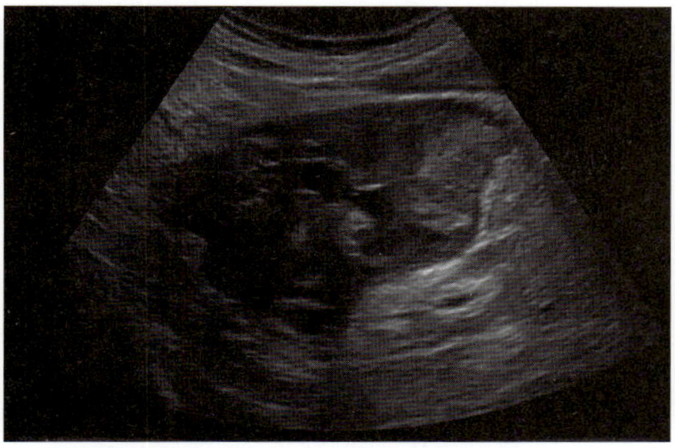

그림 8-64. 대장암의 초음파상
장관벽이 불균일한 비후를 보이며 전체 모양이 마치 도우넛처럼 보인다.

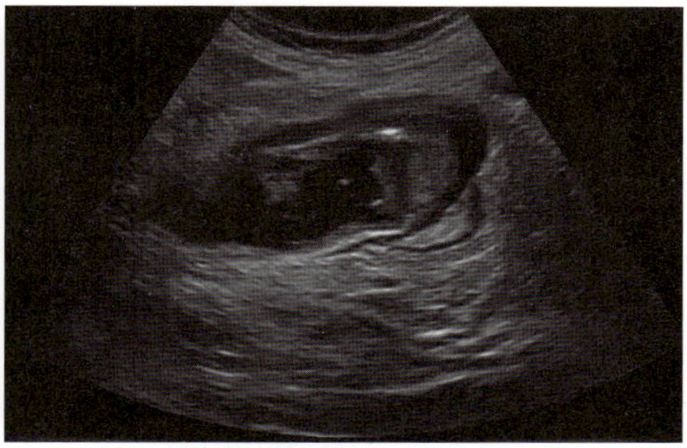

그림 8-65. 상행결장
결장암은 장막층까지 침윤되어 있으나 결장 주위장기와는 분리가 잘 되고 암의 침윤이 없다.

# 장겹침증 Intussusception

Case 18

대표증례

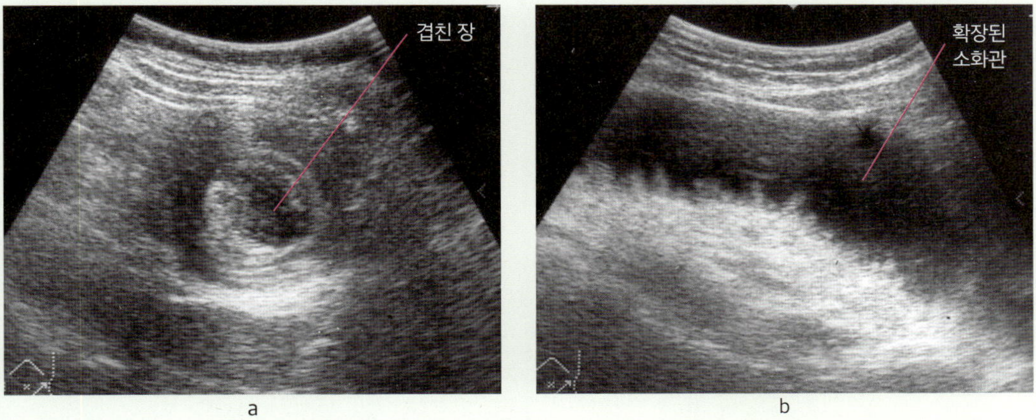


그림 8-66. 장겹침증의 초음파상
a. 과녁 징후를 보이는 장겹침상, b. 겹친 장 상부의 장관은 확장되어 액체가 고여 있다.

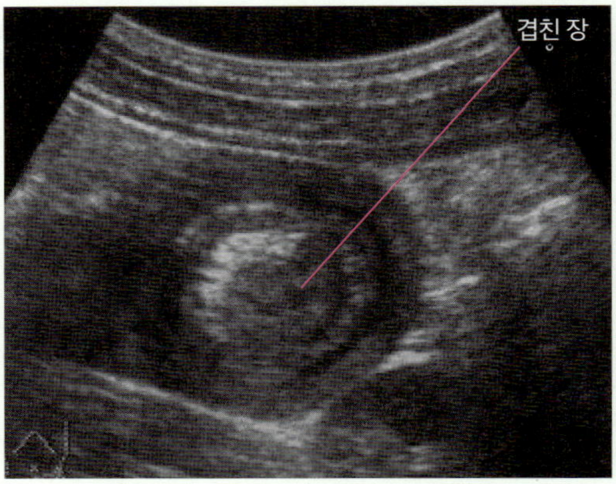


a

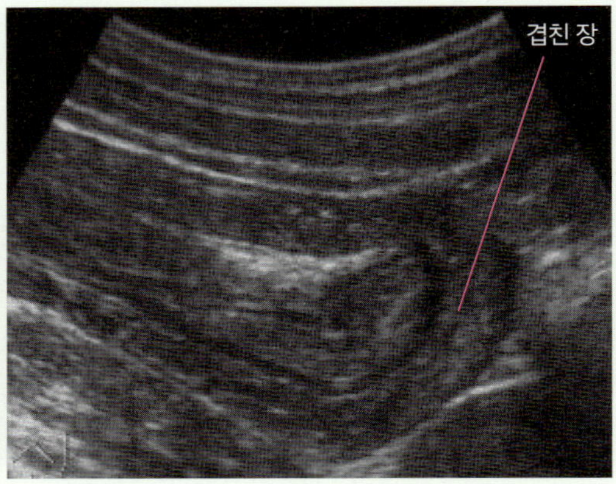


b

그림 8-67. 장겹침증의 초음파상.
a. 하행결장 부위에 과녁 징후를 보인다. b. 초음파탐촉자의 스캔방향을 바꾸었을 때의 초음파상

## 장겹침증의 초음파소견상 특징(표 8-7)

장겹침증은 그림 8-68과 같이 종괴 내부에 고·저에코층을 나타내는 다층의 동심원상으로 배열된 소위 '다중 동심환 징후multiple concentric ring sign'의 특징을 나타낸다. 그림 8-66은 30세의 임신 6개월 된 환자가 점점 심해진 복통과 구토증을 호소하였으나 이학적 소견상 뚜렷한 원인이 밝혀지지 않아 복부초음파검사를 시행한 바 우하복부에 다중 동심환 징후multiple concentric ring sign가 보여 수술결과 장겹침증으로 판명되었고, 그 후 정상적인 분만을 한 예이다. 그림 8-67은 대장 악성림프종에 의한 장겹침증을 일으킨 증례로 수술 후 악성림프종으로 판명되었다.

표 8-7. 장겹침증의 초음파상 특징

| |
|---|
| · 장관벽과 장간막에 의해 생기는 고에코종괴(복부종괴상) |
| · 장폐색에 의한 구측장관의 변화(장관확장상) |
| · 진입한 장관 및 장간막상(확장장관내 종괴상) |
| · 비후된 층상의 장벽과 그 사이에 저류된 장액(장겹침상) |
| · 장겹침증의 원인인 종괴상(장관벽종괴상) |

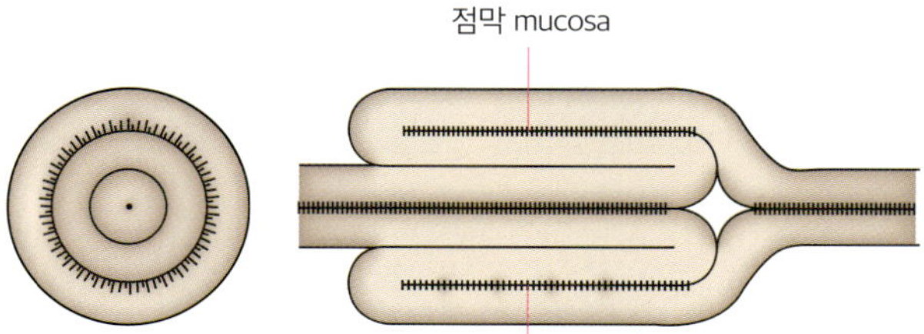


그림 8-68. 장겹침증의 모식도

# 장폐색증 Ileus

## 대표증례

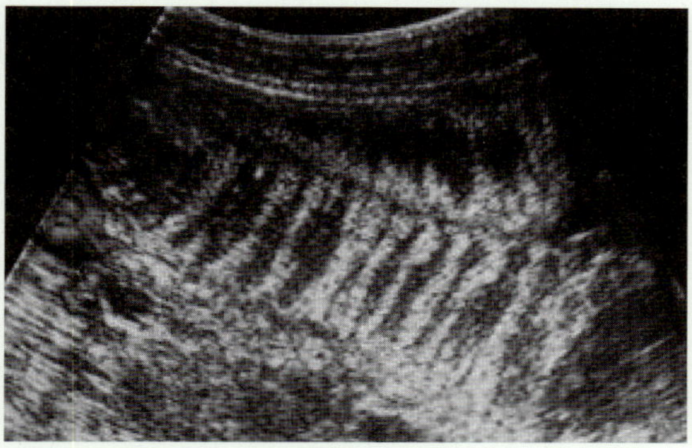

a

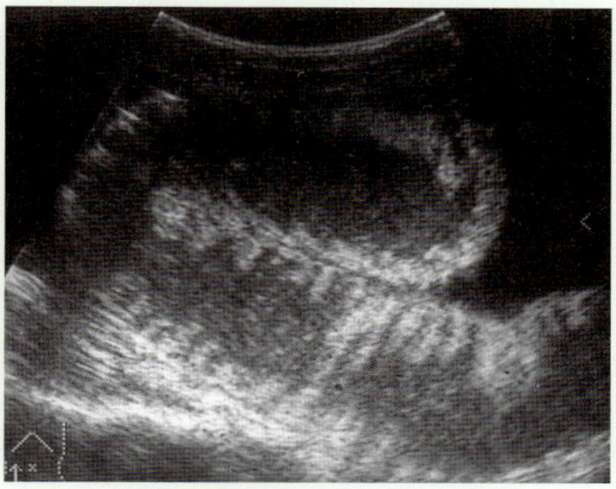

b

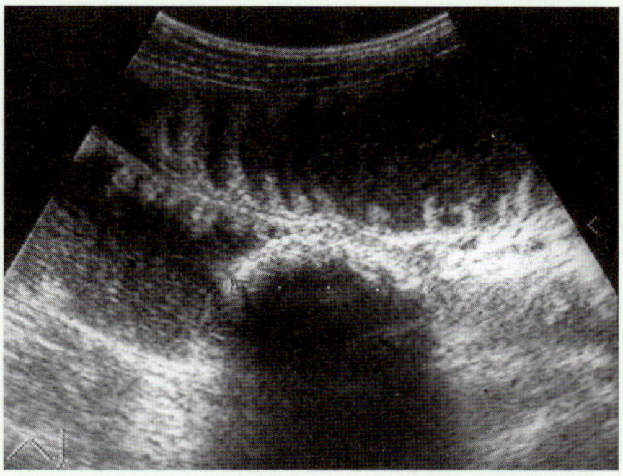

c

그림 8-69. 장폐색의 초음파상(Brownian movement)
장관의 연동운동에 따른 장 내용물의 움직임이 관찰된다.

정상 예에서 중복부 mid abdomen는 초음파상 그다지 구조가 없는 에코가 높은 영역으로 나타나는데 비해서, 장폐색증에서는 확장된 장관의 내강에 존재하는 장액이 무에코로 나타나고 장관벽은 에코 echogenic가 있는 선으로 보인다. 한편 소장의 특징인 valvulae conniventes에 의한 장 내용물의 움직임을 관찰할 수 있다. 이를 'Brownian movement'라 한다(그림 8-69). 기계적 장폐색증 mechanical ileus의 경우, 거의 대부분의 예에서 이상과 같은 초음파상을 관찰할 수 있다. 즉, 장폐색증의 진단에 있어서

표 8-8. 장폐색증의 초음파진단

1. 장폐색증의 진단
   a. 확장된 장관의 묘출
      소장: Kerckring 주름이 보존
      대장: 확장된 장관 내의 높은 점상에코가 보임
   b. 장관 내부에코의 움직임
      활발: 기계적 장폐색증
      감약 또는 정지: 마비성 장폐색증, 장관괴사
2. 수술적응: 장관괴사의 초음파상
   a. Kerckring 주름의 파괴
   b. 혼탁한 복수의 존재

초음파검사와 단순복부촬영은 동등한 진단가치를 갖고 있다고 말할 수 있다.

특히 기계적 장폐색증에서 폐색의 원인이 단순성 장폐색증 nonstrangulating obstruction 인지 교액성 장폐색증 strangulating obstruction 인지의 감별은 치료면에서 볼 때 대단히 중요하다. 교액성 장폐색증의 예에서는 혈액순환의 장애로 장관의 Kerckring 주름이 불분명해지고 장 내용물의 움직임이 정체되며 내부에 에코가 있는 복수를 동반하는 등의 초음파소견을 나타낸다(표 8-8). 특히, Kerckring 주름의 소실과 혼탁된 복수의 저류는 장관괴사의 가능성이 높고 응급수술의 적응으로 생각할 수 있다.

Appendix

# 초음파의 기본 원리

## Basic principles for ultrasound

# 초음파의 기본 원리

Basic principles for ultrasound

## 1. 초음파의 발생

초음파 진단기는 인체 내 주입된 초음파가 인체를 통과한 후 돌아오는 반사파를 검출하여 일련의 신호 처리를 통해 화면에 영상화하는 장비이다. 초음파 기기의 초음파 신호는 탐촉자의 압전효과piezoelectricity effect로 발생하는데 압전효과는 기계적 에너지를 전기적 에너지를 변화시키는 현상으로서 압전성이 있는 압전소자piezoelectric material에 전기 신호의 극성을 변경하여 생긴 진동으로 초음파가 생성된다(그림 1).

초음파 기기에 흔히 사용되는 압전소자는 'PZT lead zirconate titanate, 티탄지르콘산납 세라믹' 또는 '단결정single crystal 세라믹'으로 모두 유전율permittivity이 높고 감도가 좋으며 인체 조직과 유사한 음향 임피던스를 가지고 있다.

초음파에는 주기와 주파수, 음속 같은 특성이 있으며 인체 내에 입사된 초음파는 서로 다른 장기나 조직 경계면을 만나 반사, 굴절, 흡수 등의 현상을 일으킨다.

### 가. 주기와 주파수

초음파에서 '주기'란 한번 진동할 때 걸리는 시간이며 '주파수'는 1초에 진동하는 횟수를 뜻한다(그림 2). 주파수의 단위는 Hz로서 사람이 들을 수 있

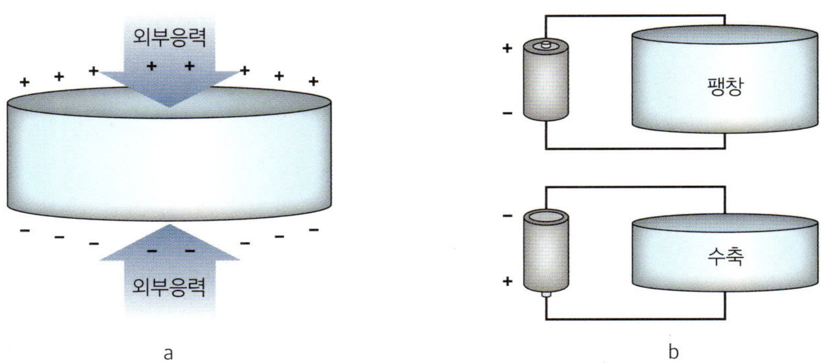


그림 1. 압전효과와 초음파의 생성

a. 압전소자에 직각으로 힘을 가하면 물질내 전하가 이동하여 양전하, 음전하로 나뉜다.

b. 물체는 전기 신호를 가하면 압축하거나 팽창하는데 이를 이용하여 전기 신호의 극성을 변경시키면 진동이 일어나 음파가 발생한다.

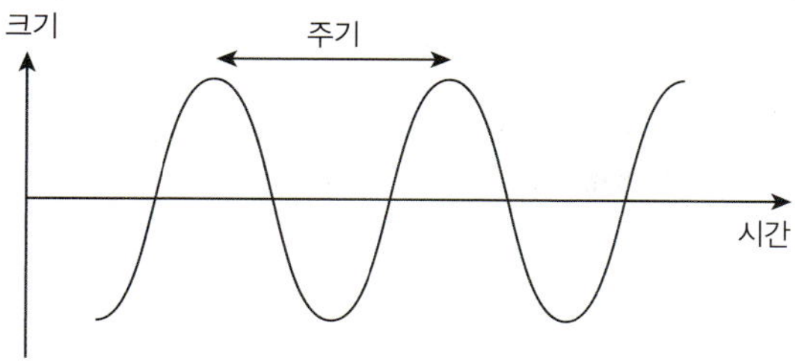


그림 2. 초음파의 주기

표 1. 인체 장기와 구성물에 따른 음속의 변화

| 매질 | 속도 |
|---|---|
| Lung | 600m/s |
| Water | 1480m/s |
| Liver | 1550m/s |
| Bone | 4080m/s |
| Fat | 1460m/s |
| Amniotic fluid | 1480m/s |

는 범위인 '가청 주파수'는 1초에 20번 진동하는 소리인 20Hz에서부터 20,000번 진동하는 소리인 20,000Hz까지이다.

초음파는 가청 주파수대 범위 이상의 진동수를 갖는 소리로서 의료 목적의 진단용 초음파의 경우 보통 1MHz(1,000,000Hz)에서 20MHz(20,000,000Hz)까지를 이용한다. 최근에는 기술의 발달로 초고주파인 30MHz(30,000,000Hz) 주파수대도 쓰이는데 주로, 피부과와 안과 등에서 초경피 부위를 진단하는 데 사용한다.

## 나. 음속

물질 속을 통과하는 음파의 전파 속도를 음속이라 하며 C(m/sec)로 나타낸다. 음속은 물체의 경도에 따라 정해지는 데 범용적으로 사용하는 초음파 진단기는 대부분 인체 내 초음파 속도를 1,540m/sec으로 가정하고 설계된다. 그러나 실제 인체 내부를 지나는 초음파의 속도는 장기의 경도와 매질의 특성에 따라 차이가 있다(표 1).

진단기 초음파의 해상력을 결정하는 중요한 요인 중 하나가 바로 초음파의 인체 조직별 실제 속도와 초음파 기계에서 기본 설계한 기본 속도(1,540m/s) 간 차이이다. 이 오차로 인해 해상도가 저하되거나 형태가 왜곡되어 보이기도 한다. 이러한 기술적 제약을 해결하기 위해 최근에는 장비별로 환자의 체형 및 인체 내 조직에 따라 자동 또는 수동으로 초음파의 최적 속도를 단계별로 조절할 수 있는 기능이 장착되어 있다. 해당 기능의 명칭은 기기 제조사마다 다르지만 주로 'Tissue', 'TSO Tissue Specific Optimization' 등으로 부르므로 이와 유사한 기능이 장비에 장착되어 있는지 확인하여 활용할 수 있다.

## 다. 반사(Reflection)

반사란 초음파가 인체 내 성질이 다른 조직 경계면에 부딪혔을 때 직각으로 되돌아오는 현상으로 조직간 임피던스 차이가 클수록 그 양이 많아진다. 임피던스 acoustic impedance 란 '음향 저항'으로 초음파 신호가 물체를 통과해서 전달되기 어려운 정도를 나타내는 척도이다. 초음파가 뼈 조직을 침투하지 못하는 것은 체내 조직과 뼈 사이에서 대부분 반사되기 때문이다(그림 3).

## 라. 굴절(Refraction)

체내 장기간 경계면에서 초음파 신호가 직각이 아닌 다른 각도로 입사되면 일부는 반사되고 일부는 투과되는데, 이 투과된 초음파가 원래 경로인 일직선 상이 아닌 휘어지는 현상을 '굴절'이라고 한다.

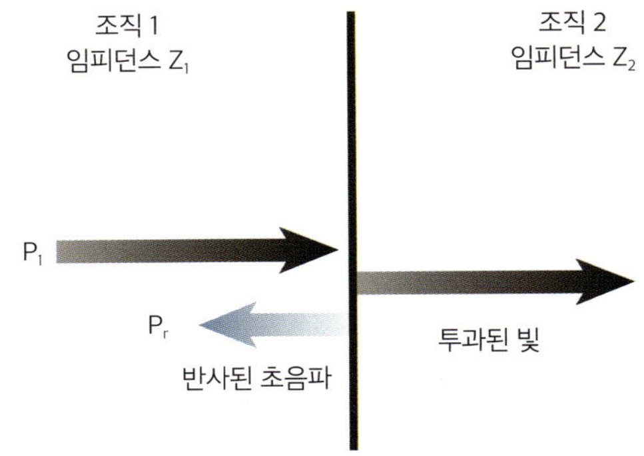


그림 3. 조직 1, 2 경계면에서의 반사

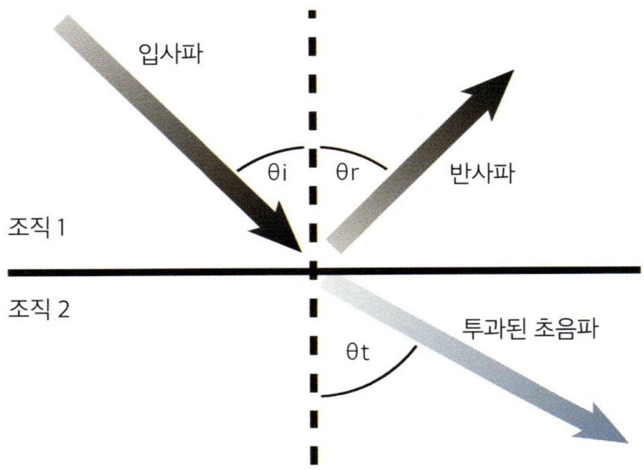


그림 4. 조직 1, 2 경계면에서의 굴절
반사되는 초음파는 입사각과 같은 각으로 튕겨 나가고 일부 투과되는 초음파는 굴절을 일으킨다.

이 현상으로 인해 정확한 표적 병변이나 장기 위치가 어긋나 보이는 허상이 발생하기도 한다(그림 4).

### 마. 산란(Scattering)

산란이란 균일한 매질 내에서 직진하고 있는 입자나 파동이 균일하지 않은 부분이나 다른 입자와 상호작용을 하여 그 경로가 바뀌는 현상이다. 초음파의 산란은 인체 내 장기의 균질성, 비균질성과 연관이 있다. 초음파 빔이 평평한 매질 경계에 부딪히면 반사가 이루어지지만, 경계가 불규칙한 면에 부

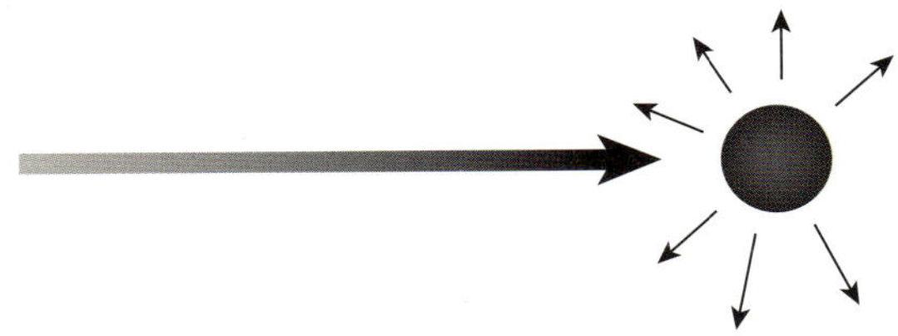

그림 5. 초음파의 산란

딪히면 초음파 빔이 불규칙한 여러 방향으로 흩어지는 산란이 발생한다(그림 5). 이러한 산란의 진폭 차이가 진단기 영상의 밝기 차이로 구현되기에 주로 주변 대비 산란도가 높은 경우 'hyper echoic', 산란도가 낮은 경우 'hypo echoic'으로 표현한다.

### 바. 감쇠(Attenuation)

초음파가 생체 내를 지날 때 액체보다 밀도가 높은 조직에서는 초음파 일부가 흡수되고 투과된 초음파의 강도가 약해지는 현상이 일어난다. 이처럼 초음파가 생체 내에 전파되면 흡수, 산란, 확산 등에 의해 그 강도가 약해지는 현상을 감쇠라 한다.

체내에서 초음파의 감쇠 정도를 정량화한 '감쇠 계수 attenuation coefficient'는 초음파가 1MHz당 1cm 투과 시마다 감쇠하는 양을 나타낸 것으로 dB/cm/MHz로 표현한다.

## 2. 탐촉자의 종류

탐촉자는 초음파 진단기의 핵심 부분으로서 신체 표면 및 체내에 직접 접촉하며 초음파 신호를 생성하고 주입하며 체내를 통과해 반사된 초음파 신호를 수집한다. 초음파는 탐촉자 표면에 배열된 소자 element에서 발생한다. 보통 소자 단독 사용보다는 여러 소

자를 묶어 사용하는데 이는 개별 소자보다 높은 감도와 전자적 빔 포커싱이 가능하기 때문이다.

탐촉자는 탐촉자 내 소자의 배열에 따라 직선형, 곡면형, 메트릭스형 등으로 나뉘며, 진단 부위에 따라 다르게 적용된다.

## 가. 직선형 배열 탐촉자 (Linear array transducer)

선형 배열 탐촉자는 탐촉자의 압전 소자들이 직선으로 배열된 형태이다. 화면에 표시되는 영상은 직사각형으로 나타나며, 초음파가 탐촉자 표면에서 체내까지 직선으로 주사되기 때문에 영상을 얻고자 하는 부위에 뼈와 같은 장애물이 있으면 탐촉자를 앞뒤 각도로 움직이며 최적화된 영상을 얻는다(그림 6). 초음파가 직선으로 주입되기 때문에 해상도가 좋으며 주로 평평한 부위인 갑상샘, 유방, 근골격 부위 관찰에 활용된다. 직선형 배열 탐촉자의 주파수대는 5MHz~24MHz까지 광범위하게 설계되며, 적용 부위에 따라 최적화된 주파수는 주로 7MHz~18MHz 정도가 활용된다. 최근에는 기술 발전과 더불어 최대 33MHz까지도 구현 가능하여 피부과, 안과 등에서도 적용할 수 있다.

## 나. 곡면형 배열 탐촉자 (Convex array transducer)

곡면형 배열 탐촉자는 탐촉자 소자 배열이 직선 배열 후 곡선 형태로 휘어지도록 설계된 탐촉자이다. 초음파 빔이 방사형으로 퍼지기 때문에 넓은 영역의 영상을 얻을 수 있다(그림 7). 주로 진단 영역이 넓은 복부 검사 등에 사용하며, 성인 복부 검사 시에는 1~6MHz 범위의 주파수대가 활용되며 소아 복부 검사 시에는 3~10MHz 범위의 주파수대가 활용된다.

## 다. 위상차 배열 탐촉자 (Phased array transducer)

탐촉자의 모든 소자가 동시에 초음파를 발생시키며 적절한 시간 지연을 통해 초음파 빔의 방향을 조절하는 전자식 음속 제어 electronic beam steering 방식으로 부채꼴 모양의 영상을 획득한다(그림 8). 주로 심장 검사용으로 사용되며 갈비뼈 사이를 통한 스캔을 위해 탐촉자의 두부가 작다. 성인 심장 검사 시에는 1~5MHz 범위의 주파수대와 2.5MHz 중심 주파수대 탐촉자가, 소아 심장 검사 시에는 3~8MHz 범위의 주파수대와 5MHz 중심 주파수대 탐촉자가 활용된다.

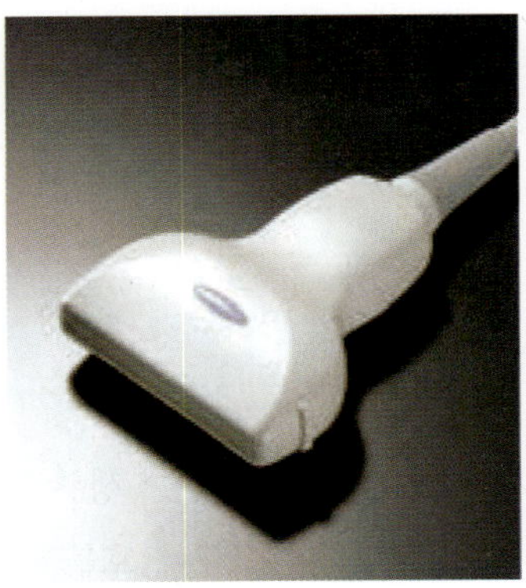

그림 6. 직선형 배열 탐촉자
출처: 캐논 초음파 탐촉자

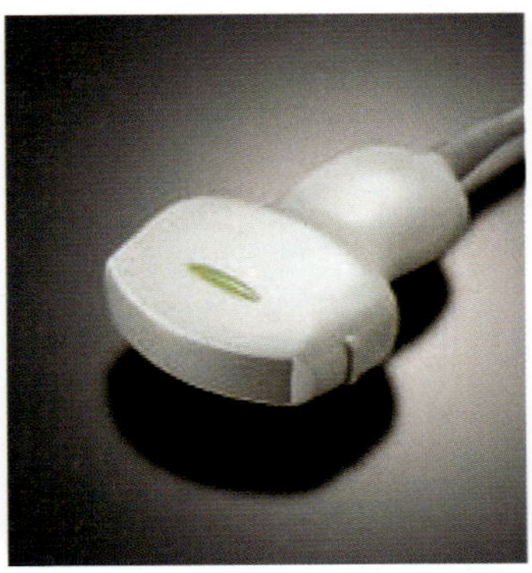

그림 7. 곡면형 배열 탐촉자
출처: 캐논 초음파 탐촉자

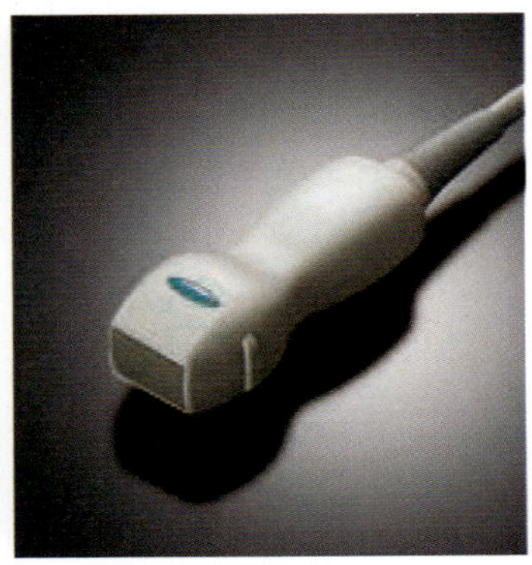

그림 8. 위상차 배열 탐촉자
출처: 캐논 초음파 탐촉자

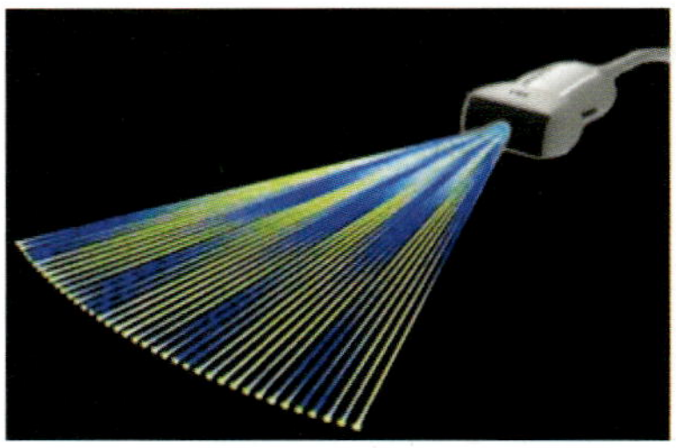

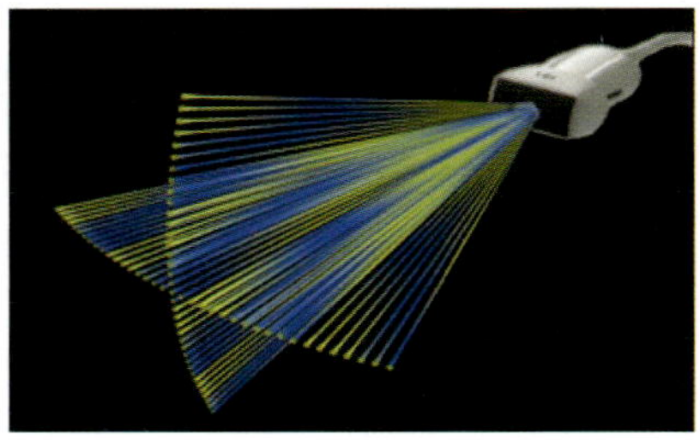

그림 9. 매트릭스 배열 탐촉자의 기능
a. 일반 2D 영상을 구현하는 1D 선형 탐촉자의 초음파, b. 3D 영상 구현이 가능한 매트릭스 배열 초음파의 빔 송신
출처: 필립스 매트릭스 탐촉자 영상기법

### 라. 매트릭스 배열 탐촉자 (Matrix array transducer)

소자를 직선으로 배열하고 탐촉자 측면인 엘리베이션elevation 방향으로도 분할하여 매트릭스 열로 배열한 것으로 소자를 기존 수백 개에서 수천 개까지 증가한 것이다(그림 9). 방대한 초음파 빔을 처리하기 위해 기존 장비 대비 높은 사양의 탐촉자 내 마이크로 빔포밍과 초음파 본체의 하드웨어 빔포밍 기술이 필요하다.

매트릭스 배열 탐촉자는 일반 탐촉자 대비 고해상도, 고침투력, 이미지 균일성이 배가되어 최근 영상의학과에서 심혈관계 진료에 적용되고 있다(그림 9).

최근에는 진료에 최적화된 특수 탐촉자들이 속속 개발되고 있어 진료의 편의성과 검사의 정확도를 넓히는 데 크게 이바지하고 있다(그림 10).

## 3. 초음파 분해능(Resolution)

분해능이란 생체 내에 서로 다른 두 개의 반사체를 식별할 수 있는 능력을 말한다. 초음파의 분해능에는 크게 거리분해능axial resolution, 측방분해능lateral resolution, 대조분해능contrast resolution이 있다.

### 가. 거리분해능(Axial resolution)

초음파의 빔축을 따라 나란히 있는 두 물체를 식별하는 능력으로서 초음파 펄스의 길이에 따라 결정되는데 짧을수록 좋아진다. 또한, 초음파의 주파수에 의해서도 달라지는데 주파수가 높을수록 좋아진다(그림 11). 그러나 주파수가 높을수록 깊이 투과되지 못하기 때문에 진단 부위에 따라 적절히 선택해야 한다.

### 나. 측방분해능(Lateral resolution)

초음파 빔축과 수직으로 나란히 있는 두 물체를 식별하는 능력으로서 초음파 빔의 폭에 의해 결정되는데 빔의 폭이 얇을수록 해상도가 좋아진다. Beam-forming(초점, focusing) 방식, 채널 수 등에 따라 빔 폭은 달라진다(그림 12).

### 다. 대조분해능(Contrast resolution)

각각의 장기, 또는 서로 정상 조직과 비정상 조직 사이의 미세한 에코발생echogenicity 차이를 영상의 흑백 대조도 차이로 표현해 주는 능력을 대조분해능이라 하며 임상적으로는 초기 암세포의 발견 등

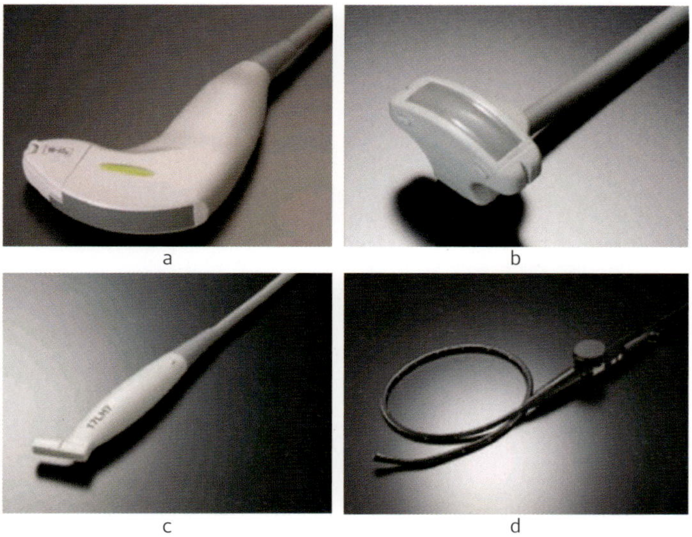


**그림 10.** 여러 종류의 특수 탐촉자들

a. 생체검사용 주사바늘 삽입용 모듈이 설치된 탐촉자, b. 외과용 수술 체내 삽입 검사가 가능한 수술전용(intra-operative) 탐촉자, c. 손가락 연골 등 작은 부위 검사가 가능한 하키 스틱 탐촉자, d. 구강삽입으로 심장 초음파검사가 가능한 경식도 심초음파 전용 탐촉자(출처: 캐논 초음파 탐촉자 카탈로그 참고)

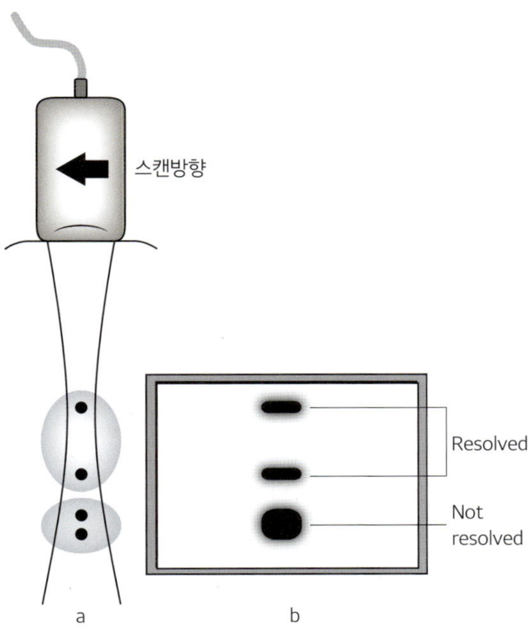


**그림 11.** 거리분해능

위쪽 원의 두 물체(a)는 떨어져 있는 것으로 영상 표시되지만, 아래쪽 원의 두 물체는 영상(b)에서 하나인 것처럼 보인다. 빔의 지속시간이 짧을수록, 주파수가 높을수록 해상도가 좋아진다.

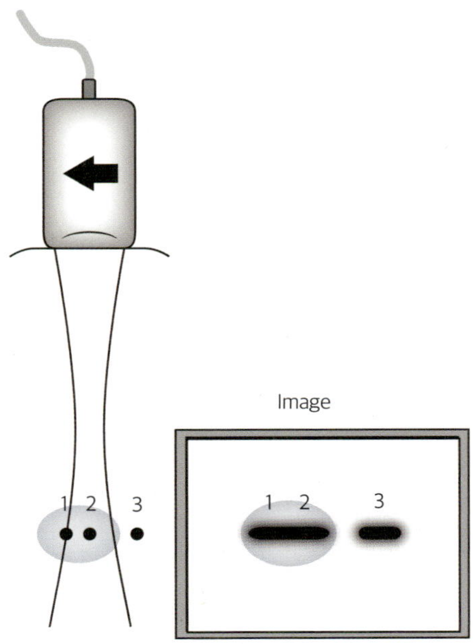


**그림 12.** 측방분해능

1, 2번 반사체가 영상에서는 붙어있는 것처럼 보인다. 빔의 폭이 얇을수록 해상도는 좋아진다.

에 유용하게 이용될 수 있다.

대조분해능을 위해서는 장비의 빔포밍 beamforming과 신호 처리가 모두 디지털이어야 가능하며 디지털 스캔 컨버터 digital scan converter, DSC의 분해능이 최소 256 회색도 gray level, 8bit 이상 되어야 한다.

## 4. 최신 도플러 기술

도플러의 기본 원리는 음원이 다가오면 정지한 관찰자가 듣는 주파수는 원래의 주파수보다 높아지고, 음원이 멀어지면 관찰자가 듣는 주파수는 원래의 주파수보다 낮아지는 것이다. 이러한 원리를 이용하면 체내 적혈구(=혈류)의 속도를 측정할 수 있다. 초음파 진단기에서 도플러 영상 법을 통해 확인할 수 있는 정보로는 혈류속도 flow velocity, 혈류방향 flow direction, 혈류 볼륨 flow volume 등이 있다.

최근 활용되고 있는 첨단 도플러 기술은 기존 색 도플러 상에서 움직임에 의한 허상 motion artifacts과 함께 제거되었던 초저속의 속도 혈류정보를 선택적으로 가시화하여 기존의 초음파장비에서 구현되지 않았던 저속 혈류정보를 고해상도로 구현한다(그림 13, 14).

## 5. 최신 초음파 기술

오늘날의 초음파 기술을 한마디로 요약하면 '보이는 것 visualization에서 발견 detection, 치료 therapy로의 진화'라고 할 수 있다. 즉, 이전의 초음파 진단의 핵심 가치가 의심 병변의 정확한 발견에 있었다면 오늘날에는 그 활용을 추적과 치료로 확장하는

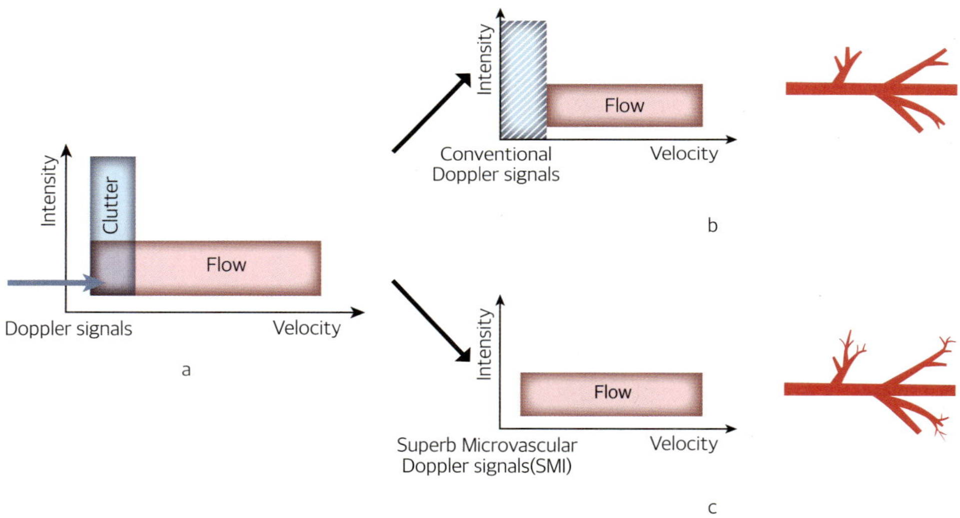


그림 13. 저속 혈류정보를 구현하는 도플러 방식

a. 일반적인 도플러의 구현 방식
b. 기존 초음파 장비의 도플러 구현 방식: 저속 혈류구간에 파란색 빗금의 Clutter가 함께 있어 이를 일괄 필터링으로 제거하는 방식으로 초음파영상에서 저속 혈류 영상 구현이 불가능하다.
c. 최근 개발된 도플러 구현 방식: 다차원 필터링 기법을 통해 도플러 신호별 강도, ROI 특정 범위 내 국소적인 신호를 분류하고, 여기에서 Clutter 또는 움직임에 의한 허상 신호만을 효과적으로 제거하여 저속 혈류정보를 보존하여 고해상도로 구현한다.
(출처: T. Fischer, G.Schaefer, Interdisciplinary US Center, Institute of Radiology at CC6)

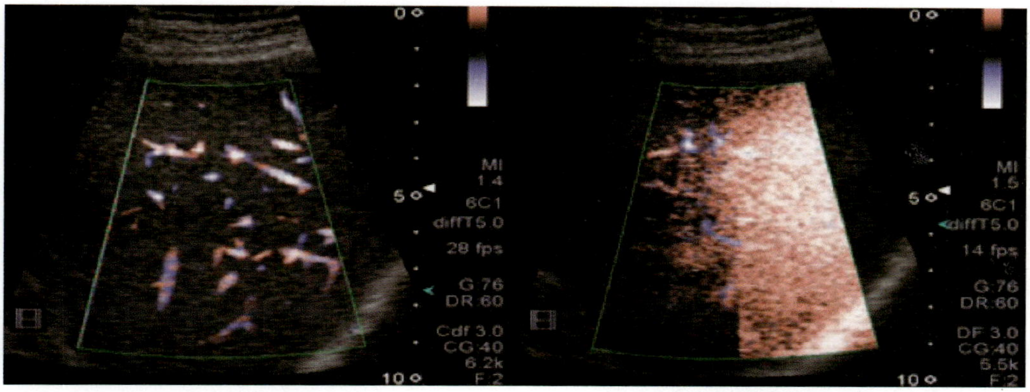


a　　　　　　　　　　b

그림 14. 저속 혈류정보를 구현한 도플러 이미지
a. 첨단 도플러 기법이 적용되어 초저속 속도에서도 노이즈 및 클러터 시그널 없이 고해상도의 혈류정보를 제공한다.
b. 일반 색 도플러 영상기법으로 저속 혈류의 정보 감지가 불가능하다. (출처 : 캐논 첨단도플러 기술)

고 있다. 이러한 최신 초음파 진단 기법으로는 조영증강 초음파검사 contrast enhanced ultrasound, 탄성영상기법 elastography, 내시경 초음파 탄성영상기법 endoscopic ultrasound elastography, 내비게이션, 융합영상기법 fusion Imaging 등이 있다.

## 가. 조영증강 초음파검사 (Contrast enhanced ultrasound)

혈관에 초음파 신호를 일정 시간 동안 증강하는 조영제를 투여하여 잘 검출되지 않는 작은 혈관들이나 병변 주변 혈류상태를 더욱 명확하게 검출하도록 도와주는 영상기법이다. 초음파 조영제의 미세기포가 에코증강제로 작용하는 기전이며, 스캔되는 초음파의 세기에 따라 에코가 증강된다.

적용 부위 및 진료 유용성으로는 간담도 검사에서 간종양의 악성 여부 판독 시(그림 15) 또는 췌장 낭성종괴(그림 16)의 감별에 있어서 일반 초음파검사와 비교하면 진단의 정확성이 높은 것으로 평가되고 있다. 또한, 허혈성 심장질환 및 관상동맥질환 환자에서 심장 내막 경계가 불분명하거나 심근 혈류의 유무 판단이 불확실한 경우 추가시행을 권고하고 있다.

주로 간과 심장질환에 적용되나 이외에도 유방 종괴의 악성 감별 시 일반 2D 초음파검사법보다 진단 정확성이 향상되는 것으로 적용되고 있다.

## 나. 탄성영상기법(Elastography)

간질환의 표준검사인 간 생검은 합병증의 위험, 침습성, 높은 비용, 샘플링 오류의 가능성 등의 제한점이 많다. 이를 피하고자 혈액 화학 검사도 이용되고 있으나 진단의 정확도는 특별히 높지 않다. 이런 단점을 보완화면서 비침습적으로 간 섬유화와 강성 평가가 가능한 것이 바로 탄성영상법으로 임상에서 사용이 점차 확대되고 있다.

탄성영상기법에는 초음파 탐촉자에 힘을 가해 조직의 탄성도에 따라 병변이 왜곡되는 정도를 평가하는 변형탄성영상기법 strain elastography (그림 17a)과 조직 내 일반 초음파보다 강한 전단파 shear wave 푸쉬

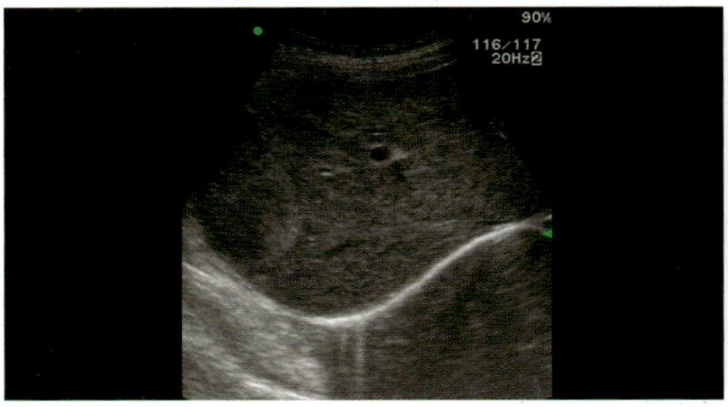

a. 간혈관종

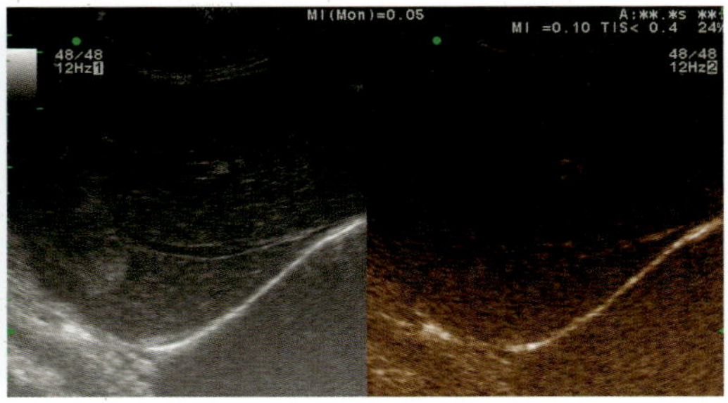

b. 조영제 주입전

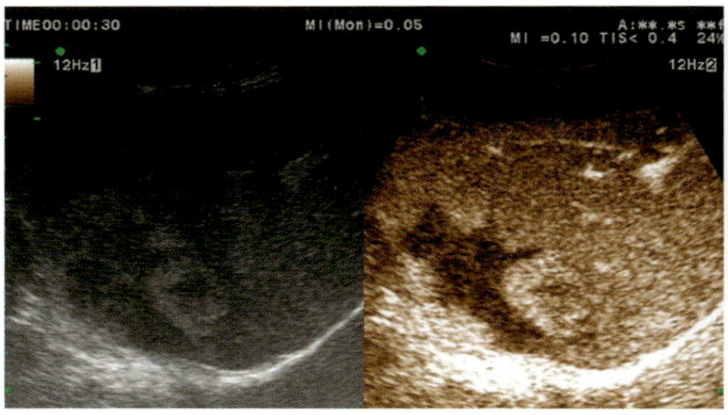

c. 조영제 주입 30초 후

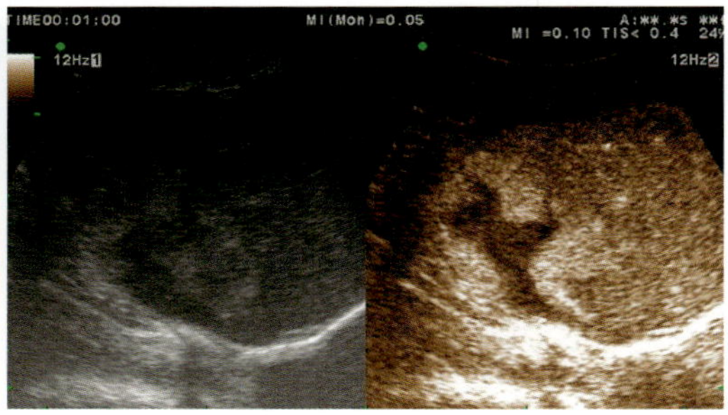

d. 조영제 주입 1분 후

그림 15. 간혈관종의 조영증강 초음파검사
가장자리에 시간이 지남에 따라 에코가 점차 증강되고 있다.

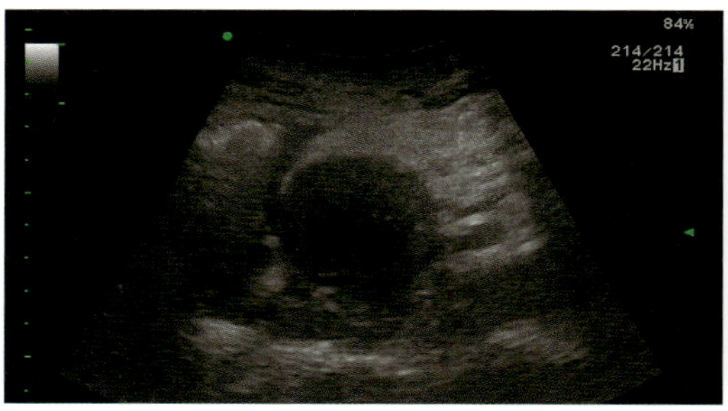

a. 췌장낭성종괴

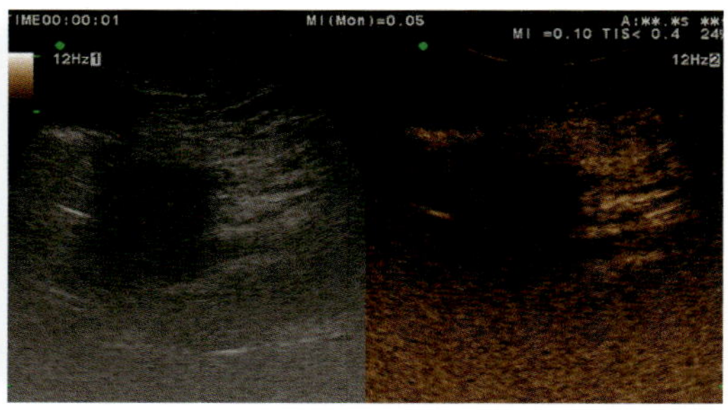

b. 조영제 주입전

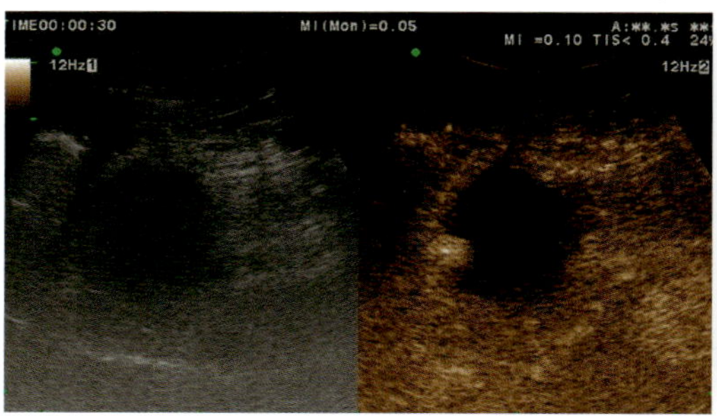

c. 조영제 주입 30초 후

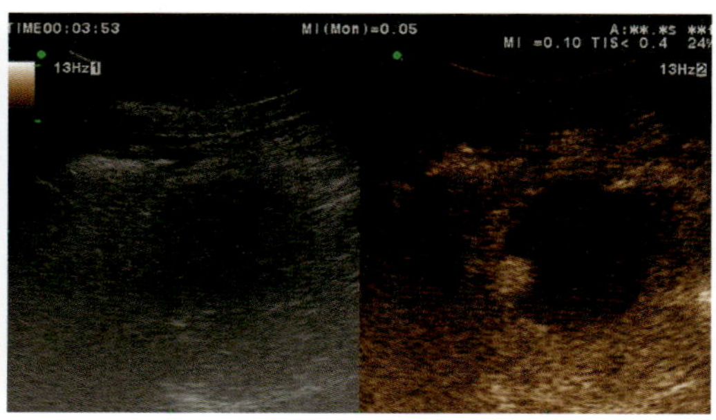

d. 조영제 주입 1분 후

그림 16. 췌장낭성종괴의 조영증강 초음파검사
췌장낭성종괴의 가장자리의 에코가 시간이 지남에 따라 점차 증강되고 있다.

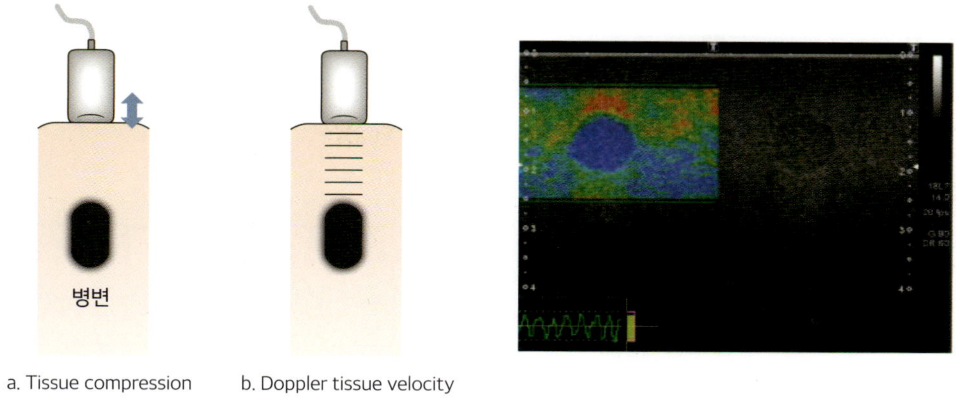


**그림 17. 변형탄성영상기법**(strain elastography, 출처: Canon사)
a. 탐촉자를 환자 검사 부위에 압박을 가함, b. 조직의 탄성도에 따라 정상조직, 병변조직의 변형된 탄성도를 측정한다.

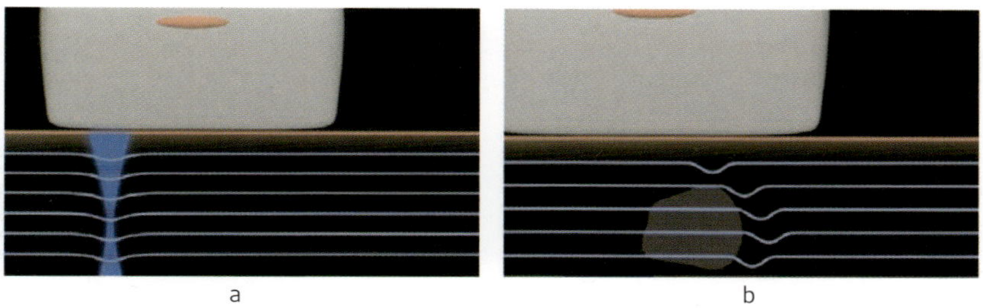


**그림 18. 횡파탄성영상기법**(shear-wave elastography, 출처: Canon사)
a. 탐촉자로부터 체내로 강한 푸쉬펄스(push pulse)가 발생함. b. 푸쉬 펄스로 발생된 횡파가 조직내를 횡적 방향으로 흐름.

펄스 push pulse 를 주입하여 이차적으로 발생하여 횡적으로 흐르는 초음파의 속도를 추적하는 횡파탄성영상기법 shear-wave elastography (그림 18)이 있다.

변형탄성영상기법(그림 17)은 초음파 탐촉자를 환자의 검사 부위에 눌러 수동으로 압박을 가한 후 체내 의심 병변의 탄성도 값을 측정하는 방식이다. 그러나 의료진의 기술 숙련도를 요구하고, 검사 부위에 따라 탐촉자를 밀착하기가 어렵고, 결과 값을 절대값이 아닌 정상 조직과 의심 병변조직의 상대적 비율로 측정값을 비교한다는 제약이 있다. 이에 반해 횡파탄성영상기법은 의료진의 임의적 조작이 필요 없어 데이터 신뢰도가 높은 장점이 있다(그림 18).

## 다. 내시경 초음파 탄성영상기법 (Endoscopic ultrasound elastography)

초음파내시경은 다양한 소화기 종양의 TNM 병기 결정에 커다란 역할을 할 뿐 아니라, 초음파내시경 유도하세침 흡인 생검법 EUS-guided fine needle aspiration 을 통해 종양이나 림프절의 조직학적 진단까지 가능케 하고 있다. 그러나 세침 흡인 생검법은 조직학적 진단에 필요한 충분한 양의 조직을 얻기 위해 여러 차례의 천자가 필요할 수가 있고, 여러 개의 림프샘이 있을 때 조직검사를 시행할 악성이 의심되는 림프샘을 선택하는 것이 애매할 수가

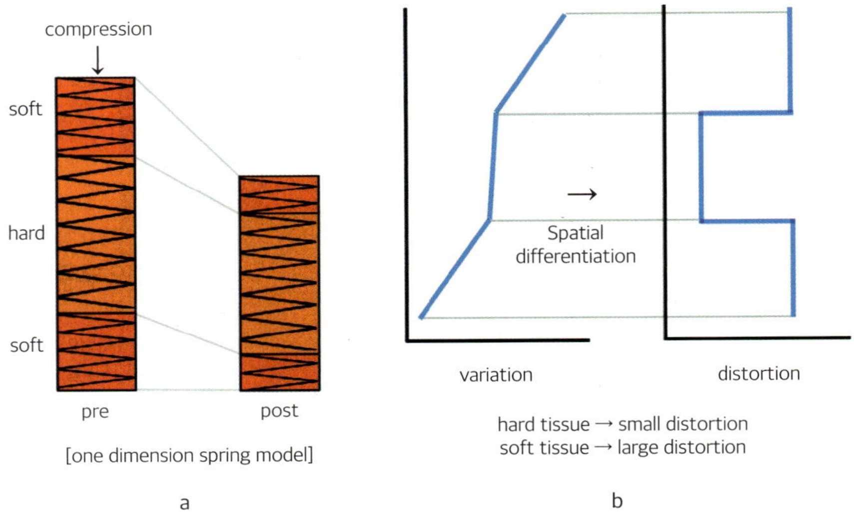


**그림 19. 변형탄성영상기법**
a. 탐촉자 압박 전후 조직의 탄성도 차이가 발생함. b. 변형 정도는 경도 높은 조직에서 왜곡이 덜 발생하고, 연조직에서 더 많은 왜곡이 생긴다.

있다. 현재 악성 림프샘의 초음파 진단기준(원형의 1cm 이상 크기의 저음영 병변)은 림프절의 악양성의 감별에 도움이 되지만 완벽하게 구분해 낼 수 없다. 이에 최근 초음파 탄성영상법 sonoelastrography을 통해 병변의 악양성을 사전에 예측하여 정확한 조직학적 진단에 유용할 수 있다는 연구들이 진행되고 있다.

초음파 탄성영상법은 정상 조직에 악성 종양과 같은 병변이 발생하면 조직의 경도 elasticity modulus가 변화한다는 점에 착안하고 있다.

초음파 탄성영상법은 유방질환의 검사에 처음 도입되었는데, 유방초음파검사 시 환자에서 목소리를 내게 한 상태에서 초음파를 병변에 주사하면 정상 조직에 비해 악성종양 같은 딱딱한 부위는 소리에 의한 진동이 약하게 전달된다는 점에 착안하여 악양성을 구분하게 된다. 즉, 탄성영상법은 조직을 약하게 압박한 후 조직의 탄성을 측정하고, 압박 전후의 영상을 비교하는 것이다.

이러한 측정 방법의 기본 원리는 조직에 외부 압력이 가해질 때 초음파 탐촉자의 입사각에 따른 조직의 변형률 strain rate이 컴퓨터로 계산되고, 다시 이 데이터는 조직의 탄성 분포에 대한 데이터로 변환된다. 교차 연관법 cross correlation technique을 이용해 초음파 탐촉자로 가한 압력으로 인한 조직의 미세한 전위를 판단하게 된다(그림 19).

에코 강도 echo intensity가 같은 다른 물질을 B모드 초음파에서는 구별해 내지 못하지만, 초음파 탄성영상법을 이용하여 확실히 구별해 낼 수 있다(그림 20).

초음파 탄성영상법은 이미 유방, 전립선, 갑상선 및 대뇌질환에 이용되고 있고, 간질환의 섬유화 정도를 측정하는 Fibroscan(EchoSens, Paris, France)이 상용화되어 있다.

소화기 영역에서 사용되는 탄성영상법은 기존의 초음파장비에 탄성영상을 위한 모듈만 추가되면 가능하므로 일반적인 초음파내시경 이외의 추가 장비

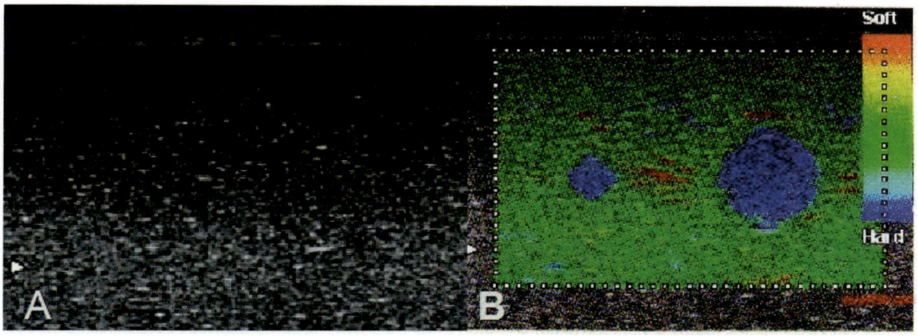


**그림 20.** 겔 팬텀(gel phantom)을 이용한 실험영상
저탄성의 겔 내부에 고탄성의 겔을 주입한 겔 팬텀을 이용한 실험에서 B 모드 영상(A)에서는 겔의 에코 강도가 동일하여 내부의 고탄성 겔을 구별해 내지 못하지만, 탄성영상 모드(B)에서는 고탄성 겔을 뚜렷하게 구분해 내고 있다. (참고: Hirooka Yoshiki 교수 제공)

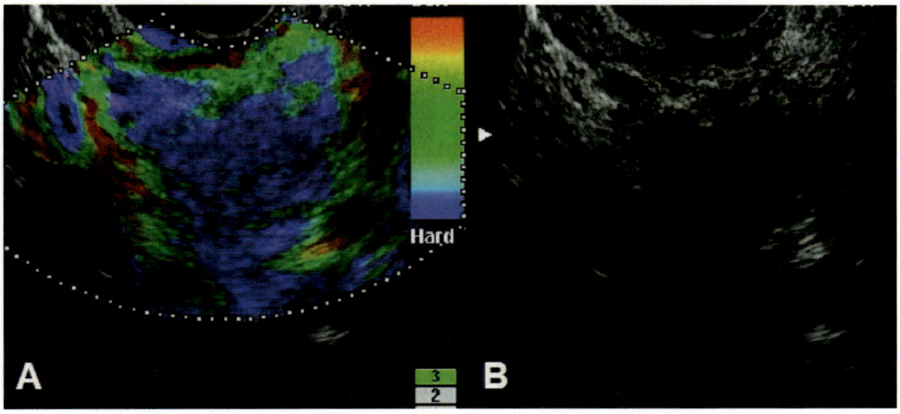


**그림 21.** 췌장선암의 내시경 초음파 탄성영상기법 영상
초음파내시경 탄성영상(A)을 통해 모드 영상(B)의 저음영 종괴 부위에서 조직탄성이 증가되어 있음을 알 수 있다. 초음파 탄성영상에서 종괴의 변연이 더 명확하고, 종괴 내부에는 조직탄성이 낮은 부위가 불규칙하게 존재하고 있다. (Hirooka Yoshiki 교수 제공)

는 불필요하다. 인위적인 병변에 압박을 가하지 않고, 호흡이나 맥박 등의 생리적인 압력이나 진동에 의한 조직의 탄성 변화를 측정하여 탄성에 따라 다른 컬러모니터에 표시된다(그림 21~23).

그러나 아직 소화기 영역에서의 초음파 탄성영상법에 대한 연구가 초기 단계로 향후 대규모의 연구를 통해 악양성 감별의 표준화된 진단기준이 정해진다면 '가상 조직 생검 virtual biopsy'이라는 새로운 진단법으로 자리 잡을 수 있을 것으로 기대된다.

## 라. 내비게이션, 융합영상기법 (Fusion Imaging)

융합영상이란 두 개 이상의 영상 검사를 통해 획득한 임상 데이터를 융합하여 구현하는 영상기법이다. 대표적 융합 영상 방식은 초음파와 자기공명영상 및 초음파와 컴퓨터단층촬영 영상 간 융합이다(그림 24).

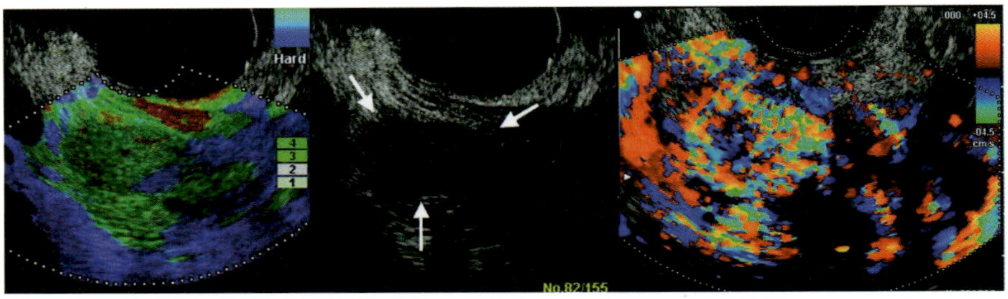


a b c

**그림 22.** 췌장 내분비 종양(a: 초음파 탄성영상, b: B 모드 영상, c: 조영증강 컬러도플러 영상)

B 모드 영상의 저에코의 종양(화살표)은 초음파 탄성영상에서 주변 정상 조직에 비해 저탄성 부위로 관찰된다. 췌장 내분비 종양의 탄성이 낮은 이유는 조영증강 컬러도플러 영상에서 보이는 컬러신호가 증가되는 것으로 보아 고혈관성 종양이기 때문이다. (참고: Hirooka Yoshiki 교수 제공)

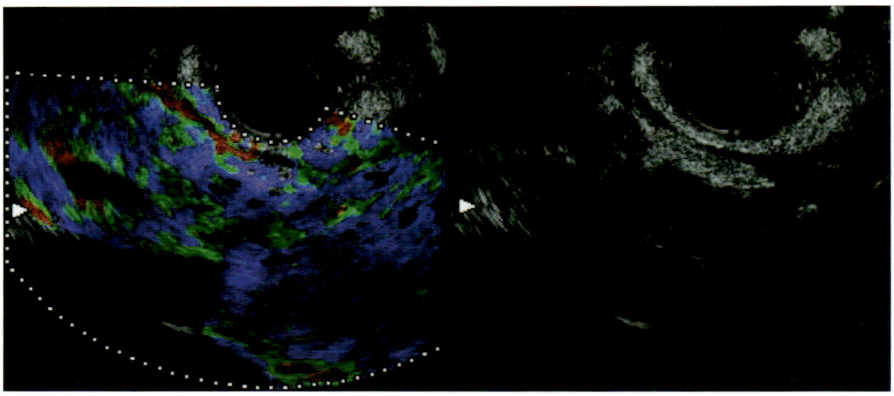

a b

**그림 23.** 만성췌장염(a: 초음파 탄성영상, b: B 모드 영상)

만성췌장염의 췌장 실질은 다양한 탄성을 갖기 때문에 초음파 탄성영상에서 다양한 색깔로 나타나다. 이러한 소견은 정상 췌장에서 보이는 초음파 탄성영상 소견과는 확연히 구분된다. (참고: Hirooka Yoshiki 교수 제공)

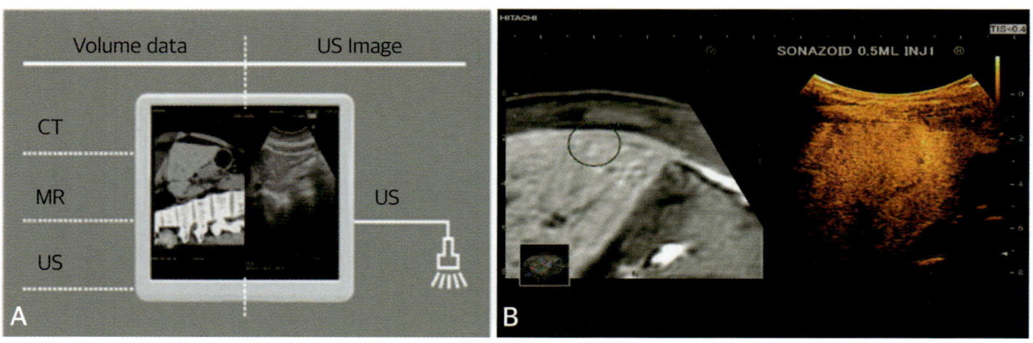


a b c d

**그림 24.** 융합영상기법

A: 초음파 모니터에 좌우 분할되어 왼쪽 화면에 CT와 MR(a), 오른쪽에 초음파영상(b)이 구현된다.

B: 왼쪽 화면에 MR(c), 오른쪽 화면에 실시간 초음파영상(d)이 융합되어 구현된다. (참고: Hirooka Yoshiki 교수 제공)

한 환자의 CT나 MRI 영상 자료와 초음파장비를 연동시켜 CT나 MRI에서 발견된 종괴의 영상들을 내비게이션 삼아 초음파로 스캔하며 실시간으로 찾아가는 기능이다. 초음파에서 잘 확인되지 않는 사각지대에 있는 종괴나 숨은 종괴를 찾는 데 매우 유용한 기법의 하나가 되고 있다.

Reference

# 참고문헌


1. 강진화, 최병인, 이문규, 김주완. 소화기선암에의한 전이성간암의 초음파소견: 에코도와 주변 저에코윤을 중심으로. 대한초음파의학회지 1989 8(1): 1-7.
2. Y. Sumia, J. Hata. 미만성 간질환, 간경변증: 문맥 측부혈행로. 복부에코, Yodosha, 2011.
3. 신경섭, 이명희, 이동호 등 초음파상 한국 정상 성인 상복부 장기의 표준평균치 측정. 1994년 연구과제결과보고. 대한초음파학회지 1994.
4. Jutras JA, Longtin JM, Levesque MD. Hyperplastic cholecystoses; Hickey lecture, 1960. Am J Roentgenol Radium Ther Nucl Med. 1960 May; 83: 795-827.
5. Aguirre JR, Bohler RO, Guraieb S. Hyperplastic cholecystoses; a new contribution to the unitarian theory. Am J Roentgenol Radium Ther Nucl Med. 1969 Sep; 107(1): 1-13.
6. HC Yeh. Ultrasonography and computed tomography of carcinoma of the gall bladder. Radiology 1979 Oct; 133: 167-173.
7. Ishibashi H, Higuchi N, Shimamura R, et al.Sonographic assessment and grading of spleen size. J Clin Ultrasound. 1991 Jan; 19(1): 21-5.
8. Ellenbogen PH, Scheible FW, Talner LB, et al. Sensitivity of gray scale ultrasound in detecting urinary tract obstruction. AJR Am J Roentgenol. 1978 Apr; 130(4): 731-3.
9. Bluth EI, Merritt CRB, Sullivan MA Ultrasonic evaluation of the stomach, small bowel and colon. Radiology 133:677-680, 1979

# 찾아보기

## ㄱ



## ㄴ



## ㄷ

### ㅈ



### ㅊ



### ㅋ-ㅌ



### ㅍ



### ㅎ

## 기타

## A



## B



## C



## D-E



## F-G



## H-I



## J-L

## M-N



## P



## R



## S-T



## U-W